Dr. med. Alexander Wunsch

# DIE KRAFT DES LICHTS

**Bibliografische Information der Deutschen Nationalbibliothek:**
Die Deutsche Nationalbibliothek verzeichnet diese Publikation in der Deutschen Nationalbibliografie. Detaillierte bibliografische Daten sind im Internet über http://d-nb.de abrufbar.

**Für Fragen und Anregungen:**
info@rivaverlag.de

**Wichtiger Hinweis**
Dieses Buch ist für Lernzwecke gedacht. Es stellt keinen Ersatz für eine individuelle medizinische Beratung dar und sollte auch nicht als solcher benutzt werden. Wenn Sie medizinischen Rat einholen wollen, konsultieren Sie bitte einen qualifizierten Arzt. Der Verlag und der Autor haften für keine nachteiligen Auswirkungen, die in einem direkten oder indirekten Zusammenhang mit den Informationen stehen, die in diesem Buch enthalten sind.

1. Auflage 2019
© 2019 by riva Verlag, ein Imprint der Münchner Verlagsgruppe GmbH
Nymphenburger Straße 86
D-80636 München
Tel.: 089 651285-0
Fax: 089 652096

Alle Rechte, insbesondere das Recht der Vervielfältigung und Verbreitung sowie der Übersetzung, vorbehalten. Kein Teil des Werkes darf in irgendeiner Form (durch Fotokopie, Mikrofilm oder ein anderes Verfahren) ohne schriftliche Genehmigung des Verlages reproduziert oder unter Verwendung elektronischer Systeme gespeichert, verarbeitet, vervielfältigt oder verbreitet werden.

Redaktion: Stefanie Heim
Umschlaggestaltung: Manuela Amode, München
Umschlagabbildungen: Shutterstock/Imagine Photographer, photoslb com
Layout: Müjde Puzziferri, www.mp-medien-muenchen.de
Satz: Satzwerk Huber, Germering, Melanie Kitt

Druck: Florjancic Tisk d.o.o., Slowenien
Printed in the EU

ISBN Print 978-3-7423-0911-2
ISBN E-Book (PDF) 978-3-7453-0554-8
ISBN E-Book (EPUB, Mobi) 978-3-7453-0555-5

*Weitere Informationen zum Verlag finden Sie unter*
# www.rivaverlag.de
Beachten Sie auch unsere weiteren Verlage unter www.m-vg.de

Dr. med. Alexander Wunsch

# DIE KRAFT DES LICHTS

Warum wir gutes Licht brauchen und
schlechtes Licht uns krank macht

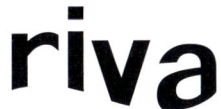

## INHALT

Vorwort: Der Mensch und das Licht . . . . . . . . . . . . . . . . . . . . . . . . . . . . . . . . 6
Einführung: Warum gutes Licht so wichtig ist. . . . . . . . . . . . . . . . . . . . . . . . 11

## Was ist Licht? . . . . . . . . . . . . . . . . . . . . . . . . . . . . . . . . . . . . . . . . . 15

Am Ursprung des Lichts . . . . . . . . . . . . . . . . . . . . . . . . . . . . . . . . . . . . . . . . . 16
Sonnenlicht ist einzigartig . . . . . . . . . . . . . . . . . . . . . . . . . . . . . . . . . . . . . . . 18

## Licht und die Evolution des Lebens. . . . . . . . . . . . . . . . . . . . 27

Fließende Energie führt Systeme zu höherer Ordnung . . . . . . . . . . . . . . . . 28
Licht als Geburtshelfer . . . . . . . . . . . . . . . . . . . . . . . . . . . . . . . . . . . . . . . . . 29
Sonne an Land . . . . . . . . . . . . . . . . . . . . . . . . . . . . . . . . . . . . . . . . . . . . . . . 34

## Sonnenlicht . . . . . . . . . . . . . . . . . . . . . . . . . . . . . . . . . . . . . . . . . . . 37

Der Aufbau und die Funktionen der Haut . . . . . . . . . . . . . . . . . . . . . . . . . . 38
Lichttherapie im Altertum. . . . . . . . . . . . . . . . . . . . . . . . . . . . . . . . . . . . . . . 40
Das Licht der Aufklärung . . . . . . . . . . . . . . . . . . . . . . . . . . . . . . . . . . . . . . . 44
Moderne Lichtmedizin . . . . . . . . . . . . . . . . . . . . . . . . . . . . . . . . . . . . . . . . . 51
Der Beginn der Licht- und Höhenkur in der Schweiz . . . . . . . . . . . . . . . . . . 57
Wo keine Berge sind . . . . . . . . . . . . . . . . . . . . . . . . . . . . . . . . . . . . . . . . . . 64
Heliotherapie heute. . . . . . . . . . . . . . . . . . . . . . . . . . . . . . . . . . . . . . . . . . . 69
Checkliste für eine optimale Heliotherapie und Sonnenlichthygiene . . . . . . . . 77
Hauttypen nach Fitzpatrick. . . . . . . . . . . . . . . . . . . . . . . . . . . . . . . . . . . . . 87
Vitamin D. . . . . . . . . . . . . . . . . . . . . . . . . . . . . . . . . . . . . . . . . . . . . . . . . . . 91
Lichttherapie ohne Sonne . . . . . . . . . . . . . . . . . . . . . . . . . . . . . . . . . . . . . . 95

## Kunstlicht . . . . . . . . . . . . . . . . . . . . . . . . . . . . . . . . . . . . . . . . 109

Kurze Geschichte des Kunstlichts . . . . . . . . . . . . . . . . . . . . . . . . . 110
Natürliche Spektren – aus der Wärme geboren . . . . . . . . . . . . . . . . 121
Einfluss des Lichts auf das Vegetativum. . . . . . . . . . . . . . . . . . . . . . 132
Licht und Auge . . . . . . . . . . . . . . . . . . . . . . . . . . . . . . . . . . . . . . . . 144
Lichtempfindlichkeit und Alter . . . . . . . . . . . . . . . . . . . . . . . . . . . . 149
Makuladegeneration nur durch Sonnenlicht? . . . . . . . . . . . . . . . . . 152
Aufforderung zum Selbstschutz . . . . . . . . . . . . . . . . . . . . . . . . . . . 157
Welches Kunstlicht kann man verwenden? . . . . . . . . . . . . . . . . . . . 172
Checkliste für gutes Kunstlicht . . . . . . . . . . . . . . . . . . . . . . . . . . . . 178

## Farben – Quintessenz des Lichts . . . . . . . . . . . . . . . . . . . . 181

Über Umwege zu den Farben . . . . . . . . . . . . . . . . . . . . . . . . . . . . . 182
Die Bedeutung der Farbwahrnehmung . . . . . . . . . . . . . . . . . . . . . . 189
Farbsignale aus der Umwelt. . . . . . . . . . . . . . . . . . . . . . . . . . . . . . . 194
Die Grundlagen von Farbe verstehen. . . . . . . . . . . . . . . . . . . . . . . . 196
Die Geschichte der Chromotherapie . . . . . . . . . . . . . . . . . . . . . . . . 201
Dinshah P. Ghadiali: Begründer der SpektroChrom-Methode . . . . . . . 206
Der SpektroChrom-Farbkreis . . . . . . . . . . . . . . . . . . . . . . . . . . . . . 210
SpektroChrom-Farbbrillen . . . . . . . . . . . . . . . . . . . . . . . . . . . . . . . 224
Farben für die Diagnose . . . . . . . . . . . . . . . . . . . . . . . . . . . . . . . . . 226
Bevor Sie gehen … . . . . . . . . . . . . . . . . . . . . . . . . . . . . . . . . . . . . . 233

## Anhang

Sonnentagebuch . . . . . . . . . . . . . . . . . . . . . . . . . . . . . . . . . . . . . . 234
Autorenvita . . . . . . . . . . . . . . . . . . . . . . . . . . . . . . . . . . . . . . . . . . 238
Quellenverzeichnis . . . . . . . . . . . . . . . . . . . . . . . . . . . . . . . . . . . . 239
Bildnachweis. . . . . . . . . . . . . . . . . . . . . . . . . . . . . . . . . . . . . . . . . 243
Register . . . . . . . . . . . . . . . . . . . . . . . . . . . . . . . . . . . . . . . . . . . . 245

## VORWORT
### Der Mensch und das Licht

Licht ist wohl das am meisten verkannte und unterschätzte Lebensmittel. Woran das liegt, darüber kann man nur spekulieren – wahrscheinlich ist es so allgegenwärtig, dass wir seine Präsenz einfach als gegeben hinnehmen, ohne weiter darüber nachzudenken. Für unsere Vorfahren war es wirklich »gegeben«, und zwar durch die Sonne, den Mond und das Feuer. Heute wird den Menschen das Licht eher verordnet: EU, Politiker, Industrie, Arbeitgeber, Lichtplaner oder Elektriker sind diejenigen, die das Licht in unserer Umwelt auswählen und gestalten. Eltern legen die Lichtumgebung ihrer Kinder anhand spontaner Kaufimpulse fest, die sie beim Gang durch das Einrichtungshaus verspüren. Dabei spielt oft die Form der Leuchte eine wichtigere Rolle für die Kaufentscheidung als die Lichtqualität.

### Der richtige Umgang mit Licht muss erlernt werden

Es ist immer wieder erstaunlich, wie wenig die meisten Menschen über die Qualität von Kunstlicht wissen. Ähnlich verhält es sich mit den Grundregeln im Umgang mit Sonnenlicht. Lichtkompetenz wird zu keinem Zeitpunkt der schulischen oder beruflichen Ausbildung systematisch vermittelt, dabei ist sie aus meiner Sicht so wichtig wie Lesen und Schreiben. Der Mensch spürt, wann er Hunger oder Durst hat und handelt dementsprechend. Bei Licht verhält sich das anders: Der richtige Umgang mit Sonnenlicht muss erlernt werden.

In prähistorischen Zeiten waren es meistens die Religionen, die den kulturell-rituellen Rahmen vorgaben, indem sie das Licht der Sonne einer göttlichen Kraft gleichstellten. Dies bedeutete, Licht/Gott war allmächtig, also sowohl in der Lage, Leben zu erschaffen, als auch es zu zerstören. Die religiösen Rituale flößten den primitiven Menschen Ehrfurcht ein, damit sie sich so verhielten, dass sie von der göttlichen Energie (= Sonnenlicht) nicht geschädigt wurden. Strukturierung von Tagesabläufen (chronobiologische Rhythmen) oder Bekleidungsvorschriften (Sonnenschutz) sind nur zwei Beispiele für kulturell-religiös geschaffene Rahmenbedingungen, die salutogenetisch und risikomindernd wirken, sprich, der Entstehung und dem Erhalt der Gesundheit dienen. Unter diesem Blickwinkel wird auch verständlich, dass die Kulte vergangener Zeiten meist lokal eng begrenzt waren, denn die Sonne scheint zwar für jeden, aber sie scheint nicht überall auf der Erde gleich. Jede Kultur musste in ihrem Einflussgebiet den optimalen Umgang mit dem Sonnenlicht finden und an die kommenden Generationen weitergeben, um das Überleben zu gewährleisten.

## Kunstlicht als große Herausforderung der Moderne

Heute haben sich die Bedingungen grundlegend verändert. Das Sonnenlicht ist nicht mehr der wichtigste Lichteinfluss, da wir uns meistens in geschlossenen Räumen aufhalten, die mit modernen Fenstern und Kunstlicht ausgestattet sind. Lichtanpassungsreaktionen, die sich auf der Erde über Millionen von Jahren entwickelt hatten, um menschliches Leben zu ermöglichen und unser Überleben zu sichern, können sich nun leicht gegen uns wenden, da sie in dieser neuen, künstlichen Umgebung sinnlos geworden sind. Der moderne Mensch steht lichtbiologisch vor einer der größten Herausforderungen unserer Tage: Er muss lernen, technische Möglichkeiten nicht nur intelligent, sondern *bio-logisch* zum Einsatz zu bringen. Er sollte außerdem verstehen, dass er sich nicht nur vom Auge leiten lassen darf – dieses Sinnesorgan ist nämlich ein begnadeter Gaukler, dem man nicht über den Weg trauen sollte!

Ich beschäftige mich nun seit über 25 Jahren intensiv mit dem Thema Licht. Dabei habe ich den Werbesprüchen der Industrie immer misstraut und stattdessen meine Informationsquellen in der Wissenschaft und auch der angewandten Medizin gesucht und gefunden. Ich finde es reizvoll, altes Wissen mit neuen Forschungsergebnissen zusammenzuführen. Die alten Mediziner, die vor über 100 Jahren die Lichtbiologie für sich und ihre Patienten entdeckten, hatten von Molekularbiologie oder Erbsubstanz noch wenig Ahnung. Dafür konnten sie wesentlich besser beobachten als viele ihrer heutigen Kollegen und waren gezwungen, die fehlende Detailkenntnis durch den aufmerksamen Blick auf das Ganze zu kompensieren.

Die Disziplin der Lichtbiologie heißt heute »Photobiologie«. Ich nenne mich trotzdem gern »Lichtbiologe«, da mir die Herangehensweise meiner Vorgänger sympathischer ist als die heutige Strategie, die fast ausschließlich auf die biochemisch-pharmakologischen Vorgänge blickt und dabei die physikalischen Aspekte des Lebens weitgehend vernachlässigt. Außerdem missfällt mir eine Wissenschaft, die es unterstützt, dass das Sonnenlicht, Ursprung allen Lebens auf diesem Planeten, als krebserzeugend eingestuft und die Glühlampe als einzige Kunstlichtquelle mit natürlichem Spektrum verboten wurde.

In der heutigen Zeit einen Ratgeber über gutes Licht zu verfassen, ist ein Wagnis. Die technische Entwicklung schreitet so schnell voran, dass kaum absehbar ist, was uns der Fortschritt morgen bringen wird. Wer hätte zum Beispiel im Jahr 2007 gedacht, dass im darauffolgenden Jahr die Glühlampe verboten werden könnte? Was also bleibt in einer Zeit, in der das einzig Sichere der immer schnellere Wandel ist? Welche Ratschläge sollte man geben?

## Wie Licht unseren Organismus beeinflusst

Aus meiner langjährigen ärztlichen Praxis, aber auch aus Rückmeldungen von Hörern meiner zahlreichen Vorträge weiß ich, dass schlechtes Kunstlicht krank machen kann. Eine kritische Auseinandersetzung mit dem Thema *Licht als Gesundheitsfaktor* wird in der Öffentlichkeit aber weitgehend vermieden. Eine große Anzahl wissenschaftlicher Studien hat das Thema der Lichtschädigung zum Gegenstand. Solche Untersuchungen können jedoch immer nur einen Teilaspekt bearbeiten und wurden zumeist an Zellkulturen oder Tieren durchgeführt. Hinzu kommt, dass weder die normale Bevölkerung noch die meisten Ärzte ungehinderten (das heißt zum Beispiel kostenlosen) Zugang zu solchen Publikationen haben. Dies macht es der Industrie umso leichter, alle Erkenntnisse, die der Vermarktung ihrer Produkte im Wege stehen könnten, erst einmal zu bestreiten

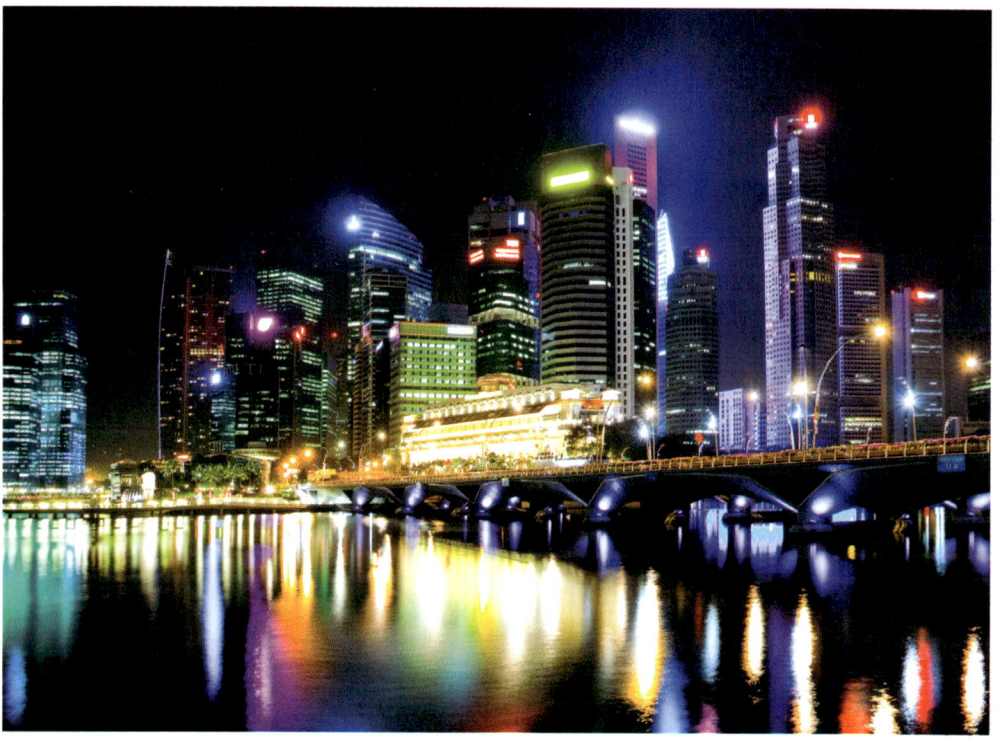

*Kunstlicht vertreibt nicht nur die Dunkelheit, sondern kann auch krank machen.*

und einfach weiterzumachen wie gehabt. Selbst bei ganz offensichtlich schädigenden Einflüssen wie dem Rauchen oder der Verwendung von Asbest hat es Jahrzehnte gedauert, bis die Gesetzgeber sich zu Gegenmaßnahmen entschließen konnten.

Auch beim Thema Licht gibt es eine starke Lobby, die dafür sorgt, dass die Interessen der Industrie gewahrt bleiben. Ich denke dabei nicht nur an die Lichtindustrie und das Glühlampenverbot, sondern auch an die heute gängige Praxis, Arbeitgebern eine Arbeitsplatzbeleuchtung zu verkaufen, die das Lichtdoping ihrer Angestellten ermöglicht, um dadurch deren Produktivität zu erhöhen. Pharmakonzerne profitieren doppelt, wenn die Menschen vor dem Sonnenlicht Angst haben: Einerseits fördert der Lichtmangel den Absatz zahlreicher Medikamente zur Behandlung von Zivilisationskrankheiten, andererseits verdienen sie auch bei dem Verkauf von Sonnenschutzmitteln und Hautpflegeprodukten kräftig mit. Selbst die Tourismusbranche profitiert davon, wenn den Menschen das Lichtwissen fehlt, denn ihre Kunden buchen ungehindert von jeglicher Vernunft auch diejenigen Urlaubsreisen, die gegen alle Regeln von Chronobiologie und Heliotherapie – die medizinische Anwendung von Sonnenlicht – verstoßen und dadurch der Gesundheit eher schaden. Dabei war der Urlaub doch ursprünglich als Erholungsmaßnahme gedacht, um dem Organismus die Gelegenheit zu geben, sich zu regenerieren.

## Was Sie in diesem Buch erwartet

Es gibt genügend Gründe, sich näher mit der *Kraft des Lichts* zu befassen. Da Licht in all seinen Erscheinungsformen sowohl positiv als auch negativ wirken kann und wie Luft und Wasser ständig auf uns einwirkt, ist es wichtig, die Mechanismen zu kennen, über die es unseren Organismus beeinflusst. Nur dann kann man seine Vorteile optimal nutzen und eventuelle Schäden wirksam vermeiden.

Da selbst ein Genie wie Albert Einstein sagte: »Den Rest meines Lebens werde ich darüber nachdenken, was Licht ist«, ist es mir natürlich unmöglich, alle Aspekte dieser komplexen Materie im Rahmen dieses Buches erschöpfend darzustellen. Folglich beschränke ich mich darauf, Ihnen eine sehr persönliche Darstellung vorzulegen, in der ich mich auf solche Themen konzentriere, die mit dem Erhalt oder dem Wiedererlangen der Gesundheit in Verbindung stehen.

In der Einführung wird zuerst die Frage beantwortet, warum gutes Licht für uns so wichtig ist, bevor im ersten Kapitel genauer analysiert wird, was Licht ist, woher es kommt und warum es für alle Prozesse des Lebens auf unserem Planeten unverzichtbar ist. Im Anschluss daran werden Sie erfahren, wie Licht auf alle chemischen Prozesse einwirkt, und die wichtigsten Mechanismen der Wechselwirkungen zwischen Licht und belebter Materie kennenlernen. Daran schließt sich das Kapitel über die Wirkungen des Sonnenlichts an, gefolgt von einem Kapitel über das Kunstlicht. Der letzte große Abschnitt ist schließlich den Farben gewidmet, insbesondere der Anwendung von farbigem Licht nach den Prinzipien der *Spektro-Chrom-Methode*.

Viele Erkenntnisse zur Wirkung von Sonnen- und Farblicht sind nicht neu, sondern Teil eines jahrtausendealten Erfahrungsschatzes der Menschheit. Wenn das Sonnenlicht heute in der öffentlichen Darstellung als gefährlich, die Farblichttherapie als pseudowissenschaftlich und die LED-Technologie als die geniale Lösung unserer Energieprobleme präsentiert werden, dann zeugt dies für mich von einer stark verzerrten Wahrnehmung, die nur durch eine Unkenntnis der Vergangenheit erklärbar ist. Um dem vorzubeugen und den gesunden Menschenverstand und auch das Bauchgefühl all derer zu stärken, die sich von der *Kraft des Lichts* wie magisch angezogen fühlen, habe ich in allen drei Hauptkapiteln der historischen Entwicklung einen gebührenden Platz eingeräumt. Dadurch wird deutlich, welche zentrale Rolle das Licht zu fast allen Zeiten der Menschheitsgeschichte gespielt hat.

Ich wünsche mir sehr, dass Ihnen meine Ausführungen, die oftmals eine Gegenposition zur offiziellen Meinung repräsentieren, dabei helfen, das Licht in all seinen Erscheinungsformen besser kennenzulernen und es im Sinne der Gesundheit zu verwenden. Entwickeln Sie die Liebe zum Licht, die uns Menschen mitgegeben wurde, zur vollen Blüte!

Ihr
Alexander Wunsch

# EINFÜHRUNG
## Warum gutes Licht so wichtig ist

Die meisten Menschen leben in biologischer Dunkelheit, denn sie halten sich zu über 90 Prozent ihrer Lebenszeit in geschlossenen Räumen auf. Dort gibt es kein natürliches Licht, selbst wenn viele Fenster vorhanden sind. Unsere Vorfahren hingegen bewegten sich hauptsächlich im Freien. Dadurch waren sie nicht nur den Witterungsbedingungen, sondern auch dem Tageslicht und der Sonne direkt ausgesetzt. Diese tiefgreifenden Veränderungen unserer Lebensweise haben Konsequenzen für die Gesundheit. Zu wenig Tageslicht und zu viel Kunstlicht begünstigen die Entstehung der meisten Zivilisationskrankheiten. Der richtige Umgang mit Licht ist für die Gesundheit genauso wichtig wie gute Ernährung, saubere Luft und genügend Bewegung.

### Die Entstehung unserer Zivilisation basiert auf Kunstlicht

Die Gesundheitskosten in Deutschland liegen laut dem Statistischen Bundesamt bei über einer Milliarde Euro täglich (Stand 2017). Dies entspricht etwa 11 Prozent des Bruttoinlandsprodukts – wir geben etwa ein Zehntel unserer Wirtschaftsleistung für die Gesundheit aus! Moment mal – tun wir das wirklich? Investieren wir tatsächlich solche immensen Summen in unsere Gesundheit?

Die genauere Betrachtung zeigt, dass wir tatsächlich so viel Geld ausgeben, aber nicht für die Gesundheit, sondern für die Behandlung von Krankheiten. Am kostenintensivsten sind dabei die Herz-Kreislauf-Erkrankungen, dicht gefolgt von psychischen und Verhaltensstörungen sowie Krankheiten des Verdauungssystems. Wirft man einen Blick auf die Todesursachenstatistik, liegen abermals die Herz-Kreislauf-Erkrankungen auf dem vordersten Platz, diesmal jedoch gefolgt von Krebs. Zusammengenommen sind diese beiden Gruppen ungefähr für zwei Drittel der Sterbefälle in Deutschland verantwortlich.

Vergleicht man die Arten von Krankheiten, die in Industrienationen und Ländern der Dritten Welt auftreten, sieht man deutliche Unterschiede. Neben der individuellen genetischen Veranlagung kann man Umweltfaktoren, Lebensstile und Lebensauffassungen für diese Unterschiede verantwortlich machen. Die Lebensweise nimmt offenbar direkten Einfluss auf unsere Gesundheit und erhöht das Risiko, bestimmte Zivilisationskrankheiten (englisch: *lifestyle diseases*) zu entwickeln. Diese sind zwar im wissenschaftlichen Sinn nicht eindeutig definiert, es herrscht aber Konsens darüber, dass Herz-Kreislauf-Erkrankungen, Krebs, Diabetes mellitus, Übergewicht, Adipositas, Essstörungen, bestimmte Allergien, Hautkrankheiten und psychische Störungen dazuzählen. Da die Entstehung von Zivilisationskrankheiten immer von mehreren Faktoren abhängt, ist es unmöglich, einzelne Ursachen verantwortlich zu machen. Als weitgehend anerkannte Risikofaktoren gelten Bewegungsmangel, Stress, Über- und Fehlernährung, Umweltgifte, Lärmbelastung, Reizüberflutung und übertriebene Hygiene. Auch soziale Faktoren, permanenter Leistungsdruck und natürlich der übermäßige Konsum von Genussgiften wie Zucker, Alkohol und Tabak zählen zu den prädisponierenden Einflüssen.

Obwohl uns Licht unser ganzes Leben lang begleitet und überall vorhanden ist, findet es in den allermeisten Studien zur Ursachenforschung von Zivilisationskrankheiten keinerlei Erwähnung. Dabei ist das elektrische Licht der wichtigste Einzelfaktor, der die Form der heutigen Zivilisation überhaupt erst ermöglicht hat. Ohne Kunstlicht gäbe es keinen Schichtdienst, keine Nachtfahrten, kein Fernsehen, keine Smartphones und keine permanenten Störungen unserer chronobiologischen Rhythmen – aber dazu später mehr. Kunstlicht ist der einzige Risikofaktor, dem sich niemand konsequent entziehen kann, denn praktisch alle Menschen verwenden es täglich. Jeder öffentliche Raum, jedes Klassenzimmer und jedes Büro ist künstlich beleuchtet. Selbst außerhalb von Gebäuden ist Kunstlicht die ganze Nacht über präsent; jedes Fahrzeug, jede Straßenlaterne und jede Verkehrsampel rauben uns die Dunkelheit.

## Gutes und schlechtes Licht

Wenn wir uns aufgrund unserer Lebensumstände ständig im künstlichen Licht aufhalten müssen, sollte es eigentlich selbstverständlich sein, dass höchste Qualitätsmaßstäbe an dieses Kunstlicht angelegt werden, so wie es für Trinkwasser, Atemluft und Nahrungsmittel auch üblich ist. Für Licht scheinen jedoch andere Überlegungen zu gelten, denn hier geht es seit Jahrzehnten nicht um die beste Qualität, sondern um die höchste Quantität und die niedrigsten Kosten.

Die Europäische Union hat in den vergangenen Jahren für alle Mitgliedsstaaten verbindliche Vorgaben beschlossen, die in ihrer Reichweite und Bedeutung für die Qualität von Kunstlicht fatal sind. Das wichtigste Anliegen der EU ist es, aus elektrischer Energie so viel Licht wie möglich herauszuholen. Energieeffizienz ist heute das Merkmal, dem sich alle anderen Faktoren unterordnen müssen, nach denen man Licht ebenfalls bewerten kann.

Alle Lebewesen sind unter dem Licht

der Sonne entstanden und die allermeisten leben vom Licht – auch wir Menschen. Jetzt aber müssen wir aufgrund von Verordnungen mit Lichtarten leben, die der menschliche Organismus in der Vergangenheit nicht kannte. Damit sind alle unbewussten Informationen, die unser Körper gewohnheitsmäßig aus seiner Lichtumgebung ableitet, in höchster Gefahr, als »fake news« verarbeitet zu werden.

Gutes Licht ist Licht, an das sich unsere Gene im Laufe der Evolution gewöhnt und angepasst haben. Sie haben gelernt, damit umzugehen, ohne dass es zu Problemen kommt. Unsere Körper können daher aus bestimmten Bereichen des natürlichen Lichtspektrums wichtige Steuersignale ableiten, die der Organismus dringend braucht, um langfristig gesund und leistungsfähig zu bleiben. Diese Steuersignale geben unseren Organsystemen darüber Aufschluss, ob es »draußen« Tag oder Nacht, Sommer oder Winter, warm oder kalt, gemütlich oder gefährlich ist.

Schlechtes Licht hingegen erzählt unserem Körper zusammenhanglose Geschichten, die ihn in die Irre führen. Das ist in etwa so, wie wenn man sich morgens, bevor man das Haus verlässt, aufgrund der Wettervorhersage dazu entscheidet, lange Wollunterwäsche und einen Wintermantel mit Schal anzuziehen und sich dann den ganzen Tag bei 35 Grad im Schatten aufhalten muss. Schlechtes Licht hält im Körper nicht, was es dem Auge versprochen hat – es ist wie eine optische Täuschung, die große Risiken für unsere Gesundheit mit sich bringt.

Schlechtes Licht ist ein Risikofaktor, den man vermeiden könnte. Da aber Staatengemeinschaften, Politiker und evidenzbasiert vorgehende Mediziner in den allermeisten Fällen keine Ahnung von den komplexen Vorgängen haben, die in unseren Körpern »unter der Haube« ablaufen, konnten sie auch nicht die richtige Entscheidung für gutes Licht treffen. Diese wäre gewesen, die Glühlampe zu erhalten und stattdessen andere Lichtquellen wie die Energiesparlampe zu verbieten. Um jedoch nachvollziehen zu können, warum das Licht aus einer Glühlampe gesund sein soll, während das Licht aus einer LED gesundheitliche Risiken birgt, müssen wir uns zunächst mit ein paar grundlegenden Eigenschaften von Licht beschäftigen.

# WAS IST LICHT?

Licht ist die Substanz, aus der unsere Materie aufgebaut ist. Es besteht aus Photonen, auch Lichtquanten oder Lichtteilchen genannt, die sich nicht entscheiden können, was sie sein wollen: Welle oder Teilchen – elektrisch oder magnetisch? Licht ist unglaublich schnell: Als elektromagnetische Welle breitet es sich im Vakuum mit einer Geschwindigkeit von etwa 300 000 km pro Sekunde aus. Licht ist immer noch das größte Rätsel für die Naturwissenschaft und ist dabei die Grundlage allen Lebens. Der Quantenphysiker David Bohm fasste es so zusammen: »Licht ist Energie und ebenso Information – Inhalt, Form und Struktur. Es bildet das Potenzial für alles.«

## Am Ursprung des Lichts

Licht ist ein Alleskönner – sogar die Materie, aus der wir selbst und alles um uns herum besteht, kann man als kondensiertes oder gefangenes Licht ansehen. In der Materie pendeln die Photonen sozusagen hin und her, anstatt sich im Raum auszubreiten. Sie sind die Sprache, mit der die Materie kommuniziert, und sie sind an den wichtigsten Formen chemischer Bindungen beteiligt. Die meisten chemischen Reaktionen können nur ablaufen, weil die beteiligten Atome und Moleküle dabei Photonen abgeben oder aufnehmen.

Das erste Licht kam nicht etwa mit dem Urknall vor etwa 13,8 Milliarden Jahren in die Welt, sondern erst 380 000 Jahre später, als sich aus der Ursuppe die ersten stabilen Atome herausbildeten. Das Atom mit dem einfachsten Aufbau ist der Wasserstoff, aus dem im Laufe der Zeit alle schwereren Atome entstanden sind. Die Evolution der chemischen Elemente vollzog sich durch die Bildung von Sternen, in denen durch die extreme Verdichtung gigantischer Wasserstoffwolken eine Kernfusion in Gang gesetzt wurde. Durch diesen Prozess der Kernverschmelzung entstanden nicht nur jede Menge Strahlungsenergie, sondern auch schwerere Atome wie Deuterium, Helium, Lithium und Beryllium.

Da diese Sterne der ersten Generation wesentlich mehr Masse hatten als unsere Sonne, verlief der Fusionsprozess sehr schnell, weshalb sich der Vorrat an Wasserstoff in kurzer Zeit verbrauchte. Diese frühen Sterne brannten gewissermaßen so schnell ab wie ein Strohfeuer, um dann als Supernova zu enden. Die meisten chemischen Elemente, aus denen sich unsere Erde zusammensetzt, wurden während solcher Supernova-Explosionen »zusammengeschweißt«. Leben konnte sich im Umfeld der ersten Sterne nicht bilden, da die Bedingungen dafür zu ungünstig und wechselhaft waren.

Nachdem sich der Wasserstoff die Hörner etwas abgestoßen hatte, konnten sich aus kleineren Gas- und Staubwolken gemütlichere Sterne entwickeln. Einer davon ist unsere Sonne, die sich vor ungefähr 4,6 Milliarden Jahren durch den Kollaps einer interstellaren Gaswolke herausbildete. Aus der riesigen Sternenstaubwolke formten sich damals auch die Planeten, die seither die Sonne umkreisen. Diese ist im Vergleich zu ihren Vorgängern ein recht friedlicher Stern, in dem die Fusionsreaktion wesentlich gemütlicher abläuft, also nicht so ungestüm wie bei einem Strohfeuer, sondern eher vergleichbar mit den Gärungsprozessen in einem Misthaufen. Trotzdem herrschen im Inneren der Sonne noch sehr ungemütliche Bedingungen, denn dort

## INFO: WIE SICH DAS SONNENLICHT ZUSAMMENSETZT

Sonnenlicht besteht aus einer Mischung von Photonen, die sich physikalisch nur in einem Punkt unterscheiden, nämlich in ihrem Energiegehalt. Die Energie eines Lichtteilchens steckt in der Frequenz seiner elektromagnetischen Welle: Je höher die Frequenz, desto größer ist der Energiegehalt eines Lichtteilchens, den man auch als Quantenenergie bezeichnet. Da jedes Photon sowohl Teilchen als auch Welle ist, kann man den Energiegehalt auch über die Wellenlänge definieren. Hohe Energie bedeutet hohe Frequenz und kurze Wellenlänge – und umgekehrt. Am handlichsten ist die Angabe der Wellenlänge in Nanometer (nm), die beim Sonnenlicht, so wie es auf der Erdoberfläche ankommt, zwischen 290 nm und 3000 nm beträgt. Je nach Wellenlänge teilt man das Sonnenlicht in verschiedene Bereiche ein, die aufgrund ihres Energiegehalts unterschiedliche biologische Wirkungen haben. Mit bloßem Auge können Menschen nur das Licht des Regenbogenspektrums zwischen 400 nm (Violett) und 700 nm (Rot) sehen, als Abkürzung wird hierfür VIS verwendet. Jenseits dieser Grenzen ist Licht für Menschen unsichtbar. Der unsichtbare Ultraviolettbereich wird mit UV abgekürzt und ist kurzwelliger als Violett. An das rote Ende des Regenbogenspektrums schließt sich der unsichtbare Infrarotbereich an, der mit IR abgekürzt wird. Der UV-Bereich wird aufgrund seiner unterschiedlichen biologischen Wirkung weiter unterteilt in das kurzwellige UVB zwischen 290 und 320 nm und das längerwellige UVA zwischen 320 und 400 nm. UVC ist noch kurzwelliger und damit auch aggressiver als UVB, allerdings filtert die Erdatmosphäre diese schädlichen Anteile zuverlässig aus. Auch der Infrarotbereich wird in IRA (700 bis 1500 nm), IRB (1500 bis 3000 nm) und IRC (> 3000 nm) unterteilt. Am meisten Energie strahlt die Sonne im sichtbaren (VIS) und Infrarot-A-Bereich ab, nämlich jeweils etwas über 40 Prozent. Obwohl Sonnenlicht insgesamt weniger als 10 Prozent UV-Licht enthält, hat dieser Bereich die stärkste biologische Wirkung. Der Anteil von UVB, das für die Vitamin-D-Bildung sowie die Entstehung von Sonnenbrand verantwortlich ist, beträgt dabei weniger als 1,5 Prozent.

gibt es noch kein Licht, sondern hauptsächlich Gamma- und Röntgenstrahlung. Diese besteht zwar auch aus Photonen, jedoch hat jedes dieser Lichtquanten einen viel zu hohen Energiegehalt beziehungsweise eine zu hohe Frequenz, um mit Lebensvorgängen vereinbar zu sein. Glücklicherweise durchlaufen diese hochfrequenten Photonen auf ihrem Weg durch die inneren Sonnenschichten einen Reifungsprozess, der bis zu einer Million Jahre dauert. Dadurch entsteht aus der gefährlichen radioaktiven Strahlung ein »gutmütiges« Licht, das die Entstehung des Lebens auf der Erde erst ermöglicht hat.

## Sonnenlicht ist einzigartig

Sonnenlicht besteht nicht nur aus sichtbaren Anteilen, sondern auch aus unsichtbarem UV- und Infrarotlicht. Aber auch im sichtbaren Regenbogenspektrum sind unsichtbare Anteile vorhanden. Das menschliche Auge ist nicht in der Lage, diese ohne den Einsatz von Messgeräten zu erkennen. Bereits im 17. Jahrhundert entdeckte Isaac Newton mithilfe eines Prismas, dass sich das weiße Sonnenlicht aus den Farben des Regenbogens, den Spektralfarben, zusammensetzt.

Heute gibt es verschiedene Möglichkeiten, die farbliche Zusammensetzung von

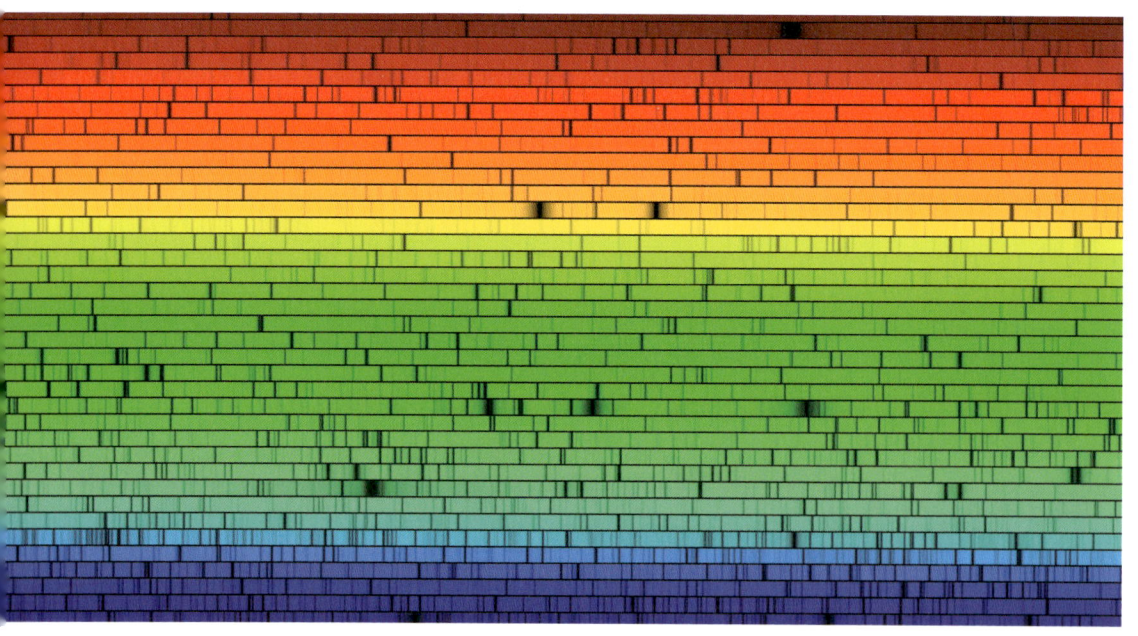

*Das Sonnenlicht enthält neben den Regenbogenfarben auch zahlreiche dunkle Abschnitte, die Fraunhoferlinien genannt werden.*

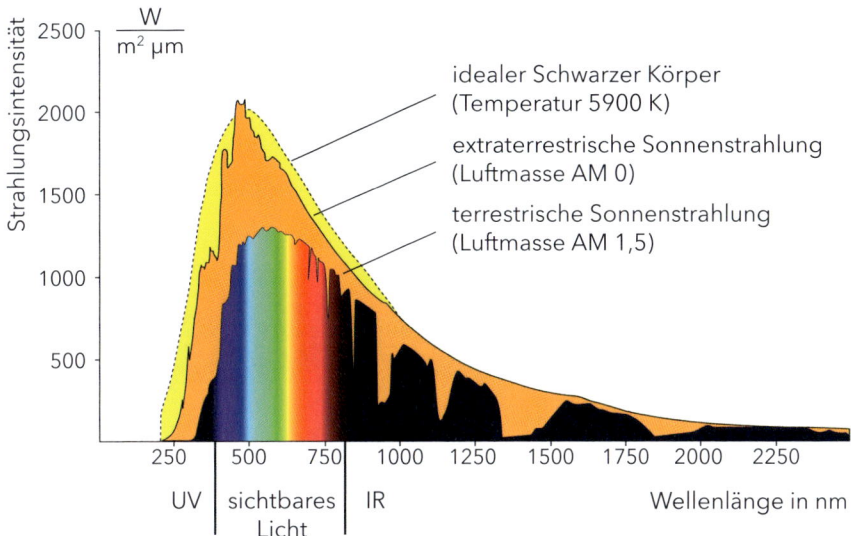

Die Spektralverteilung des Sonnenlichts ist außerhalb der Erdatmosphäre und an der Erdoberfläche unterschiedlich.

Licht zu untersuchen. Spektroskope werden zur *Betrachtung* verwendet, wohingegen Spektrometer die spektrale Zusammensetzung objektiv *messen* können und sich daher auch für die Bereiche eignen, die für das menschliche Auge unsichtbar sind.

Die Abbildung auf Seite 18 zeigt den Spektralverlauf des Sonnenlichts im sichtbaren Bereich durch einen Spektralapparat mit extrem hoher Auflösung. Erst in dieser Darstellung, bei der das Regenbogenspektrum in 50 untereinanderliegende Streifen unterteilt wurde, kann man erkennen, dass es sich nicht um einen kontinuierlichen Verlauf handelt, sondern um viele kurze, farbige Abschnitte, die immer wieder von schwarzen Bereichen unterbrochen werden. Das Sonnenspektrum erinnert dadurch fast an einen Schweizer Käse, der an vielen Stellen durchlöchert ist. Aus wissenschaftlicher Sicht handelt es sich aber eher um eine Art Barcode, in dem eine große Anzahl von Informationen verschlüsselt ist. Zum Beispiel kann man aus dem Muster und der Verteilung der schwarzen Bereiche, die nach ihrem Entdecker *Fraunhoferlinien* (Kasten Seite 20) genannt werden, ablesen, welche chemischen Elemente in der äußersten Schicht der Sonne, der Chromosphäre, enthalten sind. Wir werden später noch sehen, dass dieser Feinbau des Sonnenlichts sowohl für die biochemischen Vorgänge während der Entstehung des Lebens eine Bedeutung hatte als auch für bestimmte Wirkungen der Therapie mit Sonnenlicht (Heliotherapie) und farbigem Licht (Chromotherapie) eine Rolle spielt.

Sonnenlicht hat also bereits einzigartige Eigenschaften, wenn es die Oberfläche unseres Zentralgestirns verlässt, und wird daher niemals vollwertig durch künstliche Lichtquellen ersetzbar sein. Da Sonnenlicht, bevor es auf der Erdoberfläche ankommt, zuerst noch die Erdatmosphäre

> **INFO**
>
> ## DIE ENTDECKUNG DER FRAUNHOFER-LINIEN IM SONNENSPEKTRUM
>
> Anfang des 19. Jahrhunderts entdeckte der deutsche Optiker und Physiker Joseph von Fraunhofer die nach ihm benannten Linien im Sonnenspektrum. Es gibt die Geschichte, dass Fraunhofer die Linien zum ersten Mal auffielen, als er das Sonnenlicht durch eine Vogelfeder hindurch betrachtete. Im Jahr 1814 baute er sein erstes optisches Gerät, das es ihm ermöglichte, die dunklen Linien im Sonnenlicht genauer zu untersuchen. Solche Apparate werden Spektroskope genannt, da sie das Licht zum Beispiel mit einem Prisma in seine Bestandteile zerlegen, die man dann betrachten kann. Fraunhofer war nicht der erste, der diese Aussparungen im Farbverlauf des Sonnenlichts entdeckt hatte, er war aber derjenige, der eine Anwendung für sie fand. Er stellte nämlich fest, dass diese Linien unveränderlich immer an der identischen Position im Spektrum des Sonnenlichts in Erscheinung treten. Die Linien konnten somit wie ein integriertes, hochpräzises Maßband fungieren. Diese Erkenntnis machte sich Fraunhofer zunutze, um zum Beispiel die Brechkraft und die Farbfehler von optischen Linsen exakt zu berechnen. Dadurch war er in der Lage, auf mathematisch-wissenschaftlicher Grundlage optische Apparate mit vorher ungekannter Präzision und Darstellungsqualität zu fertigen, was der optischen Industrie in Deutschland für fast 150 Jahre eine weltweite Vormachtstellung sicherte. Durch die berühmten Mikroskope, Spektralapparate und Teleskope aus Fraunhofers Werkstätten erfuhr die exakte Wissenschaft, die sich im 19. Jahrhundert mit Riesenschritten entwickelte, einen enormen Schub und Erkenntnisgewinn.

passieren muss, werden seine Eigenschaften weiter verändert. Der Wasserdampf und die gasförmigen Stoffe in den atmosphärischen Schichten prägen den Photonen ebenfalls ihren Stempel auf und machen die verbleibende Strahlung für alle Lebewesen verträglicher: Das aggressive UVC-Licht wird völlig herausgefiltert und die Wellenlängen im Infrarot (IRB und IRC), die in der Haut starke Hitze erzeugen würden, sind deutlich reduziert. Die Abbildung auf Seite 19 zeigt das Sonnenspektrum einmal so, wie es außerhalb der Erdatmosphäre beschaffen ist, und in der Form, wie es am Erdboden gemessen werden kann. Außerdem ist hier noch der Spektralverlauf eines Schwarzen Körpers dargestellt, dazu mehr im Kapitel über Kunstlicht ab Seite 121.

## Der farbige Fingerabdruck chemischer Elemente

Fraunhofer, der Entdecker der Linien im Sonnenspektrum, war zwar so genial, diese Spektrallinien als optisch-mathematische Problemlöser zu nutzen, jedoch hatte er keine Ahnung, woher die Linien stammten. Die Aufklärung der Zusammenhänge sollte der fruchtbaren Zusammenarbeit von Robert Wilhelm Bunsen und Gustav Robert Kirchhoff überlassen bleiben. Beide Wissenschaftler forschen an der Universität Heidelberg über die

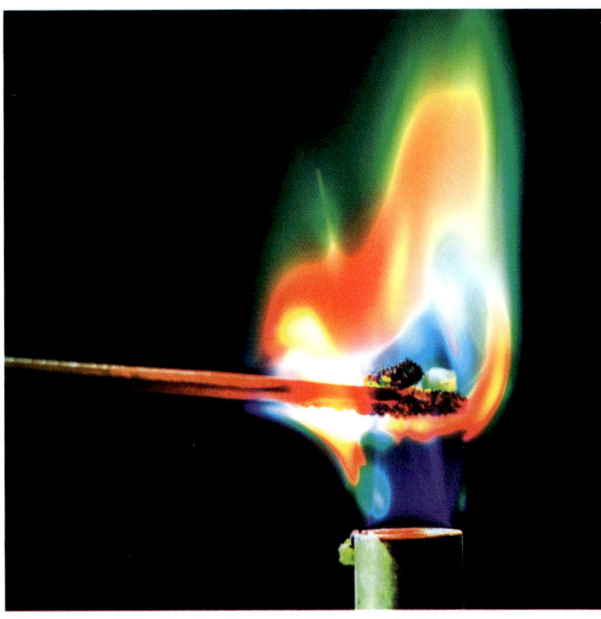

*Mehrere chemische Elemente beginnen in der Bunsenbrennerflamme in verschiedenen Farben zu leuchten.*

Spektralanalyse. Mithilfe des Bunsenbrenners entdeckten sie zuerst das Phänomen der Flammenfärbung, bei dem jedes chemische Element, sobald es in die farblose Flamme eingebracht wird, diese in ganz bestimmten Farben zum Leuchten bringt. Betrachtet man die Flamme dabei durch ein Spektroskop, treten die Farben als diskrete farbige Linien in Erscheinung.

Dabei fiel ihnen auf, dass die Linien immer genau an solchen Positionen lagen, an denen sich im Sonnenspektrum die dunklen Fraunhoferlinien befinden. Bunsen und Kirchhoff erkannten den Zusammenhang und konnten damit erstmals zeigen, dass jedes chemische Element ei-

## 22 WAS IST LICHT?

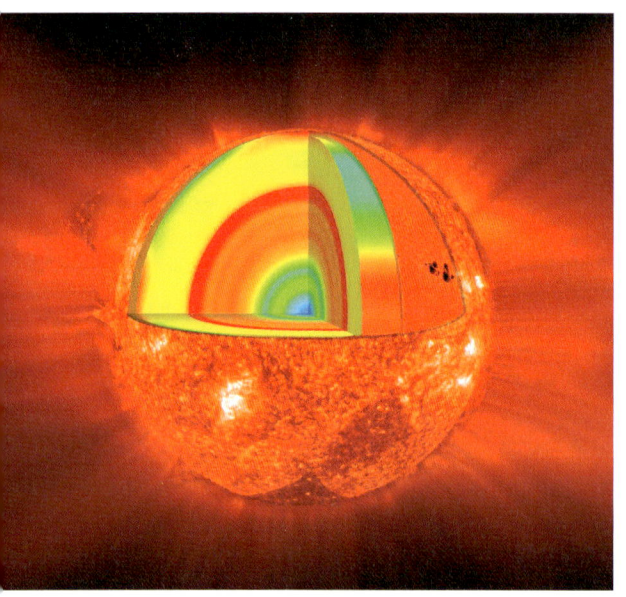

*Unsere Sonne zeigt im Inneren einen Aufbau in mehreren Schichten.*

nen farbigen Fingerabdruck hat, der für seine eindeutige Identifikation geeignet ist. Dabei kann das Element diese Wellenlängen entweder als Emissionslinien abstrahlen, zum Beispiel in der Flamme, oder aus einem kontinuierlichen Spektrum heraus absorbieren, wie in der Sonne.

Heute wissen wir, dass das Sonnenlicht zunächst aus einem Emissionsspektrum der Elemente Wasserstoff und Helium besteht, wobei die einzelnen Linien durch den extremen Druck so stark verbreitert werden, dass sie ineinander übergehen. In der Photosphäre, wie man die zweitoberste Schicht in der Sonne nennt, sind daher noch alle Wellenlängen in Form eines kontinuierlichen Vollspektrums vorhanden. Wenn die Photonen dann durch die Chromosphäre, also die oberste Sonnenschicht, an die Oberfläche drängen, werden alle Wellenlängen, die zu den in der Chromosphäre befindlichen chemischen Elementen gehören, absorbiert. Das Sonnenlicht repräsentiert daher ein *Absorptionsspektrum*, das nur aus Farben besteht, die keinem chemischen Element zugeordnet werden können. Obwohl die Zusammenhänge im Detail nicht ganz einfach sind, merken wir uns an dieser Stelle, dass das Sonnenlicht aus dem *negativen Energieabdruck* aller chemischen Elemente besteht, die auf der Sonne vorkommen. Um es salopp zu formulieren: Wenn das Sonnenlicht mit den chemischen Elementen auf der Erde »spielt«, macht es ihnen keine Vorschriften, sondern lässt ihnen alle Freiheit, sich in den energetischen Lücken im Spektrum auszutoben – es mischt sich nicht aktiv in die Kommunikation ein, die sich zwischen den Elementen vollzieht.

## Von den Farben zum Atommodell

Die Feststellungen von Bunsen und Kirchhoff, dass jedes chemische Element durch seinen optischen Fingerabdruck, also die Anzahl und Lage seiner Emissions- beziehungsweise Absorptionslinien, eindeutig

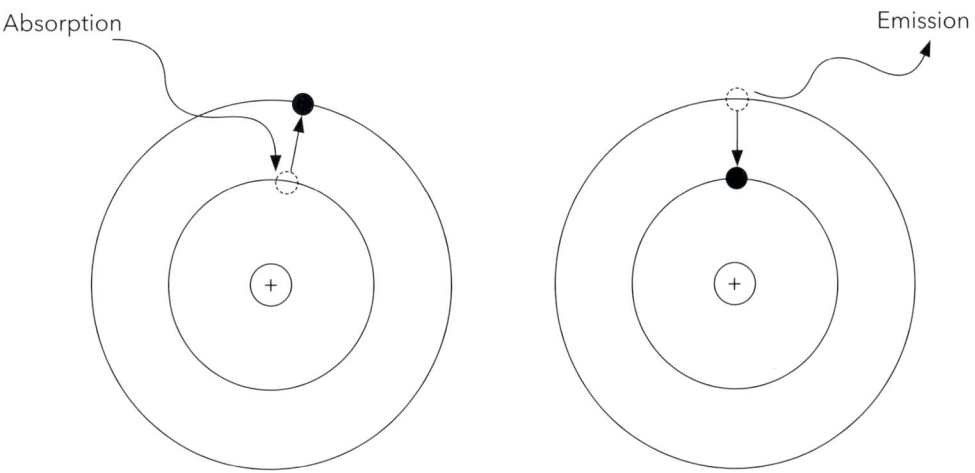

*Elektronen wechseln ihre Kreisbahn im Atom, wenn sie Lichtquanten aufnehmen oder wieder abgeben.*

identifiziert werden kann, warf natürlich die Frage auf, warum dies so ist. Das Bohr'sche Atommodell konnte schließlich die Erklärung liefern. Am einfachsten Element, dem Wasserstoff, können wir die Vorgänge am leichtesten nachvollziehen: Es besteht nur aus zwei Bausteinen, nämlich dem schweren Kern (in diesem Fall einem einzigen Proton) und dem leichten Elektron. Da das Proton im Kern positiv geladen ist und das Elektron negativ, ziehen sich die beiden an wie Nord- und Südpol zweier Magnete. Weil das Elektron sich aber nicht in den Kern stürzen will, muss es mit hoher Geschwindigkeit um das Proton herumflitzen, ähnlich wie ein Planet, der um die Sonne kreist. Wenn dieses System aus gegensätzlichen Ladungen und Prinzipien nun mit Energie beschossen wird, kann das Elektron einen ganz bestimmten Energiebetrag aufnehmen. Dafür muss es jedoch seine Kreisbahn verlassen und in einen weiter außen gelegenen Orbit springen. Diese Kreisbahn, die weiter vom Kern entfernt ist, entspricht dabei einem angeregten Zustand, der die Voraussetzung für eine chemische Bindungsreaktion darstellt. Springt das Elektron wieder in die innere Bahn zurück, muss es die überschüssige Energie abgeben und sendet zu diesem Zweck ein Photon aus. Die Wellenlänge oder Farbe (oder Frequenz) dieses abgestrahlten Photons beschreibt dabei eindeutig, aus welchem Orbit das Elektron zurückgekehrt ist.

Während wir mit dem Ausdruck »Quantensprung« umgangssprachlich meistens etwas Großes oder Großartiges verbinden, handelt es sich dabei tatsächlich um einen

Vorgang, der in so kleinem Maßstab abläuft, dass wir ihn nicht einmal mit dem stärksten Mikroskop beobachten können. Trotzdem berichtet uns das Licht, das daran beteiligt ist, durch seine Farbe ganz genau, was in seiner Welt passiert ist und woher es gerade kommt.

## Vom Quantensprung zur chemischen Bindung

Bisher haben wir nur ein einzelnes Atom betrachtet. Dieser Idealfall kommt natürlich in der Realität kaum vor. Spannend wird es, wenn wir uns anschauen, was passiert, wenn viele Atome unterschiedlicher chemischer Elemente zusammenwirken. Kein Atom bleibt lange allein – entweder es gesellt sich zu seinesgleichen oder es geht mit anderen Atomen eine chemische Verbindung ein. Bei den wichtigsten chemischen Verbindungen sind Elektronen beteiligt, die dabei ihren Besitzer wechseln. Am Beispiel von Kochsalz, chemisch Natriumchlorid, können wir sehen, wie sich die chemische Ionenbindung zwischen den beiden Elementen Natrium und Chlor abspielt.

Die meisten chemischen Elemente haben entweder zu viele oder zu wenige Elektronen, um in ihrem Idealzustand zu sein. Wir können uns dabei die Elektronen vorstellen wie die Pfunde, die jemand zu viel oder zu wenig auf den Rippen hat.

Was für uns Menschen nun das angestrebte Idealgewicht darstellt, wäre in der Welt der Atome die sogenannte *Edelgaskonfiguration*. Diese entspricht immer dem energieärmsten Zustand und bedeutet, dass die äußerste Schale nach dem Bohr'schen Atommodell vollständig mit Elektronen besetzt ist. Dies sind für die ersten beiden Elemente Wasserstoff und Helium zwei Elektronen, bei allen schwereren Elementen passen immer acht Elektronen in die äußerste Schale. Die Elektronen in dieser Schale werden auch Valenzelektronen genannt.

Kommen wir zurück zu unserem Beispiel: Natrium hat nur ein Elektron in der äußersten Schale und Chlor hingegen sieben. Wenn sich beide Elemente zusammentun, gibt das Natrium sein einzelnes Valenzelektron an Chlor ab, Natrium nimmt es auf und beide werden dadurch zu Ionen. Natrium erhält durch die Abgabe des negativ geladenen Elektrons eine positive Ladung, Chlor hingegen wird durch das zusätzliche Elektron negativ geladen. Da sich Plus und Minus anziehen, haften die beiden gegensätzlich geladenen Ionen nun intensiv aneinander. Beide Elemente kommen damit in einen energetisch günstigeren Zustand und erreichen jeweils die Edelgaskonfiguration in ihrer Valenzschale.

Damit die beschriebene chemische Reaktion überhaupt stattfinden kann, muss zuerst ein bestimmter Energiebetrag investiert werden, die *Anregungsenergie*. Damit das Valenzelektron von Natrium überhaupt sein Atom wechseln kann – wie ein Eichhörnchen, das von Baum zu Baum springt –, muss es aus seiner Komfortzone gebracht werden. Das funktioniert am elegantesten, indem man ein Photon zur Verfügung stellt, das vom Elektron absorbiert wird, worauf es in eine weiter außen gelegene Schale springen muss – dies ist die Gelegenheit für das Chlor, sich das fremde Elektron zu greifen und einzuverleiben. Der Vorgang ist vergleichbar mit dem Start einer Versorgungsrakete für die ISS, auch hier muss zunächst Energie aufgebracht werden, damit die Rakete die Erdanziehungskraft überwinden kann.

## Ohne Licht gibt es keine Chemie

Photonen sind an praktisch jeder chemischen Reaktion beteiligt, bei der Elektronen ihre Heimat-Atome wechseln. Damit ist Licht an den allermeisten Zustandsänderungen von Materie beteiligt: Licht wird emittiert, absorbiert und dient dem Austausch von Information und Energie zwischen chemischen Elementen aller Art. Photonen sind in der Lage, chemische Reaktionen in Gang zu setzen, indem sie die erforderliche Anregungsenergie zur Verfügung stellen. Sie können jedoch auch das Gegenteil bewirken, indem sie die Bindungsenergie bereitstellen, die nötig ist, um eine chemische Bindung wieder aufzubrechen. Photonen sind die unverzichtbaren Sende- und Empfangssignale, über die alle chemischen Elemente in uns und in unserer Umwelt miteinander kommunizieren. Die gesamte anorganische und organische Chemie ist auf Licht angewiesen – das erklärt die besondere Bedeutung von Licht auf atomarer Ebene. Vergegenwärtigen wir uns jetzt noch, dass in jeder einzelnen Zelle in unserem Körper pro Sekunde mehrere hunderttausend chemische Reaktionen ablaufen müssen, um die Zelle am Leben zu halten, können wir besser verstehen, wie sich die Kraft des Lichts bereits auf der Zellebene entfaltet. Egal, welche Stoffwechselreaktion in einer Zelle gerade abläuft – immer sind es Photonen, die diesen Prozess ermöglichen und steuern.

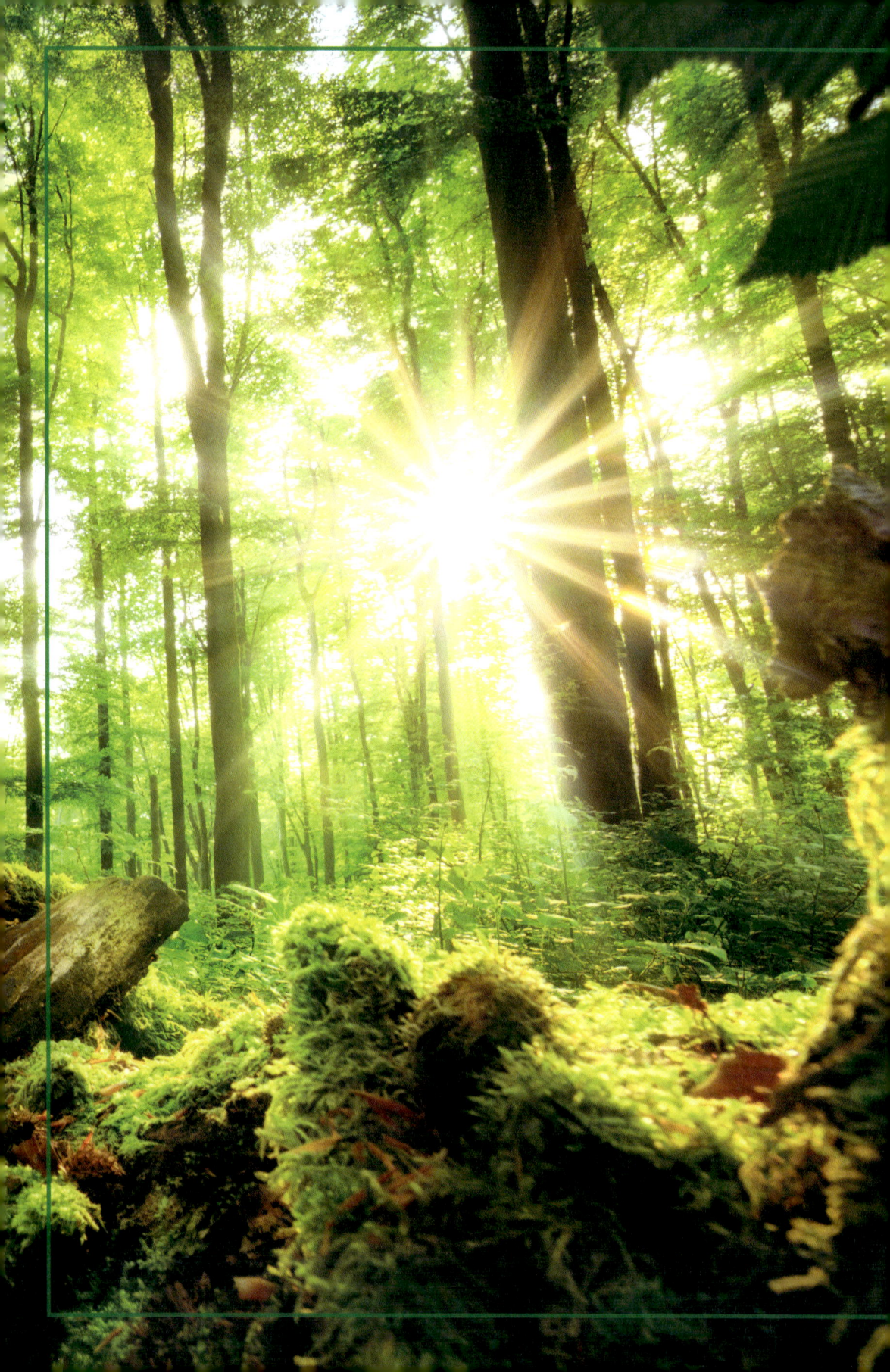

# LICHT UND DIE EVOLUTION DES LEBENS

Alles Leben auf der Erde entwickelte sich unter dem Licht der Sonne. Bevor Leben entstehen konnte, mussten jedoch erst einige wichtige Voraussetzungen geschaffen werden. So, wie es vor der Entstehung der Sonne zuerst eine chemische Evolution geben musste, damit alle Elemente zur Verfügung standen, aus denen sich unser Sonnensystem zusammensetzt, war als Nächstes eine biochemische Evolution vonnöten, um die Bausteine für das Leben auf der Erde bereitzustellen. Auch daran war das Sonnenlicht maßgeblich beteiligt.

## Fließende Energie führt Systeme zu höherer Ordnung

Durch die Erdrotation existierten von Anbeginn zwei gegensätzliche Zustände auf unserem Planeten, nämlich Tag und Nacht. Der rhythmische Wechsel zwischen diesen beiden Bedingungen führte zu Temperaturschwankungen, die für eine ständige Durchmischung der Uratmosphäre sorgten. Die vorhandenen Gase und der Wasserdampf wurden dadurch immer in Bewegung gehalten, was zu einem anorganischen Stoffwechsel führte.

Das UV-Licht der Sonne konnte damals noch ungehindert durch die Uratmosphäre hindurchdringen, da der Sauerstoff größtenteils chemisch gebunden war. Somit existierte auch noch keine Ozonschicht, die uns heute vor der chemisch sehr aggressiven UVC-Strahlung schützt. Im Zusammenspiel mit den ständigen Blitzentladungen sorgte diese intensive UVC-Strahlung dafür, dass aus den Gasen der Uratmosphäre die ersten Bausteine des Lebens entstanden. Auf diese Weise war das Licht am Aufbau von Aminosäuren, Fetten, Kohlehydraten und Nukleinsäuren maßgeblich beteiligt. Die Energie, die über den Photonenstrom des Sonnenlichts auf die Erde einwirkte, hielt und hält die Stoffkreisläufe (Wasser-, Kohlenstoff- und Stickstoffkreislauf) in den Ökosystemen in Gang. Mit nur wenigen Ausnahmen werden die biochemischen Reaktionsketten, auf denen Leben basiert, direkt oder indirekt von der Energie des Sonnenlichts angetrieben.

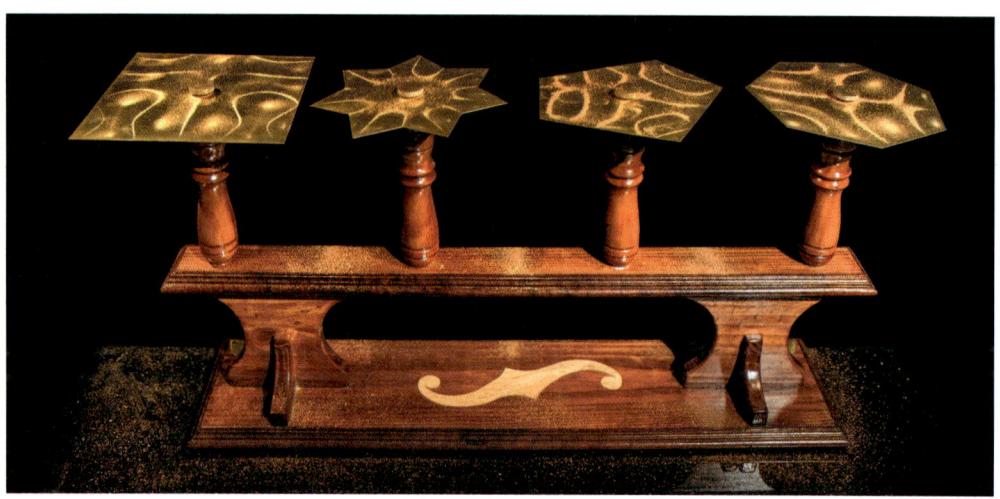

Wenn Energie auf Materie einwirkt, wird diese dadurch auch geformt, hier am Beispiel von Klangfiguren nach Chladni.

Da wir auch heute die letzten Einzelheiten der Entstehung des Lebens nicht nachvollziehen können, müssen wir uns mit der Feststellung zufriedengeben, dass eine fließende Energie die Systeme, durch die sie fließt, immer auch strukturiert und zu höherer Ordnung führen kann,[1] ähnlich wie der Wind die Oberfläche einer Sanddüne formt, über die er hinwegweht. Ein gutes Beispiel für dieses Prinzip sind die Klangfiguren, die nach dem deutschen Physiker Ernst Florens Friedrich Chladni benannt sind. Chladni'sche Klangfiguren entstehen, wenn einfache Tonfrequenzen auf dünne Platten einwirken, die so gelagert sind, dass sie möglichst frei schwingen können.

Auf der Oberfläche der Platten bilden sich stehende Wellen, deren komplexe Muster zum Beispiel durch feinen Sand sichtbar gemacht werden können, da dieser immer in die Bereiche verschoben wird, an denen die stehenden Wellen ihre Knotenpunkte haben. Eine Änderung der Anregungsfrequenz führt zu einer Variation des Oberflächenmusters, indem die Sandpartikel in andere Positionen verschoben werden.

Bei solchen Experimenten kann man direkt beobachten, dass eine Frequenz im wahren Wortsinn eine *In-Formation* darstellt, denn sie bringt in dem System nicht nur ganz bestimmte Formen hervor, sondern führt auch zu einem dynamischen Stofftransport. Die Resonanzgesetze und das Prinzip stehender Wellen machen vor den räumlichen Dimensionen keinen Halt, sondern gelten auch für die Frequenzen von Licht. Die Klangbilder von Chladni sind eine anschauliche Analogie für die Vorgänge innerhalb von Zellen und zeigen uns, nach welchen Gesetzmäßigkeiten die verschiedenen Frequenzen des Lichts die innere Struktur lebender Zellen in Form bringen.

Die typische Energieverteilung im Sonnenlicht und die unterschiedlichen stofflichen und chemischen Auswirkungen der verschiedenen Spektralanteile haben auf diese Weise die Entstehung immer komplexerer Moleküle und Zellstrukturen aus einfachen Grundbausteinen begünstigt.

## Licht als Geburtshelfer

Irgendwann vor ungefähr 3,8 Milliarden Jahren war es dann so weit: In irgendeinem urtümlichen Tümpel nahm die erste Zelle ihre Arbeit auf. Es war ihr gelungen, sich so in die vom Sonnenlicht angetriebenen Stoffkreisläufe einzuschalten, dass ihre innere Ordnung immer mehr zunahm. Sie konnte mit den ständig wechselnden Temperaturbedingungen umgehen, da sie sich flüssiges Wasser mit Temperaturen zwischen 4 Grad und maximal 100 Grad Celsius als Lebensraum ausgesucht hatte. Außerdem hatte sie gelernt, einen Teil der sie umströmenden Energie so abzuzweigen, dass sie für gezielte Stoffwechselvorgänge nutzbar wurde. Sie war bereits in der Lage, einige Photonen des Sonnenlichts zwischenzuspeichern und diese genau zur richtigen Zeit zu nutzen, um damit wichtige biochemische Reaktionen zu kontrollieren. Außerdem hatte sie einen Weg gefunden, sich mit all ihren Eigenschaften zu verdoppeln: Damit war sie endlich nicht mehr allein in ihrem Tümpel.

Während sich die Uratmosphäre zu diesem Zeitpunkt schon deutlich beruhigt hatte, konnten die kurzwelligen, biochemisch sehr aktiven Anteile im Sonnenlicht immer noch weitgehend ungehindert auf die Erdoberfläche und auch ins Wasser vordringen. Das führte dazu, dass die Urzelle und ihre Nachkommen sich in einem hohen Tempo weiter veränderten. Durch die zahlreichen Mutationen, die das UV-Licht hervorrief, gingen viele von ihnen zugrunde, andere hingegen entwickelten dadurch neue Fähigkeiten. Dafür war aber immer mehr Energie erforderlich, um den zunehmenden Ordnungsgrad aufrechterhalten zu können. Die Urzellen hatten jedoch einen anaeroben Stoffwechsel, der ohne Sauerstoff auskommen musste und deswegen energetisch sehr wenig ergiebig war. Es mussten also Mittel und Wege gefunden werden, neue und effizientere Nahrungsquellen anzuzapfen, anstatt sich nur von Schwefelverbindungen und anderer energiehaltiger Chemie zu ernähren.

### Die Erfindung der Photosynthese

Ein vielversprechender Weg zu diesem Ziel war die direkte Nutzung der Energie, die in den Photonen des Sonnenlichts steckt. Als die ersten Vorfahren der *Cyanobakterien* (Blaualgen) vor etwa 3,5 Milliarden Jahren die Photosynthese erfanden, konnten sie damit das Sonnenlicht zum Aufbau von Zuckermolekülen einsetzen, in denen die Lichtenergie in Form chemischer Bindungen gespeichert blieb.

Von diesen Energievorräten zehren sie dann nicht nur bei Sonnenschein, sondern auch in der Nacht oder bei bedecktem Himmel. Die neue Energiequelle hatte also erhebliche Vorteile, was ihren Erfindern ermöglichte, sich in den Urmeeren wie wild zu vermehren. Allerdings stürzten sie dadurch die meisten anderen Spezies und fast auch sich selbst ins Verderben: Bei der direkten Nutzung des Sonnenlichts wurde nämlich Sauerstoff als für sie giftiges Abgas freigesetzt.

Sauerstoff war bisher hauptsächlich in Wasser oder Kohlensäure chemisch gebunden gewesen und in dieser Form ungefährlich. Weil die Photosynthese jedoch ausgerechnet mit Wasser und Kohlendi-

# Licht als Geburtshelfer

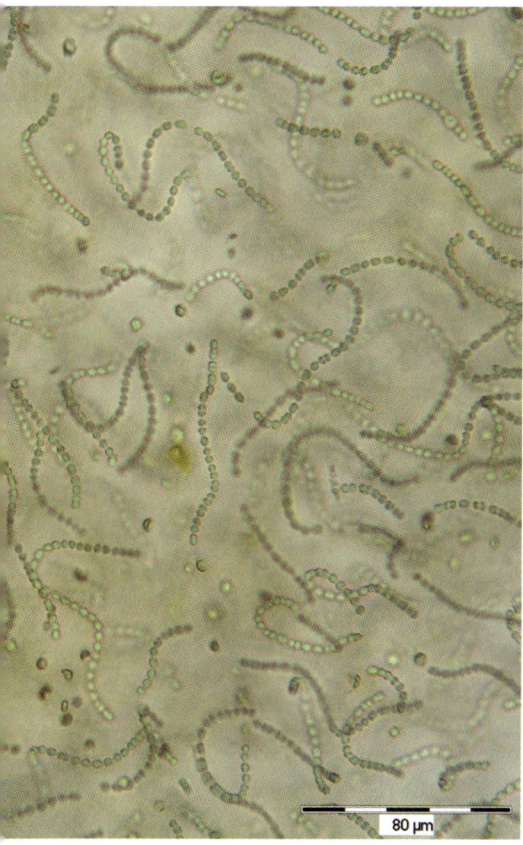

*Vorläufer von Cyanobakterien oder Blaualgen waren die Erfinder der Photosynthese.*

gelangte schließlich auch in erheblichen Mengen in die Atmosphäre. Vor etwa 2,5 Milliarden Jahren kam es dadurch in der Evolutionsgeschichte zu einer Phase, die als *Große Sauerstoffkatastrophe* bezeichnet wird. Während dieser Zeit veränderte der Sauerstoff die chemische Zusammensetzung der vorhandenen Gesteinsarten und Mineralien in erheblichem Umfang und entzog dadurch vielen urzeitlichen Lebensformen ihre Nahrungsgrundlage. Außerdem attackierte er in seiner kontaktfreudigen Art auch direkt alle lebenden Zellen, indem er deren mühsam entwickelte biochemische Reaktionsketten oxidierte und damit funktionslos machte. Dadurch wurde das größte Massensterben der frühen Erdgeschichte ausgelöst, denn alle Organismen, die in dieser Phase keine Gegenmaßnahmen entwickeln konnten, gingen zugrunde.

## Das Leben geht weiter

oxid am effektivsten funktionierte, entstanden plötzlich große Mengen an bisher nicht vorhandenem freiem Sauerstoff. Während die Urheber der Misere schon bald spezialisierte Enzyme entwickelten, um sich selbst vor ihren Abgasen zu schützen, gerieten die allermeisten anaeroben Organismen durch den Sauerstoff immer stärker in Gefahr. Dessen Konzentration stieg zuerst in den Urmeeren stetig an und

Außer den Cyanobakterien überlebten nur wenige andere Zellarten die Sauerstoffkatastrophe, indem sie lernten, mit diesem Zellgift umzugehen. Einige Zellen spezialisierten sich sogar auf den Umgang mit ihm und entwickelten sich zu den Vorläufern der Mitochondrien, also den Gebilden, die heute in unseren Körperzellen das Handling des Sauerstoffs und die Energieversorgung übernommen haben.

Die Große Sauerstoffkatastrophe ist ein Musterbeispiel für die Fähigkeit der Erbsubstanz, aus jeder Not eine Tugend zu machen, wenn man ihr nur genug Zeit dafür gibt. Die Erfindung der Photosynthese hatte nämlich auch jede Menge Vorteile, von denen wir noch heute profitieren:

1. Die Photosynthese führte in den Organismen, die sie zur Energiegewinnung nutzen, zur Entwicklung einer inneren Uhr. Diese ermöglichte es ihnen, sich mit den Tag- und Nachtphasen zu synchronisieren. Da sich die Photosynthese aus Hell- und Dunkelreaktionen zusammensetzt, sind diejenigen Organismen am erfolgreichsten, die sich am besten auf die äußeren Strahlungsbedingungen einstellen können. Wenn man weiß, dass in einer Stunde die Sonne aufgeht, ist man besser vorbereitet als jemand, der den Tagesanbruch verschläft.

2. Der Sauerstoff bildete in den oberen Schichten der Erdatmosphäre die Ozonschicht aus, die als wirksame Filterschicht dafür sorgt, dass die photochemisch extrem aggressiven kurzwelligen Ultraviolettanteile (UVC) den Erdboden nicht mehr erreichen. Dadurch verringerte sich das Ausmaß strahlungsbedingter Mutationen und Zellschädigungen und ein Leben an Land wurde einfacher.

3. Die Etablierung eines Glukose-Stoffkreislaufs und die Einbindung von Sauerstoff in den Energiestoffwechsel ermöglichte die Entwicklung von mehr- und vielzelligen Organismen. Die Integration von Mitochondrien als Sauerstoffspezialisten in den zellulären Organismus ist ein frühes Beispiel für eine Arbeitsteilung, die eine Entwicklung höherer Lebensformen erst möglich machte.

4. Die zur Photosynthese fähigen Organismen nennt man *autotroph,* da sie sich selbst ihre Lebensgrundlage schaffen können. Sie produzierten zuverlässig so viel chemische Energie, dass sich auf ihrer Grundlage auch *heterotrophe* Organismen entwickeln konnten, die keine Photosynthese beherrschen und daher nur überleben können, wenn sie autotrophe Organismen fressen. Auch hier entstand eine übergeordnete Form von Aufgabenteilung: Die Autotrophen benötigen Licht und Kohlendioxid, um sie in Zuckermoleküle und Sauerstoff zu verwandeln. Die Heterotrophen verbrauchen hingegen im Rahmen ihres Stoffwechsels den Sauerstoff, indem sie die Zuckermoleküle wieder in ihre Bestandteile zerlegen, die darin gespeicherte Lichtenergie verwenden und dabei Kohlendioxid bereitstellen.

## Die Evolution der Zellen

Die direkte energetische Nutzung von Sonnenlicht führte zur Entwicklung von wesentlich leistungsfähigeren Zellen mit immer komplizierteren Stoffwechselwegen. Spätestens in dem Moment, als die ersten Zellen damit anfingen, eine »Feuerstelle« (Mitochondrien) in sich aufzunehmen, mussten sie für eine klare innere Struktur sorgen. Je spezialisierter die Zellen jedoch wurden, umso wichtiger wurde es, die höhere Ordnung nicht nur auf Molekülebene, sondern auch in der gesamten Zelle zu etablieren. Man könnte diese Spezialisierung mit der Entwicklung einer kleinen Siedlung hin zu einer großen Stadt vergleichen. Während in der kleinen Siedlung jeder Bewohner selbst für alle Belange seines Lebens verantwortlich ist, erfordert die Stadt eine wesentlich komplexere Infrastruktur. Im Dorf ist es noch möglich, dass jede Hütte eine eigene Feuerstelle hat und dass das Trinkwasser, das in Gefäßen in die Hütten gebracht wird, aus dem gemeinsam genutzten Dorfbrunnen geschöpft wird. Eine kleine Siedlung kann auch dann funktionieren, wenn es nur Trampelpfade gibt und keine Abwasserleitungen vorhanden sind. Nicht so eine Stadt, hier ist eine zentrale Energie- und Wasserversorgung genauso wichtig wie befestigte Wege, Abwasserkanäle, spezialisierte Funktionsgebäude und so weiter.

Vor etwa 1,5 Milliarden Jahren begannen sich daher Zellen durchzusetzen, die heute zu den Eukaryoten gezählt werden. Das deutlichste Merkmal, das sie

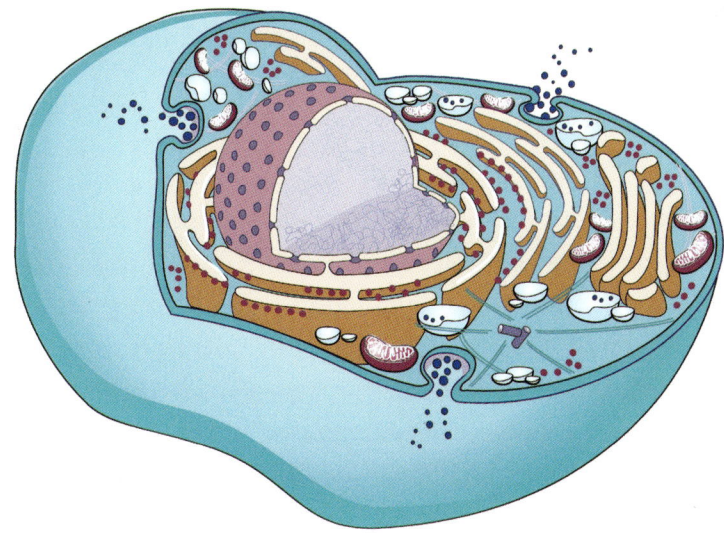

*In der lebenden Zelle laufen auf kleinstem Raum alle Prozesse des Lebens ab.*

von ihren Vorgängern unterscheidet, ist der Zellkern. Im Zellinneren von Eukaryoten existiert, wie in unserem Bild der großen Stadt, eine geordnete Infrastruktur mit klarer Aufteilung der Funktionsbereiche, sodass die unterschiedlichsten Stoffwechselvorgänge zeitgleich ablaufen können, ohne sich gegenseitig zu stören. Der Zellkern, in dem die überlebenswichtigen Baupläne aufbewahrt werden, liegt geschützt im Zentrum der Zelle, wohingegen sich die Kraftwerke in den Außenbereichen befinden, wo sie nicht nur leichter mit Brennstoffen und Sauerstoff versorgt werden können, sondern auch dann wenig Schaden anrichten, wenn die Verbrennungsvorgänge einmal nicht so sauber und kontrolliert ablaufen.

Eukaryote Zellen verfügen über spezialisierte Membransysteme, die das Zellinnere aufteilen und dadurch zum Beispiel Sicherheitsabstände schaffen. Röhrensysteme, die durch die Zelle ziehen, erleichtern, ähnlich wie Wasserleitungen, die zahlreichen Transportvorgänge, die mit einem komplexen Stoffwechsel einhergehen. Sie beinhalten zudem, vergleichbar mit einem Skelett, eine innere Struktur aus Fasern und Transportröhren, in deren Netzwerk Zellorganellen, das sind die Organe der Zellen, eingebettet sind. Membrankügelchen dienen als Transportvehikel, die sich entlang der Fasersysteme wie auf Straßen bewegen. Das Innenskelett ermöglicht im Zusammenspiel mit dynamischen Elementen, die wie Muskelfasern funktionieren, sogar aktive Formänderungen und Fortbewegungen der Zelle. Eukaryoten kommunizieren mit den Zellen in ihrer Umgebung und haben neben einer inneren Uhr meistens sogar die Fähigkeit, Licht wahrzunehmen, um zum Beispiel einen optimalen Abstand zu einer Lichtquelle einzunehmen.

Diese hochentwickelten Zellen boten ideale Voraussetzungen, um sich zu Zellverbänden mit einem gemeinsamen Stoffwechsel und komplexeren Fortpflanzungsstrategien als der einfachen Zellteilung zusammenzuschließen. Dieses Konzept setzte sich seit etwa 600 Millionen Jahren immer stärker durch und ermöglichte es ersten vielzelligen Lebewesen vor ungefähr 400 Millionen Jahren, das Wasser als Lebensraum zu verlassen.

## Sonne an Land

Um das Festland erfolgreich besiedeln zu können, mussten die ersten Landbewohner eine Reihe von zusätzlichen Überlebensstrategien entwickeln. Dazu zählen zum Beispiel ein leistungsfähiger Sonnenschutz und die Regulation des Wärmehaushalts. Da die ersten Landwirbeltiere Kaltblüter waren, mussten sie zwangsläufig die Sonnenwärme nutzen, um ihren Stoffwechsel in Gang zu halten.

Wenn ich meine griechischen Landschildkröten beobachte, die etwa dem Entwicklungsstand der Lebewesen vor 200 Millionen Jahren entsprechen, wird mir immer wieder deutlich vor Augen geführt, welche zentrale Rolle die Körpertemperatur spielt: Ist sie niedrig, bewegen sich die Landschildkröten quasi in Zeitlupe. Nach einem ausgiebigen Sonnenbad mutieren sie hingegen zu »Rennschildkröten«, die bereits außer Sichtweite sind, wenn ich sie eine Minute lang unbeobachtet lasse.

Wechselwarme Landtiere wie Schildkröten und andere Reptilien verbringen einen Großteil des Tages mit Sonnenbaden, um reaktionsfähig zu bleiben und optimale Stoffwechselbedingungen aufrechtzuerhalten. Um dabei keinen Sonnenbrand zu erleiden, bedienen sich die meisten Landlebewesen der Substanzgruppe der *Keratine*. Aus diesen wasserunlöslichen Faserproteinen besteht die Hornsubstanz, die in Form von Schuppen, Panzerungen, Haaren und Federn die Körperoberfläche vor der direkten Einwirkung von UV-Strahlung schützt. In die Hornsubstanz sind in den meisten Fällen noch Pigmente wie das *Melanin* eingelagert, die die Schutzwirkung weiter verstärken.

Evolutionssprung

An dieser Stelle können wir den Pfad der Evolution für alle weiteren Betrachtungen außer Acht lassen, da fast alle Mechanismen des Lichthaushalts vor etwa 200 Millionen Jahren so entwickelt waren, wie wir sie heute kennen. Die meisten der molekularen Schutzmaßnahmen tragen wir noch immer in Form von Hormonen und neuronalen Verschaltungen in uns und sie funktionieren bei uns nach den gleichen Prinzipien wie bei den ersten Säugetieren vor ungefähr 200 Millionen Jahren.

Was uns Menschen jedoch von allen anderen Lebewesen unterscheidet, ist der Aufbau unserer Haut. Selbst unsere nächsten Verwandten tragen ein Fell, das sie wirksam vor zu viel Sonnenlicht schützt. Unsere Haut hingegen ist auf den ersten Blick unbehaart, verfügt aber trotzdem über äußerst leistungsfähige Lichtschutzmechanismen, die uns ein Leben unter der Sonne ermöglichen. Ihre einzigartigen Eigenschaften und ihre erstaunliche Anpassungsfähigkeit sind wichtige Gründe dafür, dass die Menschen heute fast den gesamten Erdball bevölkert haben. Wie unsere Vorfahren mit der Urkraft des Sonnenlichts umgegangen sind, werden wir uns im folgenden Kapitel genauer ansehen.

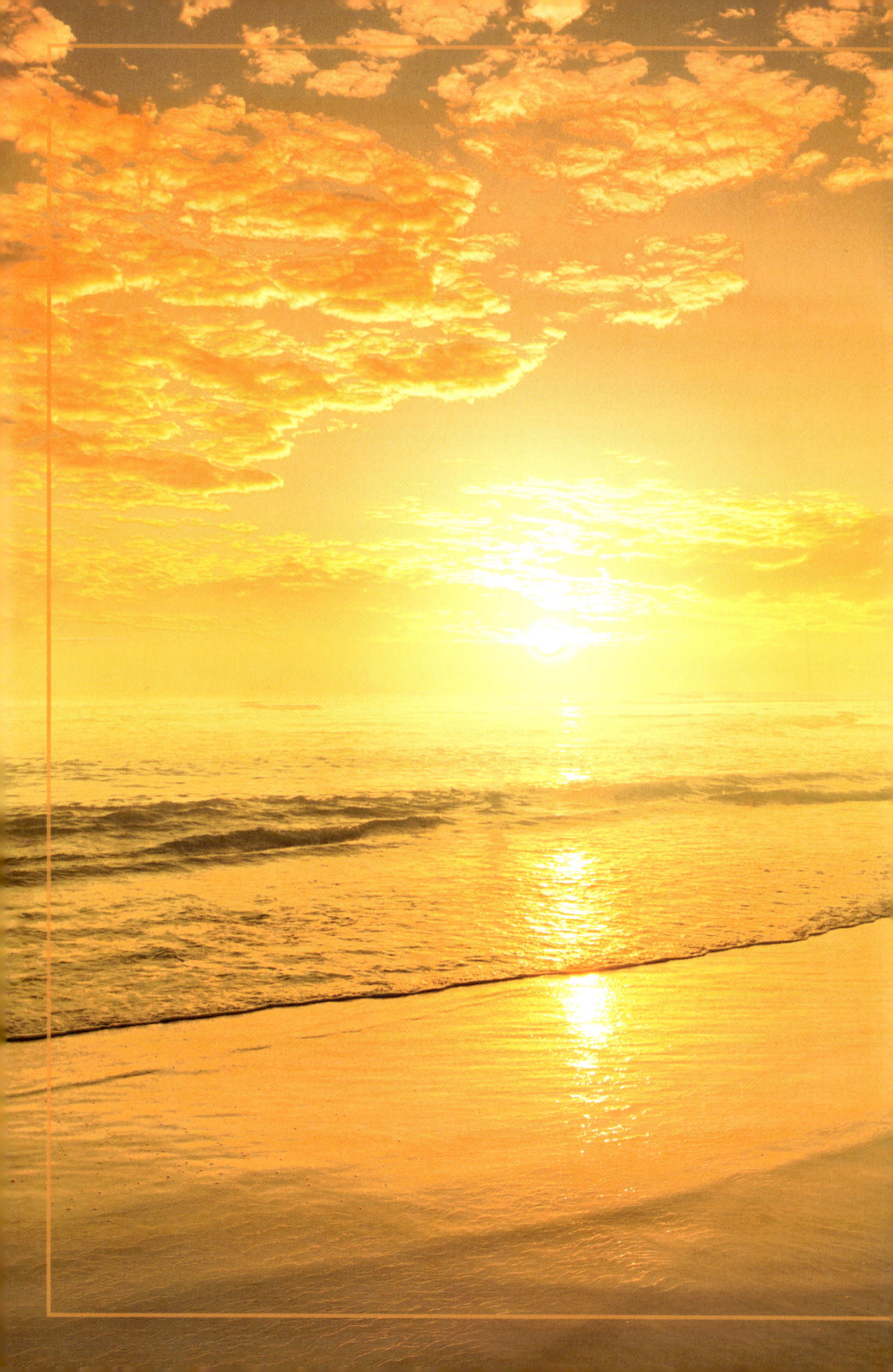

# SONNENLICHT

~

Seit Anbeginn des Lebens sind die Lebewesen auf der Erde dem Sonnenlicht ausgesetzt. Die ersten menschlichen Vorfahren haben sich nach heutigem Kenntnisstand nicht in gemäßigten Zonen der Erde entwickelt, sondern auf dem afrikanischen Kontinent im Bereich des Äquators. Dort konnte die Sonne im Jahresverlauf weitgehend gleichmäßige Witterungs- und Temperaturbedingungen bereitstellen.

## Der Aufbau und die Funktionen der Haut

Unsere nackte Haut ist ein Wunderwerk der Evolution, denn sie übernimmt zahlreiche Aufgaben im Dienste unseres Organismus. Als Grenzschicht zur Umwelt ist die Haut wesentlich an der Aufrechterhaltung des inneren Gleichgewichts beteiligt. Sonnenlicht ist ein immer wiederkehrender Reiz, der in der Haut und den darunter liegenden Schichten eine Vielzahl von Reaktionen hervorruft, die sich schließlich auf den gesamten Organismus auswirken.

Obwohl ein Fell- oder Federkleid den jeweiligen Organismus wesentlich besser vor UV-Strahlung schützen kann als die nackte Haut, war es für den Menschen offenbar ein Evolutionsvorteil, das Fellkleid abzuwerfen und stattdessen andere Mechanismen für die Licht- und Temperaturregulation zu entwickeln. Die Haut des Menschen ist ein adaptives Organ, das sich in großem Umfang an die Lichtbedingungen in der Umgebung anpasst.

Sie ist in Schichten aufgebaut und besteht aus Oberhaut (Epidermis), Lederhaut (Dermis) und Unterhaut (Subkutis). Die Oberhaut ist meist weniger als 0,1 Millimeter dünn, enthält keine Blutgefäße und besteht hauptsächlich aus hornbildenden Zellen (Keratinozyten) so-

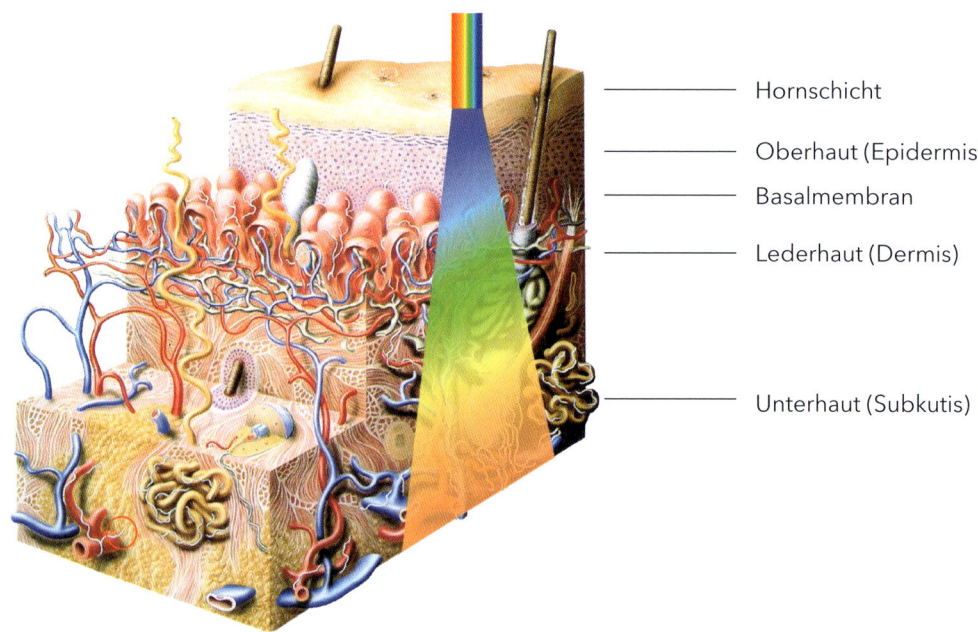

*Die Haut ist in Schichten aufgebaut und enthält zahlreiche Hautanhangsgebilde wie Haare, Drüsen, Nervenfasern und Blutgefäße.*

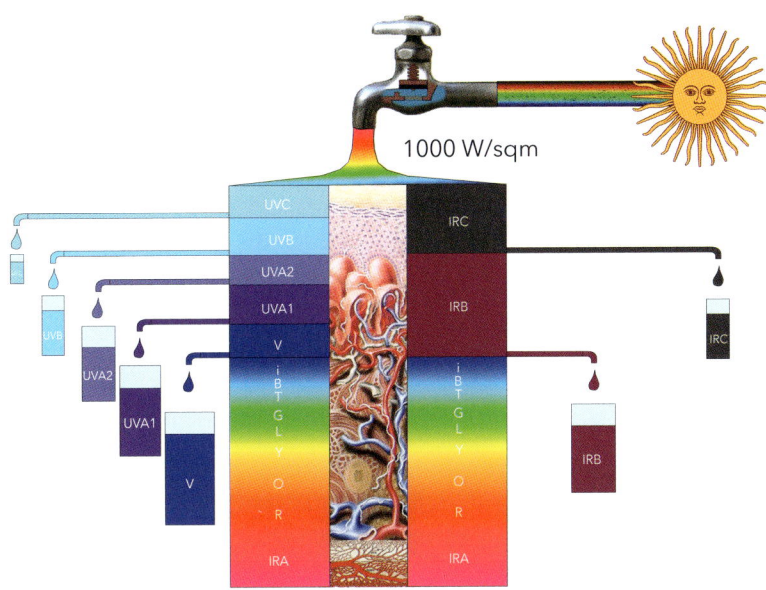

*Die Haut sortiert die Photonen des Sonnenlichts entsprechend ihrem Energiegehalt.*

wie Pigmentzellen (Melanozyten). Ihre unterste Zellschicht ist fest mit der Basalmembran verbunden und produziert ständig neue Keratinozyten, die von dort nach oben wandern und sich dabei in Hornzellen (Korneozyten) umwandeln. Die Zellen auf der Basalmembran reagieren auf Sonnenlicht nicht nur mit einer verstärkten Pigmentbildung durch die Melanozyten, sondern auch mit einer verstärkten Zellteilung der Keratinozyten. Dadurch entwickelt sich allmählich eine sogenannte Lichtschwiele, also eine Verdickung der obersten Hornschichten. Die Lichtschwiele dient, stärker noch als die Pigmentierung, als leistungsfähiger Filter für UV-Strahlung und trägt dadurch entscheidend zum Lichtschutz der tieferliegenden Gewebeschichten bei.

Die Oberhaut wird von der gut durchbluteten Lederhaut ernährt, in der neben den Kapillargefäßen und Bindegewebsfasern (Kollagen und Elastin) auch Haarbälge mit Muskeln, Schweißdrüsen und Talgdrüsen liegen. Die Unterhaut bildet eine Art Polster für die darüber liegenden Schichten und besteht aus größeren Blutgefäßen, Nervenfasern, lockerem Bindegewebe und Fettzellen.

Die Haut enthält zahlreiche Sinneszellen für Temperatur, Vibrationen und Berührung, die hauptsächlich in der Leder- und Unterhaut gelegen sind. Der Schichtaufbau der Haut macht sie zu einem veränderbaren Lichtfilter, der sich nicht nur innerhalb weniger Tage auf veränderte Strahlungsbedingungen einstellen kann, sondern auch aus allen Spektralbereichen des Sonnenlichts Energie erntet. Die folgende Abbildung veranschaulicht, wie weit die verschiedenen Spektralanteile in die Haut eindringen, bevor sie ihre Energiepakete dort deponieren. Der Energiestrom des Sonnenlichts befüllt gewissermaßen verschiedene »Töpfchen«, die hier stellvertretend für zahlreiche biochemische Prozesse stehen, die vom Sonnenlicht beeinflusst werden. Bei einer richtigen Anwendung von Sonnenlicht sind alle Töpfchen wohlgefüllt, laufen aber nicht über.

Die Haut fungiert zudem als regulatives System, das in enger Kommunikation mit dem *Vegetativum* die komplexen Lebensfunktionen der inneren Organe mit beeinflusst. Das Vegetativum ist für alle automatisch ablaufenden, lebenserhaltenden innerkörperlichen Vorgänge zuständig. Für das Herz-Kreislauf-System spielt die Haut in mehrfacher Hinsicht eine wichtige Rolle. So stellt sie über das Kapillarsystem in der Lederhaut ein riesiges Volumenreservoir beziehungsweise Ausgleichsbecken für das Blut zur Verfügung und ist an der Produktion kreislaufaktiver Hormone beteiligt. Durch ihre Fähigkeit, Strahlung selektiv aufnehmen und auch abgeben zu können, ist sie eine wesentliche Instanz für die Temperaturregulation und leistet so einen wichtigen Beitrag für den Energiehaushalt des Organismus. Da die Kapillarschicht in großen Bereichen nur etwa 0,1 Millimeter unter der Hautoberfläche gelegen ist, können die meisten Wellenlängen des Sonnenlichts in direkten Kontakt mit den Inhaltsstoffen des Blutes treten. Dies ist die Basis zahlreicher photobiochemischer Wechselwirkungen: Sonnenlicht bildet in der Haut nicht nur Vitamin D, sondern beeinflusst zum Beispiel auch die Konzentration und chemische Reaktionsfähigkeit von zahlreichen Substanzen, darunter Vitamine und Hormone, die in der Blutbahn zirkulieren. Viele Hormone sind empfindlich für UV-Licht und können davon ab- oder umgebaut werden. Natürlich wirkt das in die Blutbahn scheinende Sonnenlicht auch auf die roten und weißen Blutkörperchen sowie auf die Thrombozyten, die Blutplättchen, ein. In der richtigen Dosis fördert der Lichteinfluss auf das Blut die Stoffwechselfunktionen, eine optimale Zusammensetzung der Blutinhaltsstoffe und reguliert die Aktivität des Immunsystems.

## Lichttherapie im Altertum

Die enge Verbindung zwischen Sonnenlicht und Stoffwechselfunktionen hat wohl schon in vorgeschichtlicher Zeit dazu geführt, dass unsere Vorfahren die Sonne nutzten, um ihre Gesundheit und ihr Wohlbefinden zu stärken. Diese Aussage lässt sich zwar nicht beweisen, aber warum sollten sich die Urmenschen hier anders verhalten haben als die meisten Tiere, die wir kennen? Einige Mechanismen in unserem Körper geben durchaus Hinweise, die diese Annahme unterstützen. So führt ein ausgiebiges Sonnenbad zum Beispiel zu einem positiven Empfinden, das teilweise durch die Ausschüttung von Endorphinen erklärbar ist. Diese körpereigenen Opioide wirken nicht nur schmerzstillend, sondern können auch euphorische Zustände hervorrufen. Durch eine Wechselwirkung mit dem Neurotransmitter Dopamin, auch als »Glückshormon« bekannt, nehmen sie zudem Einfluss auf das Belohnungssystem unseres Organismus. Die Liebe und Zuneigung für das Sonnenlicht ist damit sogar genetisch in unser Hormonsystem integriert: Für die richtige Dosis Sonnenlicht werden wir mit einem Cocktail von Neurotransmittern belohnt, der das Wohlbefinden steigert.

## Lichttherapie in Ägypten

In vielen Büchern über die Lichttherapie kann man lesen, dass diese bereits im alten Ägypten eine wichtige Säule der Heilkunst gewesen sei. Der Preisträger des Arnold-Rikli-Förderpreises 1991, Dr. Andreas Lentner, legte ein ausführliches Werk zur Geschichte der Lichttherapie vor.[2] Im Rahmen seiner Recherchen konnte er jedoch trotz sorgfältigem Quellenstudium keine eindeutigen Belege für eine Lichttherapie im eigentlichen Sinne finden. Es existieren allerdings zahlreiche Hinweise auf eine *Lichthygiene* und eine *Lichtdiät* im alten Ägypten.

Unter Hygiene versteht zum Beispiel die Weltgesundheitsorganisation (WHO) alle Maßnahmen und Handlungen, die dazu dienen, die Gesundheit zu erhalten und die Ausbreitung von Krankheiten zu verhindern. Lichthygiene hat demgemäß die Aufgabe, Sonnenlicht genau in diesem Sinne einzusetzen. Die Möglichkeiten dazu waren vielfältig; so wussten die alten Ägypter bereits, dass man Nahrungsmittel haltbar machen konnte, indem man sie in der Sonne trocknete. Nachweisen lässt sich diese Aussage aufgrund etlicher Beschreibungen von Herodot, dem »Vater der Geschichte«, der mehrere ausgedehnte Reisen im Mittelmeerraum unternommen hatte.

Ein weiterer Aspekt zum gesundheitsförderlichen Umgang mit Sonnenlicht wurde ebenfalls von Herodot überliefert. Er machte nämlich anlässlich seines Besuchs der Pelusischen Nilmündung eine interessante Beobachtung, die erst 2400 Jahre später von der Medizin im Rahmen der Vitamin-D-Forschung wieder aufgegriffen werden sollte. Dort befanden sich Lagerstätten der Gebeine persischer und ägyptischer Soldaten, die während der Schlacht bei Pelusium (525 vor Christus) gefallen waren. Bei seinem Besuch vor Ort stellte Herodot fest, dass die Knochendichte der Schädel unterschiedlich beschaffen war. Die Schädelknochen der ägyptischen Krieger waren wesentlich robuster, während die persischen Schädel auffällig dünn und zerbrechlich wirkten. Herodot führte dies darauf zurück, dass die Ägypter ihre Köpfe schoren, wodurch das Sonnenlicht die Knochen »härten« konnte. Die Perser hingegen trugen große Turbane aus Filz, die das Sonnenlicht abschirmten, wodurch die Knochen fragil und dünn blieben. Außerdem wies Herodot darauf hin, dass die Einwirkung der Sonne bei den Ägyptern die Entstehung der Kahlköpfigkeit verhinderte, also den Haarwuchs förderte.

Verschiedenen Papyrustexten kann man Empfehlungen zur optimalen Tageszeit für die Einnahme bestimmter medizinischer Zubereitungen entnehmen, wobei der Sonnenstand als Anhaltspunkt diente. Somit spielten chronobiologische Überlegungen schon damals eine Rolle. In einer Reihe von Rezepten wurde Sonnenlicht zur Trocknung verschiedener Inhaltsstoffe verwendet, ferner wurde beschrieben, wie bestimmte Zubereitungen durch Sonnenlicht aktiviert werden können. Auch wurde ausdrücklich darauf hingewiesen, wenn Inhaltsstoffe lichtgeschützt aufbewahrt werden sollten, um die Wirksamkeit des Heilmittels zu erhalten, vergleichbar mit den heutigen Hinweisen auf Arzneimittelverpackungen: »kühl und dunkel lagern«.

## Heliotherapie in der griechisch-römischen Antike

Die eigentliche Wiege der ärztlich geführten medizinischen Anwendung von Sonnenlicht liegt in der griechisch-römischen Antike. Die *Heliotherapie*, so der medizinische Fachausdruck, wurde erstmals von Hippokrates von Kos im *Corpus Hippocraticum* beschrieben. Dabei handelt es sich um eine Sammlung medizinischer Schriften aus dem sechsten bis zweiten Jahrhundert vor Christus, deren Inhalt die Vorstellungen der Medizin bis ins ausgehende Mittelalter maßgeblich beeinflusst hat.

Ein zentrales Element des frühen antiken Medizinkonzeptes war die Säftelehre (Humoralpathologie), die davon ausging, dass Gesundheit aus der richtigen Mischung und Verteilung der verschiedenen Säfte im Körper resultiere. Eine Schädigung oder das Ungleichgewicht führt hingegen zur Krankheit. Eine wichtige Aufgabe des Arztes war es daher, die Verteilung und Zusammensetzung der Körpersäfte zu normalisieren. Die Säftelehre steht in engem Zusammenhang mit der Elementenlehre des Empedokles, wobei den vier Elementen Feuer, Erde, Wasser und Luft die Grundeigenschaften heiß, kalt, feucht und trocken zugeordnet wurden.

Hier liegt auch die Schnittstelle zur Heliotherapie, denn mithilfe des Sonnenlichts konnte der Arzt auf diese Eigenschaften korrigierenden Einfluss nehmen. Die alten Griechen hatten bereits beobachtet, dass Sonnenlicht eine starke Wirkung auf Körperflüssigkeiten wie Blut und Schweiß ausübt und diese im Organismus umverteilen kann. So führt die Erwärmung des Organismus durch Sonnenlicht dazu, dass die Schweißproduktion angeregt wird und Flüssigkeit nach außen tritt. Das Sonnenerythem, also die Rötung der Haut im Rahmen eines Sonnenbrandes, hat ihre Ursache ebenfalls in der Verlagerung von Blut in die äußeren Hautschichten. Diese Beobachtungen machten sich die Ärzte der griechischen Antike therapeutisch zunutze, um in das Zusammenspiel der Körpersäfte einzugreifen und das Systemgleichgewicht wiederherzustellen. Therapeutische Sonnenbäder wurden daher in der griechisch-römischen Antike sehr häufig eingesetzt, insbesondere im Rahmen der Behandlung von Blutarmut, Gicht, Übergewicht, Unterernährung, Entzündungen, Asthma bronchiale, Hautkrankheiten sowie Depressionen und anderen Gemütsstörungen.

## Lichthygiene in der Antike

Natürlich spielten auch lichthygienische Überlegungen eine wichtige Rolle. So wurde bereits im *Corpus Hippocraticum* der Einfluss, den das Sonnenlicht auf die Wasserqualität hat, in Zusammenhang mit der Himmelsrichtung gebracht, nach der eine Wasserstelle oder eine Siedlung ausgerichtet war. Die lichthygienischen Ansätze der Antike gingen jedoch noch weiter, denn die Ausrichtung von Gebäuden und Gebäudekomplexen war nachweislich bereits im ersten Jahrhundert vor Christus ein Thema für Architekten. Der Architekturtheoretiker Marcus Vitruvius Pollio erarbeitete Planungsrichtlinien, die nicht nur den Bauplatz selbst betrafen, sondern auch die optimale Anordnung der verschiedenen Räume eines Wohnhauses. Diese berücksichtigten die Sonneneinstrahlung zu verschiedenen Tages- und Jahreszeiten und gaben den damaligen Baumeistern wertvolle Hinweise, um die natürlichen Lichtsituationen sowohl in Hinblick auf eventuelle Sehaufgaben, zum Beispiel in der Bibliothek, als auch auf ein angenehmes Wohnklima mit optimalen Raumtemperaturen bestmöglich zu nutzen. Man kann heute noch an den archäologischen Stätten von Pompeji und Herculaneum besichtigen, wie es die römischen Architekten bewerkstelligten, das natürlich vorhandene Sonnenlicht so zu nutzen, dass es von einem innenliegenden Lichthof (Atrium) ausgehend in den darum herum angeordneten verschiedenen Räumlichkeiten zur Verfügung stand.

## Erster Niedergang der Heliotherapie

Die therapeutische Anwendung der Sonnenstrahlung blieb in den verschiedensten Formen über viele Jahrhunderte eine Basistherapie namhafter Ärzte des klassischen Altertums und fand später auch Eingang in die arabische Heilkunde. Deren wohl bekanntester Vertreter war der Arzt und Universalgelehrte Avicenna. In seinem wichtigsten Werk, dem *Kanon der Medizin*, beschrieb er auch die Durchführung der Heliotherapie. Als Indikationen nannte er beispielsweise Erkrankungen des Herz-Kreislauf-Systems und der Atemwege, Ischias, chronische Rückenschmerzen, Frauenleiden, Ödeme und Stoffwechselstörungen. Er ging ausführlich auf die mögliche Überdosierung von Sonnenlicht ein und warnte zudem vor der übermäßigen Anwendung von Sonnenbädern.

Mit Avicenna hatte die Heliotherapie einen letzten Höhepunkt in der ärztlichen Anwendung erreicht, bevor das Wissen um die Heilkraft der Sonne im europäischen Mittelalter mehr und mehr verloren ging. Diese Tendenz wurde durch gesellschaftliche Veränderungen verstärkt, denn die mittelalterliche Adelsgesellschaft war zunehmend bemüht, so wenig Sonne wie möglich an die Haut zu lassen. Ein heller Teint galt in der damaligen Zeit als vornehm und diente der sichtbaren Abgrenzung zum Rest der Bevölkerung. Diese war aufgrund der Fronarbeit im Freien allen klimatischen Bedingungen ausgesetzt und schon von Weitem an einer wettergegerbten und gebräunten Haut erkennbar. In den höheren Gesellschaftsschichten wurden die Auswirkungen der Sonne als negativ wahrgenommen und es etablierte sich sogar eine Todesstrafe in Form einer erzwungenen Sonnenexposition. Bei dieser wurde ein Delinquent im prallen Sonnenlicht schutz- und schattenlos seinem Schicksal überlassen.

## Das Licht der Aufklärung

Mit dem Beginn des Zeitalters der Aufklärung endete ab etwa 1740 das dunkle Mittelalter und die damit einhergehende Vernachlässigung des Lichts. Im Gegenteil, in dieser Epoche, die im englischen Sprachraum als *age of enlightenment*, also *Zeitalter der Erleuchtung*, bezeichnet wird, wurde die Beschäftigung mit dem Licht sogar zu einer wichtigen Grundlage für die Entwicklung einer naturwissenschaftlichen Weltsicht.

Schon in der Phase der Frühaufklärung beschäftigte sich der Naturforscher Ehrenfried Walther von Tschirnhaus ab 1679 mit dem Bau von großen Brennspiegeln, um Sonnenlicht zu bündeln. Diese Spiegelapparate waren die Basis für zahlreiche optische, akustische und materialtechnische Experimente und daher bei Wissenschaftlern in ganz Europa beliebt. Auch an europäischen Fürstenhöfen waren die Tschirnhaus'schen Spiegelapparate zu finden, wo sie als Kunstobjekte und für spektakuläre Demonstrationen geschätzt wurden. Mithilfe dieser Brennspiegel war es möglich, sehr hohe Temperaturen zu erzeugen, die in Europa zum Beispiel den Weg zur Herstellung von Porzellan bereiteten. Ab 1787 entwickelte Tschirnhaus noch leistungsfähigere *Sonnenöfen*, die nun mit riesigen Linsen bestückt wurden. Hierfür war die Herausforderung gewesen, neue Verfahren für die Glasverarbeitung zu entwickeln, um genügend große Glasblöcke ohne Lufteinschlüsse gießen zu können. Auch ersann Tschirnhaus neue Methoden und mathematische Berechnungsverfahren, um die Glasrohlinge zu Präzisionslinsen zu schleifen und auf Hochglanz zu polieren, womit er grundlegende Voraussetzungen für die optische Industrie seiner Zeit schuf.

Parallel zur zunehmenden Bedeutung, die das Licht für die Naturforschung spielte, wuchs das Interesse an den Wirkungen von Licht auf den Menschen. Bereits 1710 fertigte der auch als »sächsischer Archimedes« bekannte Dresdner Hofmechanikus Andreas Gärtner das wohl erste neuzeitliche Lichttherapiegerät. Dieser von ihm als »Curir- oder Medicinischer Spiegel« bezeichnete Apparat ist im Original erhalten geblieben und kann heute neben den Sonnenöfen von Tschirnhaus im Mathematisch-Physikalischen Salon im Zwinger von Dresden besichtigt werden. Es handelt sich dabei um einen faltbaren und damit transportablen Hohlspiegel, dessen Reflexionsfläche mit Blattgold belegt ist.

Durch die Blattgoldbeschichtung konnte das Sonnenlicht auf beliebige Zonen des Körpers gerichtet werden, ohne dass es zur Überhitzung oder gar zu einer UV-Verbrennung kam. Gärtner hatte wohl empirisch herausgefunden, dass die Goldschicht dem konzentrierten Sonnenlicht seine Aggressivität nimmt. Die Wirkungen seiner Entwicklung beschrieb er wie folgt:

»Diesen Spiegel habe ich zum ersten an einer Gluck-Henne versucht, welche auf empfundne Annehmlichkeit der daraus entstandenen Wärme, so gleich stille stehen blieb, sich niederlegte, und die Flügel und Füsse nicht anders aus einander streckte, als ob sie todt wäre; so bald ich sie aber ergreiffen wollte, sprang sie auf und davon. Hierauff habe ich ihn vielmahl an meinem eignen Leibe versucht, so ist die Wärme so angenehm gewesen, dass man den gantzen Tag darbey hat sitzen mögen, und hat die kalten Flüsse aus denen Gliedern ausgezogen. Nach diesem ist er auch an unterschiedenen andern Leuten versucht worden, am Halse und an denen Armen, und hat ihnen sehr gut gethan, auch das Podagra gelindert …«

Andreas Gärtner litt selbst unter Podagra (Gicht), sodass er nach der Henne als erster Mensch die Vorzüge seiner Erfindung nutzen konnte. Aber auch andere Besitzer eines solchen Spiegels waren für die schmerzlindernden Wirkungen äußerst dankbar. Einer von ihnen war der Dresdner Hofjuwelier Johann Melchior Dinglinger, der am 2. Oktober 1711 die Wirksamkeit eines Gärtner'schen Curirspiegels folgendermaßen bezeugte:

»Als attestire ich Endes Unterschriebener hier mit zur Steuer der Wahrheit, dass Herr Andreas Gärtner nicht allein solche Spiegel machen kann, und gemacht hat, auch Inventor davon sey, sondern auch, dass ich selbst einen solchen von Herrn Gärtner gemachten Spiegel von Holtz, 6 Viertel im Diameter, in meinem eigenen Hauß habe, welcher annoch über die vorher beschriebenen Tugenden, so er auf einer Seite praestiret, auf der anderen Seite Curen verrichtet, und insbesonderheit ebenfalls per repercussionem der Sonne das Reißen in den Gliedern, kalte Flüsse, Erstarrungen und das Podagra selbst curiret, von dessen gethaner Probe ich selbst Zeuge bin, und es in eigener Erfahrung habe.«[3]

*Der Heilspiegel mit Blattgoldbeschichtung wurde zur sanften Bestrahlung mit gebündeltem Sonnenlicht verwendet.*

## Wiederkehr der Heliotherapie

Der erste Mediziner, der sich wieder mit der Sonnenlichtbehandlung beschäftigte und auch darüber publizierte, war der französische Chirurg Jean-François Faure. In einem 1774 veröffentlichten Artikel beschrieb er die Behandlung von Geschwüren, die unter der Sonne besser verheilten als mit der damals gängigen Pflasterbehandlung oder Anwendung von Ölen. Neben schlecht heilenden Hautverletzungen behandelte er auch offene Wunden, pockenartige und eitrige Geschwüre sowie Hauttumoren und entzündliche Prozesse mit gutem Erfolg.

Zwei weitere französische Ärzte entwickelten, von Faure inspiriert, eine Form der Lichtanwendung, indem sie das Sonnenlicht mit Brenngläsern bündelten, um damit Geschwüre und Hautkrebs zu behandeln. Der Schiffswundarzt La Payre berichtete 1776 über Heilungserfolge bei alten Geschwüren und sogar bei einem Unterlippenkrebs, der durch Verwendung eines Brennglases mithilfe von Sonnenlicht entfernt wurde. Le Comte wiederholte diese Versuche später und publizierte 1779 seine Einschätzung, dass es hierbei wohl nicht vorrangig auf die konzentrierte Hitzewirkung ankäme, da Versuche, die er im Winter mit der weit weniger wärmenden Sonne angestellt hatte, wesentlich bessere Ergebnisse erbracht hatten.

Diese drei französischen Ärzte, über die weiter nicht viel bekannt ist, schlugen mit ihren Anwendungen einen Bogen zurück zur Antike, in der alle von ihnen wiederentdeckten therapeutischen Modalitäten bereits in Verwendung gewesen waren. Selbst die Kauterisation (Ausbrennen) von Geschwüren durch Linsen aus Bergkristall war von Plinius dem Älteren in seiner *Naturgeschichte* schon einmal beschrieben worden.

## Licht an der Universität

Mit ihren Veröffentlichungen regten Faure, La Peyre und Le Comte andere Forscher und Ärzte ihrer Zeit dazu an, sich intensiver mit dem therapeutischen Potenzial des Lichts zu beschäftigen. Im Jahr 1796 legte die medizinische Fakultät zu Göttingen ihren Studierenden eine Preisfrage vor, die die Wirkung des Lichts auf den Menschen unter Ausnahme des Sehvorgangs zum Inhalt hatte. Das Sehen war deshalb nicht Teil der Fragestellung, weil man damals der (irrigen) Ansicht war, darüber bereits vollständig im Bilde zu sein. Den ersten Preis erhielt ein Dr. Johann Erdwin Christoph Ebermaier. Eine weitere Arbeit, eingereicht von Dr. Ernst Horn, wurde bei der Preisverleihung mit einem Nebenpreis gewürdigt. Beide Werke erschienen 1799 in deutscher Übersetzung und sind heute in digitalisierter

Form kostenfrei erhältlich. Die Arbeit von Ebermaier trägt den Titel: »Versuch einer Geschichte des Lichtes« und ist über die Bayerische Staatsbibliothek[4] zugänglich. Das Buch von Horn mit dem Titel: »Über die Wirkungen des Lichts auf den lebenden menschlichen Körper, mit Ausnahme des Sehens«[5] ist bei Google Books kostenlos verfügbar. Beide Schriften geben einen erstaunlichen Einblick in die damals bekannten Lichtwirkungen und sind nach meinem Empfinden auch heute noch lesenswert.

So unterschied Ebermaier schon zwischen Licht- und Wärmewirkung und beschrieb bereits eine sonnenlichtinduzierte Verdickung der oberen Hautschichten, die man heute als *Lichtschwiele* bezeichnet. Auch nahm er eine Einteilung der Hauttypen vor und differenzierte verschiedene Grade der Körperreaktionen auf Sonnenlicht wie das Erythem, eine Hautrötung durch gesteigerte Durchblutung, und den Sonnenstich. In seinen Ausführungen zu den Indikationen einer Heliotherapie findet man sogar schon die Lungentuberkulose und Rachitis. Es sollte jedoch noch ein weiteres Jahrhundert verstreichen, bevor die Heliotherapie dieser beiden *Dunkelkrankheiten* im UV-reichen Klima des Hochgebirges besondere Bedeutung und starke Verbreitung erlangte.

Ernst Horn beschrieb ebenfalls den damaligen Stand des Wissens zur Lichtphysiologie und Lichtpathologie, stellte einen Zusammenhang zwischen Hautpigmentierung und Sonnenempfindlichkeit her und wies auf eine ursächliche Verbindung zwischen Lichtmangel und erhöhter Sterblichkeit hin. Auch er erkannte den Zusammenhang zwischen zu wenig Sonnenlicht und Hauttuberkulose und beschrieb sogar recht detailliert chronobiologische Beobachtungen. Zudem begründete er ausführlich, dass er die Rolle des Sehens und der Augen *nicht* außer Acht lassen könne, obwohl die Preisaufgabe ja unter dieser Bedingung gestellt worden war. Grund war, dass das Licht über die Augen auch einen Reiz auf das Nervensystem ausübe, weshalb es sich zur Stärkung der Lebenskräfte und zur Behandlung mancher psychischen Störungen eigne. Seinen Standpunkt zu möglichen schädlichen Einflüssen von Licht auf den Menschen formulierte er folgendermaßen:

»Eine Materie, die, wie das Licht, überall verbreitet ist, und die auf so mancherlei Weise auf alle Geschöpfe die wichtigsten Wirkungen hervorbringt, durch deren Gegenwart vorzüglich auf der ganzen Oberfläche der Erde Leben und Thätigkeit möglich gemacht wurde; welche der ganze physische Zustand des Menschen, wie er nun einmal ist, der größte Theil seiner Einwirkung

> auf die Körperwelt bedingte; eine solche Materie kann für sich und ohne das Hinzukommen besonderer Umstande keine schädlichen Wirkungen hervorbringen. Licht ist in dem Grade, das dem Klima seinen gesunden Bewohners angemessen ist, keinesfalls gesundheitsschädlich, sondern im Gegenteil, der Gesundheit förderlich.«

Diese Ansicht erscheint mir auch aus heutiger wissenschaftlicher Perspektive wesentlich stimmiger zu sein als die Position der WHO und einiger dermatologischer Fachgesellschaften, die die Wirkungen des Sonnenlichts aufgrund dessen UV-Gehalts pauschal als gesundheitsschädlich betrachten.

## Aus dem Umfeld von Goethe

Der Medizinalrat und Jenaer Professor Eduard Leopold Löbenstein-Löbel veröffentlichte 1815 in Hufelands »Journal der practischen Heilkunde« einen Beitrag mit dem Titel »Wichtige Ansichten über die Berücksichtigung der Insolation in mehreren Übelseinsformen, vorzüglich der Amaurose (Erblindung) und über Realisierung der Idee eines Sonnenbades«, in dem er einige Indikationen und Kontraindikationen für das Sonnenbad angab. Zwei Jahre zuvor hatte er sich im Kontext der Behandlung von Krampfkrankheiten bereits für Krankenzimmer eingesetzt, »die heiter seien, dem Lichte und der Sonne ausgesetzt«. Löbenstein-Löbel hatte einen »Heliothermos« konstruiert, eine Art Kastenlichtbad zur Durchführung der Sonnenlichttherapie. Dieser sollte die Anwendung auch in Breitengraden ermöglichen, in denen die Temperatur- und Windverhältnisse sonst eine Heliotherapie erschwert oder unmöglich gemacht hätten. Da seine Konstruktion jedoch eine Verglasung vorsah, wurde die Anwendung unabsichtlich zum reinen Wärme-Lichtbad, denn die für den Therapieerfolg nötigen UV-Anteile des Sonnenlichts konnten in dieser Anordnung nicht bis zum Patienten vordringen.

Löbenstein-Löbel war ein Zeitgenosse Johann Wolfgang von Goethes, beide verband ein gemeinsames Interesse am Sonnenlicht. Mit diesem hatte Goethe im Zusammenhang mit seiner Farbenlehre ausgiebig experimentiert. In Goethes Tagebüchern gibt es Hinweise, dass er einige Arbeiten von Löbenstein-Löbel kannte, so machte er beispielsweise eine Anspielung auf dessen Weinkuren. Wie er jedoch dessen Vorschläge zur therapeutischen Sonnenlichtnutzung einschätzte oder ob sie sogar auf Goethes Einfluss zurückzuführen waren, ist nicht überliefert.

Enger und besser dokumentiert ist Goethes Kontakt zu dem Jenaer Chemieprofessor Johann Wolfgang Döbereiner, mit dem er in einem wissenschaftlichen Austausch stand und dessen Dienstherr er war. Im Jahr 1816 veröffentlichte Döbereiner ein Buch mit dem Titel »Anleitung zur Darstellung und Anwendung aller Arten der kräftigenden Bäder und Heilwässer, welche von Gesunden und Kranken gebraucht werden«. Gleich das erste Kapitel widmete er dem Licht und stellte dessen überragende Bedeutung für eine gesunde Lebensführung heraus. Er vertrat die Ansicht, dass die Menschen ohne ausreichende Lichtversorgung krank würden und ihre seelischen Kräfte schwänden. Weiter beschrieb er verschiedene Formen von Lichtbädern und formulierte erste Grundgedanken moderner Lichtbiologie. Er erkannte nicht nur die Wirkungen des Sonnenlichts in seiner Gesamtheit, sondern unterschied auch die Thermotherapie, die sich den Wärmeanteil zunutze macht, von der Chromotherapie, die mit verschiedenen Lichtfarben arbeitet. Dem Gesunden wurde die direkte Besonnung gleich einem »Sonnenfeuerbad« empfohlen. Bei Kranken riet Döbereiner hingegen, sich des reinen Lichtbades zu bedienen, wobei der Betroffene durch leichte weiße Kleidung vor der direkten Einwirkung der Strahlung auf die Haut zu schützen sei. Seine Abhandlung ist womöglich auch die erste neuzeitliche Publikation, die explizit auf die therapeutischen Wirkungen von farbigem Licht hinweist:

»Bei gewissen krankhaften Zuständen des Organismus und auch der Seele möchte vielleicht farbiges, d. h. rothes, blaues, gelbes, oder grünes Licht sich heilsam erweisen, und ein farbiges Lichtbad dem einfachen vorzuziehen seyn […] Von farbigen Lichtbädern haben die Aerzte noch gar keinen Gebrauch gemacht.«

Im Anschluss beschreibt er praktische Maßnahmen, um farbiges Licht anwenden zu können und rät dem Leser:

»Wer über diesen Gegenstand Forschungen beginnen will, der studire zuvorderst von Göthe's Farbenlehre und besonders diejenigen Kapitel des Werkes, welche von der sinnlich-sittlichen Wirkung der Farbe, von der Wirkung farbiger Beleuchtung u. s. w. handeln und er wird bald reichen Stoff zu Forschungen finden.«

Aus diesen Zitaten wird auch erkennbar, dass Döbereiner wohl nicht über eigene therapeutische Erfahrungen mit farbigem Licht verfügte. Dennoch dürfte es seinem Dienstherrn zumindest geschmeichelt haben, dass er seinen Lesern die Lektüre der *Farbenlehre* so eindrücklich empfahl.

## Lichtbäder für Schattenpfleglinge

Einen ersten populären Durchbruch erlebte die Sonnenlichtbehandlung ab 1854, als der Schweizer Naturarzt Arnold Rikli im heutigen Bled in Slowenien eine Heilanstalt eröffnete. Dort wandte er eine von ihm entwickelte klimatische Kur an, die auf den Elementen Wasser, Luft und Sonnenlicht aufgebaut war. Die guten Erfolge, die Rikli mit seinem Heilsystem erzielte, führten seitens der Medizin zu einer fortgesetzten und zunehmenden Beschäftigung mit dem Licht. So trat beispielsweise der deutsche Orthopäde Daniel Gottlob Moritz Schreber energisch für die Anwendung des Sonnenbades bei Kindern ein, insbesondere bei Schwächezuständen und Skrofulose (alte Bezeichnung für Hauttuberkulose). Während die therapeutischen Erfolge damaliger Sonnenlichtkuren auf reiner Empirie fußten, begannen nun auch Physiologen mit systematischen Versuchsreihen, um die Wirkungen der Lichttherapie besser zu verstehen. Im Jahr 1855 publizierte Jacob Moleschott die Ergebnisse seiner in Heidelberg durchgeführten Versuche in einem Artikel der Wiener Medizinischen Wochenschrift mit dem Titel »Über den Einfluss des Lichtes auf die Menge der vom Tierkörper ausgeschiedenen Kohlensäure«. Seine Untersuchungen zeigten erstmals, dass Licht eine Wirkung auf den Glukosestoffwechsel und die Energiegewinnung im Säugetierorganismus hat. Diese Erkenntnisse läuteten schließlich eine neue, experimentell-therapeutische Phase der Lichtmedizin ein.

## Moderne Lichtmedizin

In den Jahren 1877 und 1878 publizierten die englischen Wissenschaftler Arthur Henry Downes und Thomas Porter Blunt zwei Beiträge über ihre Lichtforschungen, die zu einem Meilenstein für die moderne Lichttherapie werden sollten und dieser schließlich auf breiter Front zum Durchbruch verhalfen. Sie forschten systematisch über die keimtötenden Eigenschaften bestimmter Anteile des Sonnenlichts und lenkten damit die Aufmerksamkeit der medizinischen Forschung auf den ultravioletten Strahlungsanteil des Lichts. Sie hatten bereits erkannt, dass dem Sauerstoff als Vermittler der Strahlungswirkung eine wichtige Rolle zukam. Dies war der entscheidende Ansatz, der eine neue Ära in der Lichttherapie einleitete, die bis dahin zwar von naturheilkundlichen Ärzten, nicht aber von den Schulmedizinern ausgeübt worden war. In den Folgejahren wurde immer ausgiebiger mit Zellkulturen, Fröschen, Mäusen und anderen Labortieren experimentiert, um weitere Klarheit zu Fragen des Lichts zu gewinnen. Hierbei fehlte es jedoch häufig an der erforderlichen Systematik, sodass die Beobachtungen meistens weit mehr Fragen aufwarfen, als sie beantworten konnten. Dies sollte sich jedoch bald ändern.

## Lichtforschung in der Finsen-Ära

Der dänische Arzt und Lichtforscher Niels Ryberg Finsen interessierte sich seit seiner Studienzeit in Kopenhagen für die Wirkungen des Lichts, die er schließlich systematisch zu erforschen begann. Die Erkenntnisse über die Wirkungen des Lichts gewann Finsen auch durch Selbstversuche und Experimente mit seiner späteren Frau Ingeborg Balsler.

Beispielsweise befestigte er hinter ihrem Ohrläppchen einen Streifen fotografisches Papier und setzte die gegenüberliegende Seite desselben Ohrläppchens der Sonne aus. 20 Minuten Bestrahlung konnten das lichtempfindliche Papier nicht verändern. Wenn Finsen das Ohrläppchen seiner Verlobten jedoch zwischen zwei Glasplatten zusammendrückte, bis es blutleer war, genügten 20 Sekunden im Sonnenlicht, um das Fotopapier zu schwärzen. Damit konnte er zeigen, dass Blut als Filter für Anteile des Lichts wirkt und besonders die kurzwelligen Strahlen absorbiert, die in der damaligen Nomenklatur als *aktinische* oder *chemische* Strahlen bezeichnet wurden.

Die wichtige Rolle, die das Blut im Zusammenhang mit der Lichtbehandlung offenbar spielt, erforschte er weiter an Kaulquappen unter dem Mikroskop. Hierbei studierte er die Veränderungen des Blutgefäßsystems und der Blutzusammensetzung sehr genau und interessierte er sich vor allem für die Wirkungen der chemischen Strahlen. Die Lichtentzündung in der Haut zeigte das gleiche Bild wie eine Reaktion des Organismus im Rahmen bakterieller Entzündungen, nur dass hier das Licht mit seinen chemischen Strahlen die Rolle der Bakterien übernahm. Finsen gelangen mit seinen Lichtforschungen zwei medizinische Durchbrüche, erstens die Behandlung von echten Pocken (und Windpocken) und zweitens die erfolgreiche Behandlung der Hauttuberkulose. Beide Erkrankungen waren damals von großer gesellschaftlicher Relevanz. Während die Pocken weltweit heute keine große Bedeutung mehr haben, ist die Tuberkulose immer noch auf dem Vormarsch: Etwa ein Drittel der Weltbevölkerung trägt aktuell (2019) den Erreger in sich.

## Finsens erster Durchbruch

Im Jahr 1893 machte Finsen erstmals international von sich reden, als er für die Behandlung von Pocken empfahl, die chemischen Strahlen im Sonnenlicht zu vermeiden. Die Haupttodesursache bei Pockenerkrankten war eine Blutvergiftung, die sich einstellte, wenn sich die Pocken-Blattern auf der Haut heftig entzündeten. Finsen hatte beobachtet, dass sich die Pusteln besonders an denjenigen Körperstellen entzündeten, die dem Licht ausgesetzt gewesen waren. Wenn frisch erkrankte Patienten sich aber hinter roten Vorhängen aufhielten, die die chemischen Strahlen ausfiltern, und jeglichen Kontakt mit dem Sonnenlicht vermieden, konnte man die Pockenerkrankung binnen 14 Tagen komplikationslos ausheilen.

Die Empfehlungen Finsens wurden bei verschiedenen Pockenepidemien erfolgreich umgesetzt und seine Beobachtungen bestätigt. Die Vorgehensweise des Weglassens bestimmter Strahlungsanteile wird *negative Phototherapie* genannt.

## Finsens zweiter Durchbruch

Bei den Pocken hatte Finsen zeigen können, dass das Sonnenlicht eine negative Auswirkung auf den Heilungsverlauf nehmen konnte. Er war aber davon überzeugt, dass Sonnenlicht viel mehr zu bieten hatte, als nur schädlich zu sein: »Die chemischen Strahlen der Sonne können Leben spenden und schlummernde Energien wecken. Hier stehen uns natürliche Kräfte zur Verfügung, denen man in der Heilkunde bis jetzt viel zu wenig Beachtung geschenkt hat.« Finsen kannte die Forschungen von Downes und Blunt und wusste daher, dass man mit kurzwelligem Licht Bakterien abtöten kann. Aus seinen Experimenten mit den Ohrläppchen seiner Frau Ingeborg wusste er weiterhin, dass die Kapillarschicht in der Haut verhindern würde, dass die kurzwelligen Strahlen in die tieferen Gewebeschichten vordringen. Außerdem hatte er experimentell erkannt, dass die chemischen Strahlen in der Haut eine *Lichtentzündung* hervorrufen. Mit diesen Einsichten gewappnet machte er sich folglich daran, die später nach ihm benannte *Finsen-Methode* zur Behandlung der Hauttuberkulose zu entwickeln.

Er war überzeugt, dass die Fähigkeit der UV-Strahlen, Bakterien zu töten, eine große Chance in der Behandlung der Tuberkulose darstellte. Die Tuberkulose kann sich in verschiedenen Formen manifestieren, indem die Erreger zum Beispiel die Lunge, die Gelenke oder auch die Haut befallen. Der Hautbefall wurde seinerzeit *Lupus vulgaris* oder auch *fressende Flechte* genannt und war in der Bevölkerung weit verbreitet. Diese Form der Tuberkulose war für die Betroffenen sehr belastend, weil sie die Erkrankten meistens im Gesicht – und damit für jeden sofort erkennbar – in einer erschreckenden Weise entstellte. Die soziale Stigmatisierung, die mit der Erkrankung einherging, ist am ehesten mit der von Aussätzigen vergleichbar. Für Finsens Konzept, Bakterien durch Licht direkt abzutöten, war die Haut das logische Zielorgan, was ihn schließlich zu *dem* Spezialisten für die Behandlung des Lupus vulgaris werden ließ.

## Licht gegen die Dunkelkrankheit

Bereits lange vor Finsen hatten aber nicht nur verschiedene Ärzte bemerkt, dass Sonnenlichtmangel ein Risikofaktor für eine ganze Reihe von Erkrankungen ist. Auch in den Alpengebieten, wo sonnenexponierte und dunkle Gebiete teilweise sehr dicht nebeneinanderliegen, war dies eine Volksweisheit, die in solchen Sprichwörtern zum Ausdruck kam: »Dove va il sole, non va il medico« (Wo die Sonne hinkommt, kommt der Arzt nicht hin). Finsen hatte jedoch offenbar klarer als die meisten Ärzte vor ihm erkannt: »Wo die Dunkelheit einzieht, hält auch die Tuberkulose Einzug.«

Wenn Lichtmangel ein begünstigender Faktor für die Entstehung der Tuberkulose war, könnte die Lichtbehandlung dann vielleicht auch eine wirksame Therapie sein? Dieser Frage ging er von nun an zielstrebig nach. Er hatte beobachtet, dass die Erreger nicht in den obersten Hautschichten zu finden waren, wo das Sonnenlicht direkt einwirken konnte. Sie fanden sich erst in tieferen Zonen des betroffenen Hautgewebes, wo die chemische Wirkung des Lichtes offenbar nicht mehr vorhanden war. Den Grund dafür galt es herauszufinden. Daher studierte Finsen zunächst genauestens die Pigmentierungsvorgänge der Haut wie auch die Stadien des Lichterythems und der Lichtentzündungsreaktionen. Vor Finsen wurde das Erythem als gefährlich eingestuft und daher eine hohe Dosierung von Sonnenlicht möglichst vermieden. Finsen erkannte jedoch, dass gerade diese Lichtentzündung der Schlüssel zur Heilung von Hauttuberkulose war. Folglich bestrahlte er die betroffenen Hautstellen seiner Patienten mit starkem Sonnenlicht, das durch große Bergkristalllinsen gebündelt wurde. Zuvor hatte er festgestellt, dass die Wirkung des Lichts

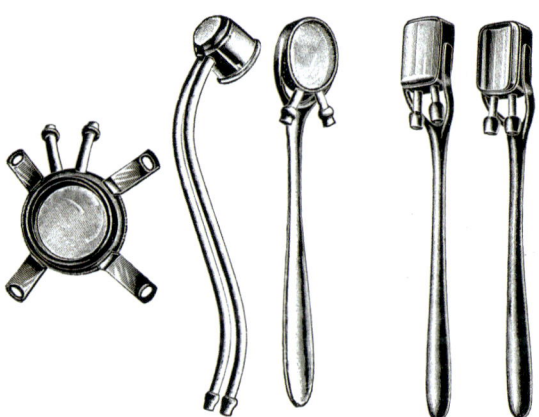

*Spezielle Handstücke ermöglichten die wirksame Kühlung bei der Finsen-Lichtbehandlung mit konzentriertem Sonnenlicht.*

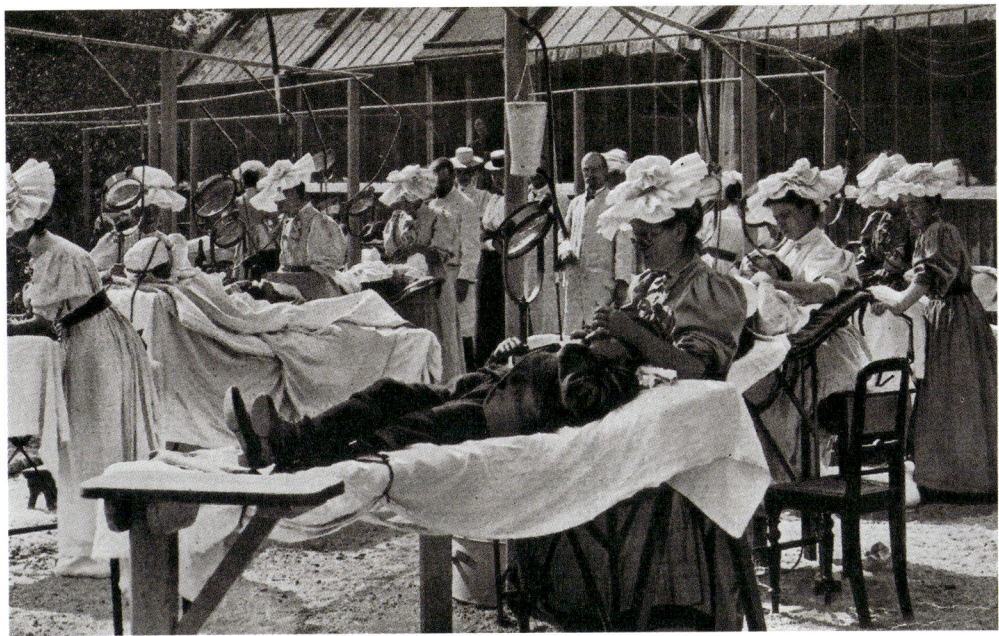

*»Lichtelfen« behandeln Hauttuberkulose-Patienten mit konzentriertem Sonnenlicht vor dem Finsen-Lichtinstitut in Kopenhagen.*

bei Verwendung normaler Glaslinsen zu sehr geschwächt wurde. Da die Bündelung von Sonnenlicht sehr schnell zu Hautverbrennungen geführt hätte, entwickelte Finsen spezielle Hohllinsen, die mit einer Kupfersulfatlösung gefüllt wurden, um die Wärmeanteile des Sonnenlichts auszufiltern. Damit das gebündelte Licht tiefer in die Hautschichten eindringen konnte und noch effektiver gekühlt wurde, ersann er zusätzlich kleinere Hohllinsen mit Handgriff, die mit Kühlwasser durchspült wurden.

Diese sogenannten *Kompressorien* wurden während der Bestrahlungssitzung von Krankenschwestern, die Finsen *Lichtelfen* nannte, auf die zu behandelnden Stellen gepresst und somit das Blut aus den Kapillargefäßen der Haut herausgedrückt. Das gebündelte und gekühlte Sonnenlicht erzeugte in der Haut eine starke Entzündungsreaktion, die jedoch nach wenigen Wochen spurlos abheilte und gesunde Haut hinterließ.

### Sonnenmangel im Norden

Finsens Methode war allen anderen Therapieformen der damaligen Zeit eindeutig überlegen, da sie nicht nur zuverlässiger zu einer Heilung führte, sondern auch die geringsten Spuren hinterließ. Versuche, die betroffenen Hautbereiche chirurgisch zu behandeln, verursachten hingegen unschöne Narben und konnten trotzdem nicht verhindern, dass es zu Rückfällen kam. Die Behandlung mit Röntgenstrahlen, die ab 1895 versucht wurde, brachte meist nur kurzfristige Linderung, bevor sich die Tuberkelbazillen im strahlengeschädigten Gewebe erneut ausbreiteten. Die Finsen-Methode war also nicht nur nachhaltig, sondern führte auch zu den besten kosmetischen Ergebnissen.

Allerdings war das Verfahren sehr personalintensiv, denn die Lichtelfen mussten nicht nur die Kompressorien halten, sondern auch die Ausrichtung der Linsen ständig an die sich ändernde Position der Sonne anpassen. Erschwerend hinzu kam die Tatsache, dass es in Kopenhagen zu wenig Sonnenstunden gab, um die Therapie zuverlässig und regelmäßig durchführen zu können. Nur etwa 30 Tage im Jahr standen zur Verfügung, an denen die Bedingungen für eine Therapie optimal erfüllt waren. Finsen verfolgte daher frühzeitig auch einen zweiten Weg, um sein Verfahren noch mehr Patienten zugänglich zu machen.

## Lichttherapie mit elektrischen Sonnen

Im Jahr 1895 startete Finsen einen ersten Therapieversuch mit elektrischem Licht, indem er im Elektrizitätswerk von Kopenhagen einen Ingenieur, der an Lupus vulgaris erkrankt war, mit einer Kohlebogenlampe erfolgreich therapierte. Da im Kohlebogenlicht sogar mehr chemische Strahlen enthalten waren als im Sonnenlicht selbst, war dies die ideale Lichtquelle für die Weiterentwicklung seiner Methode. Bereits im Jahr 1896 gründete Finsen mit der finanziellen Unterstützung einiger Sponsoren ein Lichtinstitut in der Nachbarschaft des Kommunehospitals in Kopenhagen. Das Institut hatte von Beginn an zwei Aufgaben: die Lichtforschung und die Lichttherapie.

Da sich die Nachrichten über seine Heilerfolge in Europa schnell verbreiteten, statteten immer mehr Ärzte Finsens Lichtinstitut Besuche ab, um sich vor Ort von den Vorzügen dieses Verfahrens zu überzeugen. Bereits 1897 musste das Institut in ein größeres Gebäude übersiedeln, da der Patientenandrang so zugenommen hatte, dass die ursprünglichen Räumlichkeiten zu klein geworden waren. Im Jahr 1901 folgte ein weiterer Umzug aus Kapazitätsgründen.

## Die Finsen-Methode erobert Europa und die Welt

Das Wissen um die Vorteile der Finsen-Methode hatte sich in medizinischen Fachkreisen bereits kurz nach der Gründung des Lichtinstitutes verbreitet und auch Patienten aus Europas Oberschicht und Adelshäusern nach Kopenhagen geführt. Den eigentlichen Durchbruch erreichte Finsen jedoch erst anlässlich der Weltausstellung im Jahr 1900 in Paris. Im dänischen Pavillon wurde die Methode der Weltöffentlichkeit durch Fotos und Pläne präsentiert, wobei auch eine funktionierende Kohlebogenlampe ausgestellt war. Da gleichzeitig mit der Weltausstellung auch ein medizinischer Kongress in Paris tagte, konnten dort sogar Patientenfälle vorgestellt werden.

Dieser konzertierte Auftritt sorgte dafür, dass die Finsen-Methode schlagartig weltweite Bekanntheit erlangte. Die Lichtbehandlung der Hauttuberkulose wurde damit zum Mittel der Wahl, denn sie war die schärfste Waffe in einer Zeit, in der Antibiotika noch nicht zur Verfügung standen. Die Bedeutung, die die medizinische Fachwelt der Methode beimaß, zeigt sich unter anderem darin, dass Finsen 1903 den Medizin-Nobelpreis für seine aufsehenerregenden Leistungen im Bereich der Lichttherapie erhielt. Finsens Erkenntnisse und Behandlungserfolge führten in den vier Jahrzehnten nach seinem frühen Tod im Jahr 1904 weltweit zu einer intensiven Beschäftigung der medizinischen Fachwelt mit lichtbiologischen Fragen. Die Lichttherapie wurde dadurch zu einer unverzichtbaren Säule der physikalischen Therapie und genoss bei Ärzten wie Patienten hohes Ansehen.

## Der Beginn der Licht- und Höhenkur in der Schweiz

Die bemerkenswerten Erfolge Finsens veranlassten auch den Schweizer Chirurgen Oskar Bernhard, die Wirkungen der Sonne auf den gesamten Körper näher zu untersuchen. Bernhard war in Graubünden aufgewachsen und kannte daher den Ausspruch der rätischen Bergbewohner: »Wo die Sonne hinkommt, braucht man keinen Doktor.« Zudem hatte er schon während seiner Kindheit mitverfolgen können, dass es üblich war, Lungenkranke zu einer Klima- und Höhenkur in die Berge zu bringen, wo sich deren Zustand zumeist schnell besserte. Davos hatte sich schon damals zu einer Hochburg für Lungenkranke entwickelt, die dort unter der Leitung des deutschen Arztes Alexander Spengler seit 1855 Kuren im Höhenklima durchführen konnten. Allerdings hatte vor der Finsen-Ära niemand über die Rolle des Sonnenlichts für den Erfolg der Höhenkuren nachgedacht.

Bernhard verfolgte systematisch die Idee, dass das Sonnenlicht der zentrale Faktor für die Heilerfolge sein könnte und gilt heute als der Begründer der Heliotherapie der *chirurgischen Tuberkulose* im Hochgebirge. Bei der chirurgischen Tuberkulose befallen die Tuberkelbazillen nicht die Haut oder die Lungen, sondern in erster Linie Gelenke und Lymphkno-

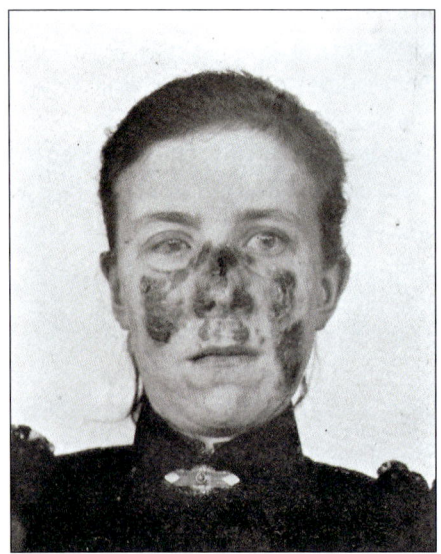 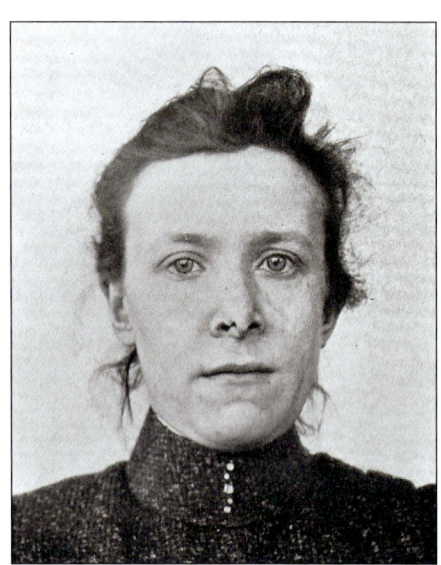

*Die Behandlung durch Sonnenlicht hat zu einer Heilung der Hauttuberkulose mit sehr gutem kosmetischen Ergebnis geführt.*

ten. Chirurgisch wurde diese Form genannt, weil die betroffenen Körperbezirke, anders als die Lunge, einer operativen Entfernung, also Amputation, zugänglich waren. Ab 1902 begann Bernhard damit, seine chirurgischen Eingriffe mit der direkten Sonnenbestrahlung der OP-Wunden zu kombinieren, nachdem er beobachtet hatte, dass sich das Sonnenlicht ausgesprochen positiv auf die Wundheilung auswirkte. Später behandelte er auch tuberkulöse Geschwüre und schließlich sogar unabhängig von chirurgischen Maßnahmen die von Tuberkulose betroffenen Gelenke seiner Patienten. Bis zum Jahr 1923 hatte Oskar Bernhard über 1500 Patienten erfolgreich mit seiner Methode therapiert. Allerdings beschränkte er sich bei seinem Einsatz des Sonnenlichts zumeist auf lokale Bestrahlungen.[6]

## Auguste Rollier setzt auf die ganzheitliche Heliotherapie

Die ganzheitliche Heliotherapie, bei der nicht nur die betroffenen Körperzonen, sondern der gesamte Organismus mit den heilenden Sonnenstrahlen behandelt wurde, entwickelte ein anderer Schweizer Arzt. Der Chirurg Auguste Rollier wurde in den Jahren 1898 bis 1902 bei dem weltberühmten Chirurgen und späteren Nobelpreisträger Theodor Kocher in Bern ausgebildet und war schließlich in dessen Privatklinik als Assistenzarzt beschäftigt. Dort traf er einen ehemaligen Klassen-

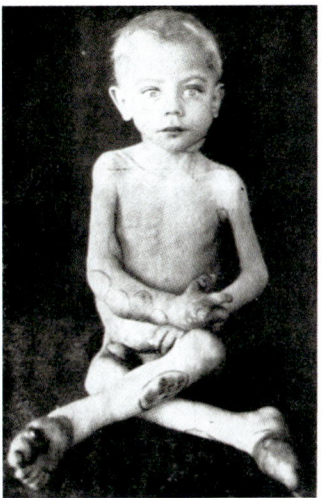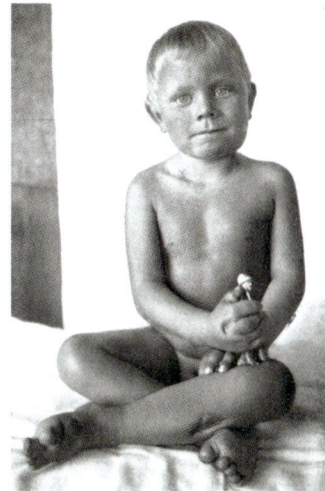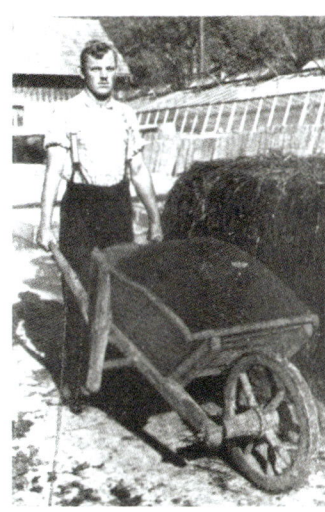

*Die Sonnenlichtbehandlung seiner Tuberkulose hat diesem kleinen Patienten das Leben gerettet und ihn dauerhaft geheilt.*

kameraden wieder, der an chirurgischer Tuberkulose erkrankt war und sich bei Professor Kocher in Behandlung begeben hatte. Dieser hervorragende Chirurg operierte zunächst das befallene Hüftgelenk des jungen Patienten. Wenig später wurde dieser wieder in der Kocher'schen Klinik vorstellig, nun musste ein Schultergelenk operiert werden. Bei weiteren Klinikaufenthalten wurden schließlich ein Finger und ein Fußgelenk amputiert. Der junge Mann war diesen Belastungen am Ende nicht mehr gewachsen und nahm sich nach der letzten Operation das Leben. Das Schicksal seines Klassenkameraden und vieler anderer Patienten führte Rollier vor Augen, dass die operative Behandlung, obwohl sie in der damaligen Zeit das Mittel der Wahl war, keine sinnvolle Maßnahme darstellte. Als dann auch noch seine Verlobte an Lungentuberkulose erkrankte und sich einer längeren Höhenkur unterziehen musste, verzichtete er auf seine chirurgische Karriere in Bern und zog nach Leysin, wo er sich zunächst als Allgemeinarzt niederließ. Er kannte sowohl die Arbeiten von Finsen als auch die Erfolge von Bernhard, was ihn 1903 bewog, dort eine eigene Klinik zu eröffnen.

Im Winter 1903/04 begann Rollier erstmals damit, die bis dahin übliche Liegekur im Höhenklima um die systematische Anwendung von Sonnenlicht zu erweitern – eine Idee, in der ihn sein Kollege Bernhard bestärkt hatte. Während Bernhard das Sonnenlicht jedoch, wie vor ihm schon Finsen, hauptsächlich lokal anwendete und als eine willkommene Ergänzung seiner chirurgischen Maßnahmen ansah, ging Rollier einen ganz neuen Weg. Er entwickelte aufgrund seiner Erfahrungen und Überzeugungen eine Behandlungsmethode für die chirurgische Tuberkulose, die auf sämtliche chirurgischen Maßnahmen komplett verzichtete. Rollier bestrahlte den ganzen Körper mit Sonnenlicht, kombiniert mit einer ausgeklügelten Reihe weiterer therapeutischer Maßnahmen, die im besten Sinne ganzheitlich genannt werden dürfen. Die Patienten kamen nicht nur in den Genuss der Heliotherapie, sie wurden durch rhythmische Gymnastik zu den Klängen erbaulicher Musik auch in die Bewegung zurückgeführt. Da Rollier davon überzeugt war, dass es für die Kranken schädlich sei, wenn sie wochen- und monatelang untätig im Krankenbett liegen, entwickelte er das Konzept der Arbeitskur, bei der die Patienten handwerklich tätig werden konnten. Die Produktivität, die sie während der Arbeitskur entwickelten, wirkte sich überaus positiv auf Stimmung und Selbstwertgefühl aus. Rollier schaffte es, dass aus schwer kranken, fast bewegungsunfähigen und teilweise todgeweihten Patienten mit chirurgischer Tuberkulose lebensfrohe Menschen wurden, die den Sinn in ihrem Leben wiederfanden.

Die geheilten Patienten wurden später zu lebenden Beweisen für die Nachhaltigkeit seiner Methode, denn auch zwanzig Jahre später waren sie ohne Rückfall bei bester Gesundheit geblieben. Übrigens: Rollier beobachtete in den fast fünfzig Jahren, in denen er die Heliotherapie durchführte, keinen einzigen Fall von durch Sonnenlicht ausgelösten Hautkrebs bei seinen Patienten. Im Gegenteil, er behandelte sogar einige Fälle von Hauttumoren erfolgreich mit Sonnenlicht.

## Leysin als Mekka der Heliotherapie

Rollier war es mit seinem ganzheitlichen Ansatz gelungen, die Heliotherapie zu einer Methode zu entwickeln, die allen anderen Therapieansätzen in der prä-antibiotischen Ära bei Weitem überlegen war. Unter dem Einfluss von Rollier entstanden allein in Leysin 35 Sanatorien und es war sein Verdienst, dass die Heliotherapie eine Blütezeit erfuhr, die erst in den Jahren nach dem Zweiten Weltkrieg endete. In seinem wichtigsten Buch mit dem Titel »Die Heliotherapie: Fünfundvierzigjährige Erfahrungen mit der Sonnenkur insbesondere bei der chirurgischen Tuberkulose«,[7] das 1951 erschienen ist, findet sich eine umfassende Darstellung der Methode. Im ersten Abschnitt über die physiologische und therapeutische Rolle der Sonne kommt die ganzheitliche Grundhaltung von Rollier auch darin zum Ausdruck, dass er das Sonnenlicht in seiner natürlichen Zusammensetzung empfiehlt:

> »Wir sind der Ansicht, dass die rationelle Besonnung nicht nur diese oder jene isoliert herausgegriffene Strahlung benutzen sollte, sondern alle Strahlen, aus denen das weiße Licht zusammengesetzt ist, das gesamte Spektrum also, so wie es uns die Natur bietet. Wir haben nicht versucht, das Spektrum aufzulösen oder dem Ultra-Violett eine Vorrangstellung zu geben, sondern wir haben die Wichtigkeit des Infra-Roten und des sichtbaren Anteils in der biologischen Wirksamkeit der Sonne unterstrichen; denn wir sehen das Spektrum als seinem Wesen nach unauflöslich an und alle Strahlen als unentbehrlich für die Harmonie seiner Wirkung. Somit wenden wir die Gesamtheit des Spektrums auf die Gesamtheit der Haut an.«

In diesem Sinne greift er auch nicht einzelne Wirkmechanismen heraus, wie zum Beispiel die Vitamin-D-Bildung oder die verbesserte Durchblutung in der Haut, sondern betrachtet das *Zusammenwirken* des Sonnenlichts in allen Organsystemen als wesentlich für die überragenden Heilerfolge. Über die psychischen Effekte schreibt er:

> »Die Wirkung des Sonnenbades auf die Psyche ist überraschend. Indem die individuell und richtig dosierte Heliotherapie die vitalen Funktionen des Organismus zugleich reizt und reguliert, ruft sie beim kranken oder gesunden Individuum ein kennzeichnendes Gefühl des Wohlbefindens hervor. Diese Euphorie ihrerseits wirkt günstig auf die Tätigkeit aller Organe, insbesondere auf das Nervensystem. Die Heliotherapie, die das psycho-physische Gleichgewicht des Individuums wiederherstellt, lässt jedes Wesen in besonderer Art aufblühen und bringt jene Lebensfreude zurück, die jeden Besucher einer heliotherapeutischen Klinik oder eines Sonnen-Präventoriums so lebhaft überrascht.«

## Das Sonnengewöhnungsschema nach Rollier

Das Buchkapitel über die Technik und Dosierung ist auch heute noch hochaktuell. Es vermittelt einen Eindruck davon, mit welcher Sorgfalt Rollier das Sonnenlicht einsetzte. Ihm war selbstverständlich bewusst, dass die Sonne im Hochgebirge über eine enorme Kraft verfügt. Seine Pa-

# 62 SONNENLICHT

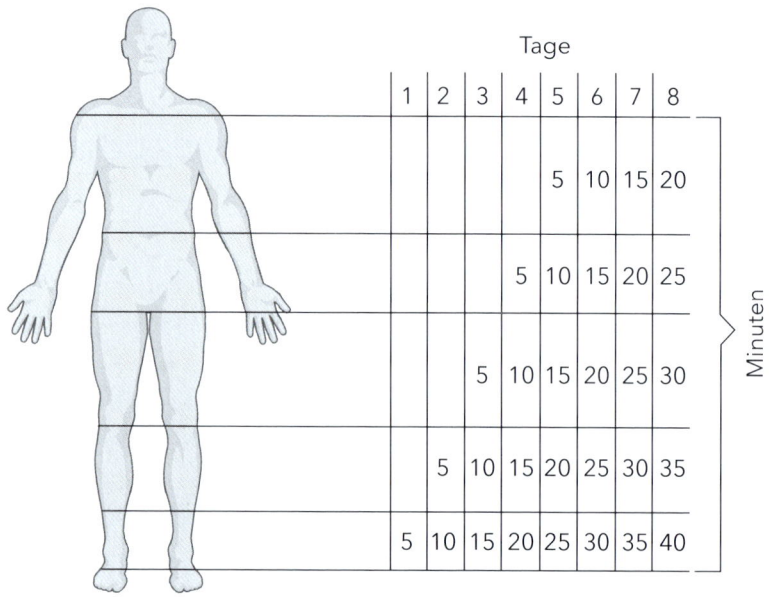

*Das Sonnengewöhnungsschema nach Rollier beschreibt die allmähliche Anpassung der Haut an das Sonnenlicht.*

tienten waren in den meisten Fällen in einem sehr schlechten Gesundheitszustand, wenn sie in der Sonnenklinik eintrafen. Daher wurden sie anfangs ganz allmählich an die Sonnenstrahlen gewöhnt. Dies geschah zunächst dadurch, dass sie schrittweise an das Höhenklima und die dort herrschenden Temperaturen adaptiert wurden – in den ersten Tagen des Aufenthalts noch im Krankenzimmer, wobei die Fenster meistens weit geöffnet wurden. Danach wurden die Patienten für einige Tage ins Freie gebracht, ohne dass sie der Sonne direkt ausgesetzt waren. Erst nach vollständiger Akklimatisation, die immer den individuellen Gegebenheiten Rechnung tragen musste, wurde mit der Heliotherapie im direkten Sonnenlicht begonnen. Dabei ging Rollier nach seinem Sonnengewöhnungsschema vor (siehe Abbildung).

Am ersten Tag wurden lediglich die Füße dreimal je 5 Minuten der Sonne ausgesetzt, wobei der restliche Körper mit einem weißen Tuch abgedeckt blieb. Am Folgetag wurden, ebenfalls dreimal, wieder nur die Füße für 5 Minuten exponiert, bevor das Tuch etwas hochgezogen wurde, um auch die Unterschenkel für weitere 5 Minuten freizugeben. Am dritten Tag wurde dreimal für 15 Minuten bestrahlt, wobei das Abdecktuch nach 5 Minuten bis zum Knie und nach weiteren 5 Minuten bis zum Schritt hochgezogen wurde, wodurch erstmals auch die Oberschenkel eine geringe Dosis Sonnenlicht abbekamen. Nach diesem Muster wurde der Körper des Patienten im Laufe etwa einer Woche ganz langsam und wohldosiert an die Sonne gewöhnt.

Rollier achtete bei diesem Prozess immer darauf, dass die Patienten nicht zu schwitzen anfingen, da er dies als Anzeichen einer Kreislaufbelastung ansah. Außerdem ist aus der Abbildung ersichtlich, dass die Bestrahlungen unterhalb des Halses endeten, der Kopf wurde immer vor einer direkten Sonneneinwirkung geschützt. Auch trugen die Patienten während der direkten Sonnenlichtexposition immer eine Sonnenbrille zum Schutz der Augen. Musste die Heliotherapie aus irgendwelchen Gründen unterbrochen werden, wurde sie stets mit einer niedrigeren Dosierung fortgesetzt, wenn der Patient wieder dazu in der Lage war. Nach den Vorgaben von Rollier sollte die Besonnung immer Wohlbefinden hervorrufen und den Organismus in keiner Weise spürbar belasten. Die geringsten Anzeichen von Temperatursteigerungen, allgemeiner Mattigkeit, Appetitlosigkeit, Kopfschmerzen oder Schlafstörungen waren für ihn Anlass, die Dauer der Anwendungen so weit herabzusetzen, dass der Patient wieder von den Bestrahlungen profitierte. Als die beiden wichtigsten Prinzipen seiner Methode nannte Rollier die *individuelle Anpassung* und das *vorsichtige Fortschreiten*.

## Indikationen für die Heliotherapie

Rollier behandelte in seinen Kliniken nicht nur Patienten mit chirurgischer Tuberkulose. Da diese Erkrankung sehr häufig zu Deformationen im Skelettsystem führte, entwickelte er schon früh orthopädische Verfahren, die zusammen mit der Liegekur eingesetzt wurden. Durch diese Erfahrungen konnte die Heliotherapie bald auch auf andere Krankheitsbilder ausgeweitet werden, die den Bewegungsapparat in Mitleidenschaft zogen. Dazu gehörten die Rachitis, Fehlstellungen der unteren und oberen Extremitäten, Knochenbrüche, Verkrümmungen der Wirbelsäule, Scheuermann'sche Erkrankung sowie Muskel- und Bänderschwächen. Auch auf dem Gebiet von Hauterkrankungen wie Neurodermitis und Akne konnte er im Laufe der Jahrzehnte gute Erfolge erzielen. Zur Schuppenflechte bemerkte er, dass sich das Hautbild in wenigen Wochen der Heliotherapie zu normalisieren beginne, allerdings nur, solange die Haut gebräunt bleibe. Als weitere Anwendungsgebiete nennt Rollier die Wundheilung, insbesondere in schwierigen Fällen, also bei nicht abheilen wollenden Geschwüren, Quetschwunden, offenen Frakturen sowie Knochenhautentzündungen. Bei diesen Beispielen handelte es sich in der damaligen Zeit um Krankheitsbilder, denen Ärzte oft hilflos gegenüberstanden, da sie noch nicht auf Antibiotika zurückgreifen konnten. In der Zeit des Ersten Weltkriegs wurden folglich eine große Zahl an Lazaretten in Höhenlagen errichtet, da gerade die vielen Kriegsverletzungen ein breites Anwendungsfeld für die Sonnenlichttherapie boten.

### Vorbeugen ist am besten

Bereits im Jahr 1910 weitete Rollier sein Betätigungsfeld auf präventive Sonnenbehandlungen aus, indem er das erste Sonnen- und Schul-Präventorium, die *Schule an der Sonne*, gründete. Sie war für schwächliche und gefährdete Kinder gedacht, die zumeist schon an ihrer blassen Haut erkennbar waren. Er verfolgte damit die Ziele, einerseits die kleinen Gäste vor der Tuberkulose und anderen Krankheiten zu bewahren, und andererseits deren psycho-physisches Gleichgewicht wiederherzustellen, das unter den Bedingungen des Lebens in den Städten in Unordnung geraten war. Auch dieses Projekt zeichnete sich durch seinen ganzheitlichen Ansatz aus, denn wieder umfasste die Betreuung alle Facetten des Seins, von den körperlichen Aspekten über Ernährung und Bewegung bis zu den musischen, naturkundlichen und handwerklichen Beschäftigungen. Was ich noch als besonders bemerkenswert erwähnen möchte: Da die Schulstunden im Freien abgehalten wurden, war das Lesen und Schreiben im Sonnenlicht an der Tagesordnung. Rollier schreibt dazu: »Zur Vermeidung der Reflexion des Lichtes von den weißen Seiten der Hefte haben wir die für die Augen besonders erholsame grüne Farbe genommen.«

### Wo keine Berge sind …

Beflügelt durch die Erfolge von Finsen, Bernhard und Rollier griff im Laufe des ersten Jahrzehnts des 20. Jahrhunderts das Lichtfieber nun allmählich auch auf Deutschland und Österreich über. Vor allem in Deutschland wurde zunehmend über lichtbiologische Fragestellungen geforscht und publiziert. Während die *Schweizer Schule der Lichttherapie* ausdrücklich und bewusst nur mit dem Sonnenlicht arbeitete, wurde in Deutschland die Entwicklung der künstlichen Erzeugung von UV-Licht massiv vorangetrieben. So standen schon vor 1910 elektrisch betriebene Therapiestrahler zur Verfügung, die wesentlich intensiver waren als die von Finsen verwendeten elektrischen Kohlebogenlampen.

Die Entwicklung der ersten leistungsfähigen UV-Lampe geht auf den Derma-

System angemeldet, das ab 1906 kommerziell verfügbar wurde. Die Kromayer-Lampe verfügte über eine Wasserkühlung. Dadurch konnte sie direkt auf die zu behandelnden Hautstellen aufgepresst werden und bot somit eine Alternative zu den Systemen von Finsen. Sie eignete sich jedoch nur für die lokale Anwendung. Die Kromayer-Lampe verbreitete sich weltweit und wurde von einigen Dermatologen noch bis in die 1980er-Jahre eingesetzt.

Um das Jahr 1910 konstruierte der Badearzt Hugo Bach ein Bestrahlungsgerät, das als »Künstliche Höhensonne« in den folgenden Jahrzehnten zu einem Verkaufsschlager werden sollte. Bach hatte sich früh für die Heliotherapie interessiert und war mehrfach an die Wirkstätten von Bernhard und Rollier in die Schweiz gereist. Seine Lichtquelle hatte den Vorteil, dass sie sich für die Ganzkörper-Anwendung eignete und damit erstmals eine effiziente Lichttherapie mit intensiver UV-Strahlung ermöglichte, die unabhängig von den klimatischen und jahreszeitlichen Bedingungen angewendet werden konnte.

## Hallenbestrahlung nach Jesionek

Ein weiterer Arzt hat sich damals in besonderer Weise um die Akzeptanz der Lichttherapie verdient gemacht, der Dermatologe Albert Jesionek. Dieser wandte

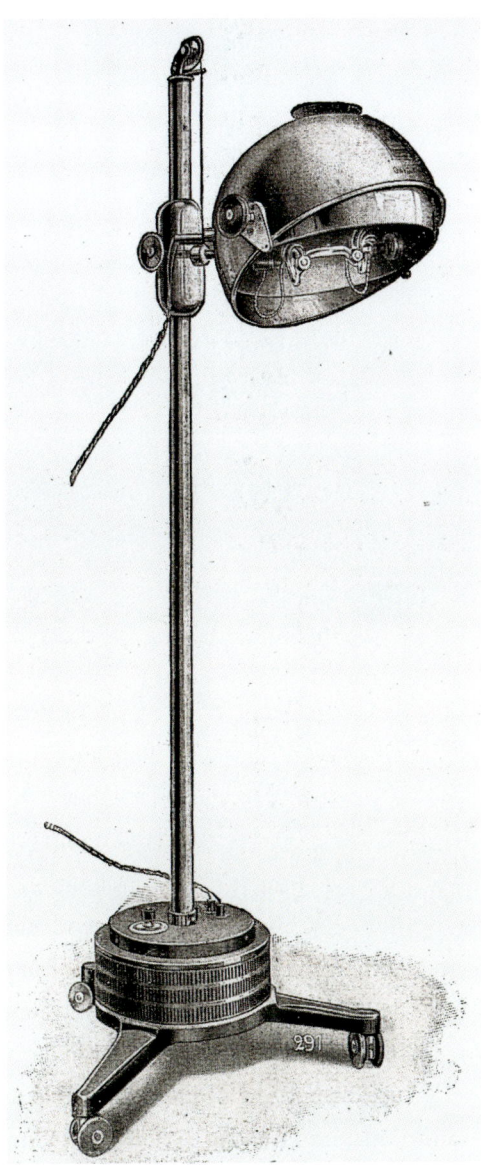

*Eine frühe Ausführung der künstlichen Höhensonne wurde ab 1910 als Ersatz für die Heliotherapie im Hochgebirge verwendet.*

tologen Ernst Kromayer zurück. Dieser hatte bereits um 1904 ein Patent für ein

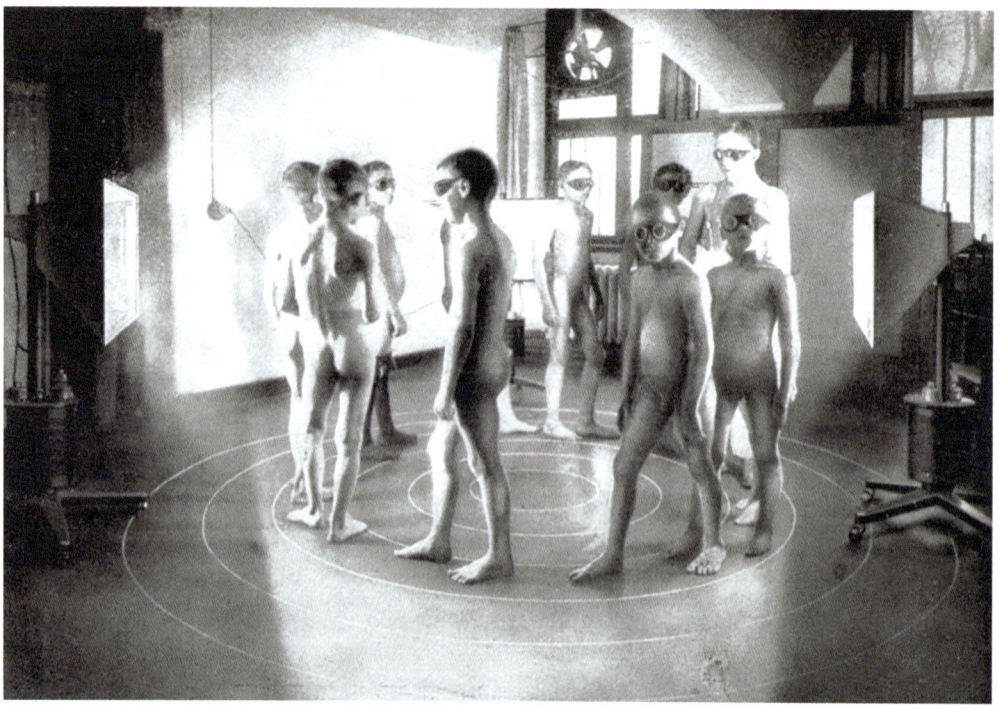

*Eine Gruppe von Kindern wird zur Vorbeugung von Rachitis gleichzeitig mit UV-Licht aus Jesionek-Lampen bestrahlt.*

sich nach seiner Habilitation an der Universität München im Jahre 1901 intensiv der Lichtbiologie zu, wiederum stark beeinflusst von Finsen. Im Jahre 1906 erhielt er einen Ruf als außerordentlicher Professor für das Fach Haut- und Geschlechtskrankheiten an die Universität Gießen. Im Jahr 1912 erwirkte Jesionek den Bau der Gießener Lupusheilstätte; diese Einrichtung war die erste ihrer Art in Deutschland und wurde 1913 eröffnet. Ein Jahr später wurde, auch auf sein Betreiben hin, die Universitäts-Hautklinik in Betrieb genommen. Die Ernennung zum ordentlichen Professor für das Fach Haut- und Geschlechtskrankheiten erfolgte 1920.

Die Anstrengungen, eine vorbildliche Hautklinik und international bekannte Lupusheilstätte zu realisieren, hielten Jesionek nie davon ab, umfangreich zu publizieren: Er veröffentlichte in den Jahren 1894 bis 1934 mehr als 160 wissenschaftliche Arbeiten, darunter zwei Grundlagenwerke, die auch heute noch lesenswert sind: »Lichtbiologie«[8] und »Lichtbiologie und Lichtpathologie«[9]. Diese beiden Bücher sind manchmal noch antiquarisch zu ergattern und gestatten einen tiefen Einblick in den Stand der Lichtforschung vor einem Jahrhundert.

Jesionek hatte unter anderem das Ziel, die Erfolgsquoten zu reproduzieren, die sich im Schweizer Hochgebirge erzielen ließen. Da die klimatischen Bedingungen zum Beispiel in Gießen für eine effektive Heliotherapie nicht geeignet waren, gab auch er den künstlichen Lichtquellen den Vorzug. Zudem setzte er lichtsensibilisierende Farbstoffe ein, um den Körper für langwellige Strahlung mit schwachem UV-Gehalt empfänglicher zu machen. Um 1915 konstruierte er eine Bestrahlungslampe, die sogenannte *Hallenbestrahlungslampe nach Jesionek*.

Mehrere dieser Lichtquellen wurden für die Behandlung im Raum verteilt und die Patienten bewegten sich dazwischen auf konzentrischen Kreisbahnen, die auf dem Boden markiert waren. Dadurch war eine einfache Dosierungsmöglichkeit gegeben, die es auch auf rationelle Weise möglich machte, eine größere Gruppe von Kindern gleichzeitig zu behandeln.

## Lichttherapie gegen Rachitis

Die »Künstlichen Höhensonnen«, die von der Quarzlampengesellschaft Hanau ab 1913 in immer größerer Zahl hergestellt

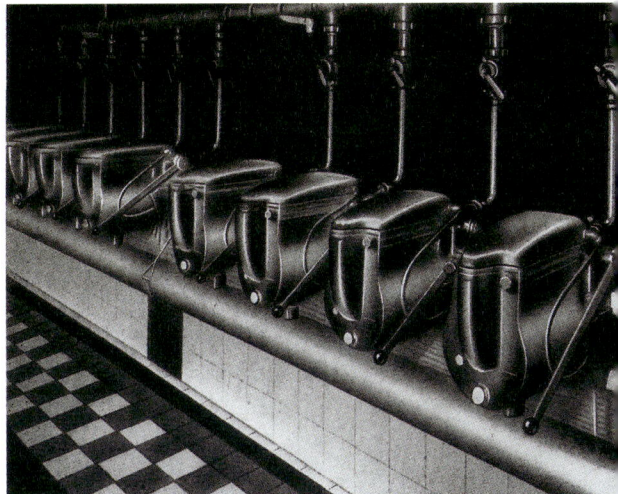

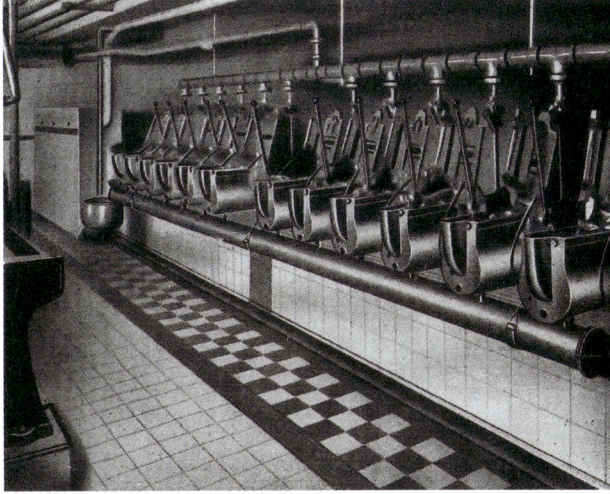

*In solchen Anlagen wurde Milch mit UV-Licht bestrahlt, um die Vitamin-D-Versorgung der Bevölkerung zu verbessern.*

wurden, waren wesentlich preisgünstiger und einfacher in der Handhabung als die Kohlebogenlampen, mit denen Finsen gearbeitet hatte. Dadurch erfüllten diese UV-Bestrahlungsgeräte erstmals die Voraussetzungen für eine weite Verbreitung in den Kliniken und Arztpraxen der damaligen Zeit. So war es naheliegend, dass die Mediziner auch außerhalb der Dermatologie nach weiteren Anwendungsfeldern für die Lichttherapie Ausschau hielten.

Der Berliner Kinderarzt Kurt Huldschinsky publizierte 1919 einen Fachartikel, in dem er über die erfolgreiche Behandlung der Rachitis mit der »Künstlichen Höhensonne« berichtete. Ein wichtiger Punkt dabei war, dass Huldschinsky durch Röntgenaufnahmen demonstrieren konnte, dass sich die Heilung auch an Körperstellen vollzogen hatte, die nicht mit dem UV-Licht in Kontakt gekommen waren. Es musste somit eine Substanz geben, die sich von den bestrahlten Stellen der Haut ausgehend über die Blutbahn im ganzen Körper verteilte. Diese Entdeckung brachte andere Forscher auf die Spur eines *Antirachitischen Faktors*, der schließlich im Rahmen der Vitaminforschung als Vitamin D bezeichnet wurde.

Der deutsche Biochemiker Adolf Windaus entschlüsselte während seiner Forschungen zum Cholesterin die chemische Struktur des Vitamin D und beschrieb dessen photochemische Synthese durch Bestrahlung der Ausgangssubstanz mit kurzwelligem UV-Licht. Für diese Leistungen wurde ihm 1928 der Nobelpreis für Chemie verliehen. Durch das Verständnis dieser Zusammenhänge wurde die Rachitis entweder ursächlich mithilfe der Lichttherapie oder symptomatisch durch die Supplementierung von Vitamin D zuverlässig behandelbar. Infolgedessen fanden nicht nur die »Künstlichen Höhensonnen« noch weitere Verbreitung in den Behandlungszimmern der Ärzte, sondern auch die Anreicherung von Grundnahrungsmitteln mit Vitamin D setzte sich vielerorts durch.

Vielerorts kamen Bestrahlungsanlagen für Hefe und Milch zum Einsatz. In diesen sorgte eine UV-Bestrahlung dafür, dass die in den Nahrungsmitteln vorhandenen Vorstufen photochemisch in Vitamin D umgewandelt wurden, ähnlich, wie dies auch in der menschlichen Haut vonstattengeht. Generationen von jungen Menschen wurde durch diese Maßnahmen das Schicksal erspart, Opfer der entstellenden Kinderkrankheit Rachitis zu werden.

## Lichttherapie nach dem Krieg

Der Zweite Weltkrieg hatte als Jahrhundertkatastrophe auch tiefgreifende Auswirkungen auf die Forschung und Wissenschaft. In Deutschland hatte sich in der ersten Hälfte des Jahrhunderts nicht nur eine intensive lichtbiologische Forschung entwickelt, sondern auch eine starke Industrie, die entsprechende Geräte produzierte und an die Anwender brachte. Das Geschäftsmodell der Gerätemedizin kann dabei als eine Hit-and-run-Strategie verstanden werden, denn der Kunde kaufte das Gerät einmalig und brauchte danach lediglich noch Strom und ab und zu eine Ersatzlampe.

Die alternative Strategie sähe so aus, dass der Kunde jedes Mal, wenn er das Hilfsmittel einsetzt, dafür bezahlen muss. Mit Geräten war dies kaum zu bewerkstelligen, aber die immer stärker werdende chemisch-pharmazeutische Industrie konnte solche Alternativen zunehmend anbieten. Dass durch den Einsatz von Arzneimitteln die Behandlung der Ursachen wie auch die Prävention immer mehr der Linderung von Symptomen weichen müssen, ist Teil des Konzepts. Nicht nur durch die Antibiotika, sondern auch durch eine generelle Neuausrichtung der Medizin in der zweiten Hälfte des 20. Jahrhunderts verlor die Lichttherapie schließlich immer mehr an Bedeutung.

In Hanau, wo die meisten »Künstlichen Höhensonnen« produziert worden waren, fanden in den 1950er-Jahren noch einige wissenschaftliche Arbeitstagungen zur Anwendung von UV-Strahlung statt. Einer der Referenten der dritten Arbeitstagung im Jahr 1954 formulierte die Entwicklungen folgendermaßen: »Es ist nicht nur die biologische UV-Forschung im Allgemeinen und auf dermatologischem Gebiet im Besonderen so gut wie eingeschlafen. Es ist sogar das bisher Erforschte und in der Praxis Bewährte auf dem besten Wege, in Vergessenheit zu geraten.«[10]

## Heliotherapie heute

Um den großen Wissensschatz um die *Kraft des Lichts* vor dem Abgleiten in die Vergessenheit zu bewahren, habe ich auf den vorigen Seiten wichtige Stationen sowohl für die Heliotherapie als auch für die Behandlung mit künstlichen Lichtquellen ausführlich beschrieben. Ich finde es faszinierend, wie kreativ unsere Vorfahren mit dem Licht umgegangen sind und vor allem die Heliotherapie zu einer etablierten Methode entwickelt haben. Darüber hinaus möchte ich in aller Deutlichkeit herausstellen, wie wichtig das Sonnenlicht für unsere Gesundheit über viele Jahrtausende hinweg war. Angesichts der erstaunlichen Heilerfolge dieser Pioniere der Lichttherapie erscheint es aus meiner Sicht geradezu grotesk, dass das Sonnenlicht in unserer heutigen Zeit derart in Ungnade gefallen ist. Regelmäßig zu Beginn des Frühlings kann man in den Zeitungen wieder lesen, wie wichtig der Schutz vor dem Sonnenlicht ist und dass man das Haus besser nicht verlassen sollte, ohne eine dicke Schicht Sonnenschutzmittel auf die Haut aufgetragen zu haben. Was also hat sich verändert? Die Sonne und ihre Strahlungsqualitäten sicher nicht, denn ihr Licht erstrahlt seit 4,6 Milliarden Jahren weitgehend unverändert auf unsere Erde.

Der Grund für den Sinneswandel in der öffentlichen Wahrnehmung der Sonnenqualitäten muss also an anderer Stelle zu finden sein. Was sich in den vergangenen 100 Jahren verändert hat, sind unsere Lebensumstände und unser Umgang mit dem Sonnenlicht. Während viele Menschen in vergangenen Zeiten im Einklang mit den Rhythmen der Natur lebten, setzen wir uns heute allzu oft über diese Gegebenheiten hinweg. Wir gönnen unserem Organismus keine Zeit mehr, sich an das Sonnenlicht so zu gewöhnen, wie dies von Auguste Rollier mustergültig ausgearbeitet, durchgeführt und empfohlen wurde.

Wenn wir uns vergegenwärtigen, was im Detail abläuft, wenn man zum Beispiel im Winter in südliche Gefilde fliegt, um dort seinen Sonnenhunger zu stillen, wird besonders deutlich, wie gravierend der Unterschied zu Rolliers Empfehlungen ist. Kaum jemand hat heute die Zeit, so lange in den Urlaub zu fliegen, dass sich der Organismus in harmonischer Art und Weise auf die veränderten Umgebungsbedingungen einstellen kann. Wir erinnern uns: Bevor noch der erste Sonnenstrahl auf den Körper kommen durfte, sorgte Rollier für eine Akklimatisation seiner Patienten. Dazu gehörte die Anpassung des Körpers an die Höhenluft und die klimatischen Bedingungen, was etliche Tage in Anspruch nahm. Auch für die allmähliche Gewöhnung an das direkte Sonnenlicht wurde im Mittel mehr als eine Woche veranschlagt. Wovon bei Rollier nicht die Rede ist, was aber in der heutigen Zeit ebenfalls berücksichtigt werden muss, ist die Anpassung des Körpers an die Zeitzone des Urlaubsortes. Wer zum Beispiel im Winter von Deutschland nach Tonga im Südpazifik fliegt, nimmt damit eine Zeitverschiebung von 12 Stunden in Kauf. Die chronobiologischen Bedingungen für ein Sonnenbad könnten also am ersten Urlaubstag nicht ungünstiger sein, denn sowohl die innere Zentraluhr als auch die endogenen, innerlichen Zeitgeber in allen Körperzellen sind dabei komplett verstellt! Hinzu kommt, dass es zu einer Umkehr von Tag und Nacht und zu einer Störung der saisonalen Körperrhythmik kommt. Anstatt dem Körper jedoch die Zeit einzuräumen, sich auf diese grundlegenden Veränderungen einzustellen, geht unser Urlauber dann doch schon am ersten Tag an den Strand, wo er seine Haut, die auf Nacht und Winter eingestellt ist, mit einer tropischen Sonnenstrahlung konfrontiert und damit komplett überfordert. Ohne den Einsatz von Sonnenschutzmitteln wäre in diesem Szenario der angenehme Teil des Urlaubs nach den ersten wenigen Stunden beendet. Wir müssen jedoch nicht erst in solche Extreme gehen. Bereits ein Arbeitnehmer, der den ganzen Winter über kein Sonnenlicht an seine Haut lassen konnte, überfordert sie, wenn er am ersten schönen Wochenende im April ein Sonnenbad nimmt und dabei einschläft. Was also können wir von dem Wissen der Pioniere im gesunden Umgang mit dem Sonnenlicht in der heutigen Zeit noch nutzen? Die folgenden Abschnitte diskutieren den aktuellen Stand (2019) der Dinge.

## Heutige Indikationen für eine Heliotherapie

Die wichtigste Indikation für eine Heliotherapie ist der Sonnenlichtmangel, im medizinischen Fachjargon auch als *zivilisatorische Anheliose* bezeichnet. Ich ziehe die Heliotherapie grundsätzlich bei allen chronischen Erkrankungen in Betracht. Klassische Indikationen sind Rachitis und Tuberkulose. Obwohl die Tuberkulose in Deutschland bei Weitem nicht mehr die Rolle spielt wie vor 50 oder 100 Jahren, sehen wir trotzdem jährlich etwas über 5000 Neuerkrankungen. Natürlich spielt heute die Heliotherapie der Tuberkulose in der Praxis eher keine Rolle mehr, aber der Mechanismus, über den sie wirkt, ist bemerkenswert: Die Bestrahlung mit Sonnenlicht führt zu einer vermehrten Bildung von Vitamin D in der Haut, das kurze Zeit später im gesamten Organismus zur Verfügung steht. Nur wenn genügend Vitamin D vorhanden ist, können die körpereigenen Fresszellen spezielle Abwehrstoffe (*Cathelicidine*) bilden und so die Tuberkuloseerreger abtöten.

Cathelicidine spielen eine wichtige Rolle in der unspezifischen Abwehr, daher eignet sich die Heliotherapie auch zur Behandlung einer Vielzahl anderer Infektionskrankheiten, insbesondere dann, wenn diese chronisch geworden sind. Gelingt es, in den Sommermonaten die Vitamin-D-Speicher durch Heliotherapie aufzufüllen, besteht ein guter Schutz vor grippalen Infekten. Eine gute Vitamin-D-Versorgung reduziert auch das Erkrankungsrisiko für die echte Grippe (*Influenza*) und ist nach Ansicht einiger Vitamin-D-Experten sogar wirksamer als die Grippeschutzimpfung. Diese kann keinen vollen Schutz bieten, weil sich die Virusstämme von Jahr zu Jahr verändern und daher die Zusammenstellung des Influenzaimpfstoffs für die kommende Saison stets einen Unsicherheitsfaktor beinhaltet. Die heliotherapeutische Anreicherung von Vitamin D ist somit besonders für alle interessant, bei denen eine Gegenanzeige für die Schutzimpfung besteht.

Weitere Indikationen für die Heliotherapie sind:

- Hautkrankheiten wie Akne, Schuppenflechte und Neurodermitis
- Störungen des Fettstoffwechsels, Adipositas, Kachexie (Auszehrung), Anorexie (Magersucht)

- Stoffwechselerkrankungen wie Diabetes mellitus, metabolisches Syndrom
- Malabsorptionssyndrome (gestörte Aufnahme von Nährstoffen und Vitaminen aus dem Darm), Niereninsuffizienz
- Asthma, Neigung zu Allergien
- Störungen des vegetativen Nervensystems, Leistungsschwäche
- Depression, Winterdepression
- Muskel- und Knochenschmerzen, Frakturen
- Osteomalazie (Knochenerweichung), Osteoporose (Knochenabbau)
- Wundheilungsstörungen, Dekubitus (Druckgeschwüre)
- Herz-Kreislauf-Erkrankungen, Hypertonie und Hypotonie (hoher und niedriger Blutdruck), Atherosklerose (Arterienverkalkung)
- Neurodegenerative Erkrankungen wie Alzheimer-Demenz, Multiple Sklerose
- immunologische und rheumatische Erkrankungen
- chronische entzündliche Erkrankungen
- Infektanfälligkeit, Infekte der Atemwege

Prophylaktisch kann die Heliotherapie in folgenden Fällen wertvolle Dienste leisten:

- ursächliche Beseitigung von Vitamin-D-Mangel
- Deckung eines erhöhten Sonnenlichtbedarfs bei Hauttyp IV bis VI
- Vorbeugung von Herz-Kreislauf-Erkrankungen und Stoffwechselstörungen
- Schwangerschaft, Stillzeit
- Kindheit und Adoleszenz
- Karzinomprävention
- Rekonvaleszenz

## Kontraindikationen für eine Heliotherapie

Bevor mit einer Heliotherapie begonnen wird, sollte sichergestellt sein, dass keine Gegenanzeigen vorliegen. Absolute Kontraindikationen sind:

- akute Erkrankungen mit Fieber
- akute Venenthrombosen
- Xeroderma pigmentosum (Mondscheinkrankheit)
- Einnahme von Medikamenten, die das Immunsystem dämpfen (Immunsuppressiva)
- Porphyrien (Störungen des Aufbaus von rotem Blutfarbstoff)
- Chemotherapie, Strahlentherapie

Relative Kontraindikationen sind Erkrankungen, die je nach individuellen Gegebenheiten gut auf eine Heliotherapie ansprechen. Es kann jedoch während des Behandlungsverlaufs zum Beispiel zu Erstverschlimmerungen oder unerwünschten Wirkungen kommen. Daher muss man in diesen Fällen stets eine erhöhte Aufmerksamkeit walten lassen. Hier ist die Begleitung durch einen sachkundigen und erfahrenen Therapeuten ratsam, da gegebenenfalls geeignete Schutzmaßnahmen sowie engmaschige Kontrolluntersuchungen erforderlich sind. Zu den relativen Kontraindikationen können zählen:

- persönliche und/oder familiäre Hautkrebsvorgeschichte
- Erkrankungen des Immunsystems, Autoimmunerkrankungen
- Kollagenosen (Bindegewebserkrankungen wie Lupus erythematodes, Sklerodermie usw.)
- Venenerkrankungen
- Krebserkrankungen
- Augenerkrankungen, insbesondere Netzhauterkrankungen (Schutzbrille!)
- Zustand nach frischen Verletzungen, Operationen, mikrochirurgischen Eingriffen
- Einnahme von photosensibilisierenden, also die Lichtempfindlichkeit steigernden, Medikamenten (Liste auf Seite 75)

Grundsätzlich sollten alle Personen mit chronischen Grunderkrankungen die Heliotherapie erst nach Rücksprache mit ihrem behandelnden Arzt durchführen.

## Liste photosensibilisierender Substanzen und Medikamente

Photosensibilisierende Stoffe haben die Eigenschaft, dass sie den Organismus für Lichtwirkungen empfindlicher machen. Viele gängige Medikamente können die Effekte von Licht in unerwünschter Weise verstärken, sodass man zum Beispiel im Extremfall von rotem Licht, das normalerweise völlig unschädlich ist, einen Sonnenbrand bekommen kann. Die meisten dieser Stoffe werden jedoch durch kurzwellige Strahlung, also UV-Licht und Kunstlicht mit erhöhten Blaulicht-Anteilen (HEV-Licht), aktiviert. Die Auflistung auf Seite 75 stammt aus einem heliotherapeutischen Fachbuch[11] und ist keinesfalls vollständig. Sie demonstriert aber schon aufgrund ihres Umfangs, wie viele Medikamente und pharmazeutische Präparate die Lichtempfindlichkeit des Organismus erhöhen. Symptome zeigen sich primär auf der Hautoberfläche und in der Netzhaut, wobei es auch zu Langzeitwirkungen kommen kann, die momentan noch nicht gut untersucht sind. Im Jahr 2018 wurde zum Beispiel eine große Studie[12] veröffentlicht, in der ein Zusammenhang zwischen dem verstärkten Auftreten von hellem Hautkrebs und der Einnahme des

Diuretikums Hydrochlorothiazid, ein harntreibendes Mittel, festgestellt wurde. Es handelt sich dabei um ein Standardpräparat, das weltweit täglich von Millionen Menschen eingenommen wird.

Die Entstehung von hellem Hautkrebs ist einer der wichtigsten Gründe, warum zum Beispiel die WHO vor dem Sonnenlicht warnt. Die Gefahren werden hier in erster Linie aus Ergebnissen epidemiologischer Studien abgeleitet. Wenn aber ein gängiges Medikament im Zusammenwirken mit Sonnenlicht das Erkrankungsrisiko signifikant erhöht, dann muss dies bei der Interpretation derartiger Studien dringend mitberücksichtigt werden. Darüber hinaus müsste für jedes gängige, risikobehaftete Medikament geprüft werden, ob die Zusammensetzungen und Filtereigenschaften von heutigen Sonnenschutzmitteln bei gleichzeitiger Einnahme dieses Medikaments überhaupt noch den Schutz bieten, wie man ihn für das Sonnenlicht als alleinigen Faktor angenommen hatte. In anderen Worten: Während in den letzten Jahren die steigenden Erkrankungsraten für hellen Hautkrebs alleinig dem Sonnenlicht und der Solariennutzung angelastet wurden, legen solche Studienergebnisse eine andere Interpretation nahe. Diese liegt dann sehr viel näher an der Aussage von Ernst Horn aus dem Jahre 1799:

»…eine solche Materie [das Sonnenlicht] kann für sich und ohne das Hinzu-kommen besonderer Umstände keine schädlichen Wirkungen hervorbringen. Licht ist in dem Grade, das dem Klima seinen gesunden Bewohners angemessen ist, keinesfalls gesundheitsschädlich, sondern im Gegenteil, der Gesundheit förderlich.«

Wenn Sie also regelmäßig Medikamente einnehmen müssen, sollte genau geprüft werden, ob dadurch nicht vielleicht eine Lichtunverträglichkeit hervorgerufen wird. Diese kann sich sowohl akut bemerkbar machen, als auch unmerkliche Langzeitwirkungen entfalten. Auf eine Besonderheit möchte ich dabei noch hinweisen: Viele Grunderkrankungen, die in der Vergangenheit erfolgreich mit der Heliotherapie behandelt wurden, wie zum Beispiel Bluthochdruck oder Depressionen, werden heute (symptomatisch) mit Medikamenten therapiert, die eine Lichtempfindlichkeit hervorrufen.

Die folgende Liste zeigt ohne Anspruch auf Vollständigkeit zahlreiche Wirkstoffe, die eine erhöhte Lichtempfindlichkeit oder Lichtunverträglichkeit verursachen können. Dies gilt übrigens nicht nur für Sonnenlicht, sondern in gewissem Umfang auch für Kunstlicht mit erhöhten Blaulichtanteilen (= HEVL):

| Antibiotika und Chemotherapeutika | Antidepressiva |
|---|---|
| Demeclocyclin | Amitriptylin |
| Doxycyclin | Amoxapin |
| Griseofulvin | Desimipramin (Desipramin) |
| Methacyclin | Doxepin |
| Minocyclin | Imipramin |
| Nalidixinsäure | Isocarboxazid |
| Oxytetracyclin | Maprotilin |
| Sulfactin | Nortriptylin |
| Sulfadoxin-Pyrimethamin | Protriptylin |
| Sulfamethazin (Sulfadimidin) | Trimipramin |
| Sulfamethizol | |
| Sulfamethoxazol | |
| Sulfamethoxazol-Trimethoprim | |
| Sulfasalazin | |
| Sulfathiazol | |
| Sulfisoxazol | |
| Tetracyclin | |

| Antidiabetika | Antihistaminika |
|---|---|
| Acetohexamid | Cyproheptadin |
| Chlorpropamid | Diphenhydramin |
| Glibenclamid | Promethazin |
| Glipizid | |
| Tolazamid | |
| Tolbutamid | |

| Diuretika | Neuroleptika |
|---|---|
| Acetazolamid | Chlorpromazin |
| Amilorid | Chlorprothixen |
| Bendroflumethiazid | Fluphenazin |
| Benzthiazid | Haloperidol |

| Diuretika | Neuroleptika |
|---|---|
| Chlorothiazid<br>Cyclothiazid<br>Furosemid<br>Hydrochlorothiazid<br>Hydroflumethiazid<br>Methylclothiazid<br>Metolazon<br>Polythiazid<br>Quinethazon<br>Trichlormethiazid | Perphenazin<br>Piperacetazin<br>Prochlorperazin<br>Promethazin<br>Thioridazin<br>Thiotixen<br>Trifluoperazin<br>Triflupromazin<br>Trimeprazin<br>sowie möglicherweise auch andere hier nicht aufgeführte Phenothiazinpräparate |
| **Nicht steroidale Antirheumatika** | **Parasitenmittel** |
| Ketoprofen<br>Naproxen<br>Phenylbutazon<br>Piroxicam<br>Sulindac<br>sowie möglicherweise auch andere hier nicht aufgeführte nichtsteroidale Antirheumatika | Bithionol<br>Pyrviniumpamoat<br>Chinin |
| **Zytostatika** | **Ätherische Öle** |
| Dacarbazin<br>Fluorouracil<br>Methotrexat<br>Procarbazin<br>Vinblastin | zum Beispiel: Zitronen-, Limonen-, Lavendel-, Bergamotte-, Sandelholzöl, Öl der virginischen Zeder; Kontakt mit den Ölen in den Schalen verschiedener Zitrusfrüchte |

| Andere Pharmaka | Sonnenschutzmittel |
|---|---|
| Amiodaron | 6-Acetoxy-2,4-dimethyl-m-dioxan |
| Benzocain | (Präservativ) |
| Captopril | Benzophenone |
| Carbamazepin | Cinnamate (Zimtsäurederivate) |
| Chinidin (Sulfonat, Glukonat) | Oxybenzone |
| Coumarinderivate | Para-Aminobenzoesäure (PABA) |
| Disopyramid | Paraaminobenzoesäureester |
| Goldsalze | (PABA-Ester) |
| Hexachlorophen | |
| Isoretinoin | |
| 6-Methylcumarin (in verschiedenen Rasierwässern, Parfümen, Sonnenschutzmitteln) | |
| Orale Kontrazeptiva | |

*Die Liste stammt aus:*
UV-Biologie und Heliotherapie. *Malte Bühring, Ernst G. Jung (Hrsg.), Hippokrates, Stuttgart 1992.*

## Checkliste für eine optimale Heliotherapie und Sonnenlichthygiene

Wenn alle Hindernisse für einen gesundheitsförderlichen Umgang mit Sonnenlicht beseitigt sind und keine Kontraindikationen bestehen, können Sie die Heliotherapie beginnen. Beachten Sie dabei bitte die folgenden Punkte, die zunächst der Übersichtlichkeit halber verkürzt aufgelistet und im Anschluss im Detail erklärt und weiter ausgeführt werden:

1. Eine wirksame Heliotherapie ist in Mitteleuropa nur im Sommerhalbjahr möglich.
2. Die Mittagsstunden, wenn die Sonne die kürzesten Schatten wirft, eignen sich am besten.
3. Ein Sonnenbrand muss unbedingt vermieden werden. Die erste Exposition sollte maximal 5 Minuten dauern!
4. Die Haut muss allmählich an die Sonne gewöhnt werden.
5. Die individuelle Hautempfindlichkeit sollte berücksichtigt werden.

6. Verwenden Sie immer einen Kurzzeitwecker oder einen Timer, um die Expositionszeit zu kontrollieren.
7. Der Kopf muss immer mit einer geeigneten Kopfbedeckung geschützt werden.
8. Es dürfen während der Heliotherapie keine Lichtschutzpräparate verwendet werden.
9. Achten Sie nach der Durchführung der Heliotherapie auf Sonnenschutz.
10. Trinken Sie nach der Heliotherapie ausreichend, essen Sie direkt davor und danach nichts.
11. Duschen Sie vor der Heliotherapie möglichst nicht.
12. Führen Sie ein Sonnentagebuch (Beispiel auf Seite 234/235) und tragen Sie jede Besonnung (auch im Solarium) ein.

### Erklärungen zur Checkliste

1. *Eine wirksame Heliotherapie ist in Mitteleuropa nur im Sommerhalbjahr möglich.*
Die Bildung von Vitamin D in der Haut kann nur erfolgen, wenn das Sonnenlicht genügend kurzwelliges Ultraviolettlicht (UVB) enthält. Die Sonne weist in Mitteleuropa im Winterhalbjahr jedoch zu geringe oder keine UVB-Anteile auf, als dass durch die Heliotherapie ausreichend wirksames Vitamin D gebildet werden könnte. Die Zusammensetzung der Sonnenstrahlung ist von verschiedenen Faktoren abhängig und schwankt mit den Jahreszeiten wie auch den geografischen Gegebenheiten. Je höher ein Ort über Meereshöhe gelegen ist, wie etwa das Hochgebirge in den Alpen, desto größer ist der Anteil an kurzwelliger UVB-Strahlung. Der Grad der Bewölkung wie auch die Luftverschmutzung sind weitere Faktoren, die sich auf die Strahlungszusammensetzung auswirken. Es ist daher sinnvoll, diese beispielsweise mit einer Wetter-App auf dem Smartphone, die auch den UV-Index angibt, vor dem Sonnenbad abzufragen. Die Heliotherapie zur Vitamin-D-Bildung ist erst ab einem UV-Index > 3 effektiv.

2. *Die Mittagsstunden, wenn die Sonne die kürzesten Schatten wirft, eignen sich am besten.*
Je kürzer der Weg der Sonnenstrahlen durch die Atmosphäre ist, sprich, je höher die Sonne am Himmel steht, desto höher ist auch der Anteil an kurzwelliger UVB-Strahlung. Damit weist das Sonnenlicht in diesen Stunden den höchsten UVB-Gehalt auf und kann somit am effektivsten Vitamin D in der Haut bilden. Eine Faustregel lautet: Je höher der UVB-Gehalt und je größer die bestrahlte Hautoberfläche sind, umso kürzer muss man sich für eine maximale Vitamin-D-Bildung in der Sonne aufhalten.

Als weitere Faustregel kann man sich merken, dass eine effektive Vitamin-D-Produktion erst dann möglich ist, wenn die Schattenlänge des Körpers im Stehen deutlich kürzer ist als die Körpergröße.

Die Vitamin-D-Bildung in der Haut verläuft in mehreren Stufen, wobei der erste Schritt die photochemische Aufspaltung der Vitaminvorstufe 7-Dehydrocholesterol (7-DHC) durch UVB ist. Langwelligere UVA-Strahlung kann die durch UVB gebildete Vorstufe sogar wieder zerstören. Daraus folgt, dass Sonnenlicht, das kein UVB enthält – zum Beispiel am späten Nachmittag oder in den Wintermonaten –, die Vitamin-D-Produktion nicht anregen kann. Mehr noch: UVA-Licht baut vorhandenes und in der Blutbahn zirkulierendes Vitamin D sogar ab! Dieser Autoregulationsmechanismus setzt auch bei Bestrahlungszeiten über 20 Minuten ein und ist dafür verantwortlich, dass längere Sonnenbäder keinen weiteren Vorteil mehr bieten.

**3.** *Ein Sonnenbrand muss unbedingt vermieden werden. Die erste Exposition sollte maximal 5 Minuten dauern!*

Ein Sonnenbrand ist das deutlichste Zeichen, dass die wichtigste Grundregel im Umgang mit dem Sonnenlicht missachtet wurde: Die Sonnengewöhnung muss

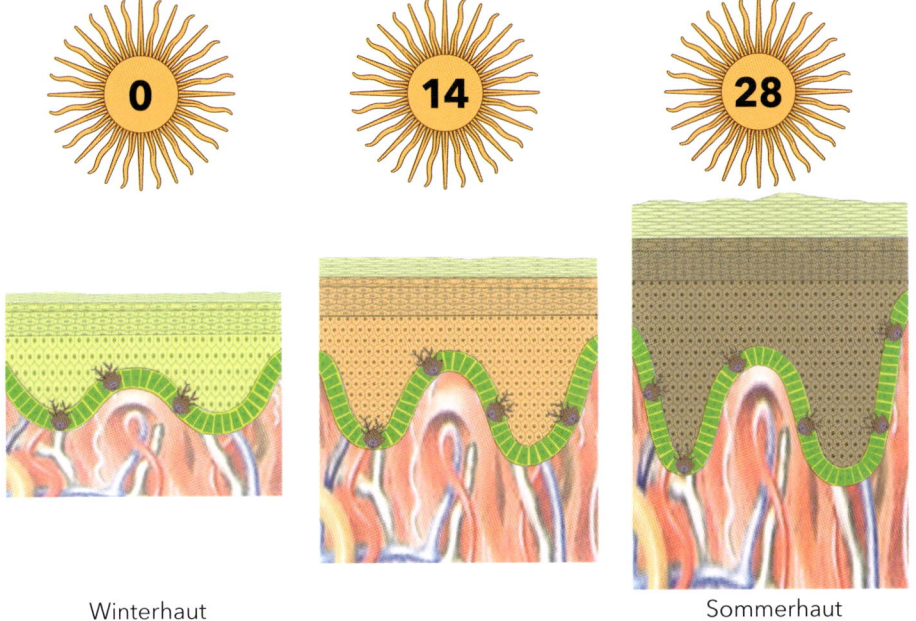

*Die Hautschichten verändern sich über mehrere Wochen und bilden eine Lichtschwiele, um sich vor UV-Licht zu schützen.*

individuell und schrittweise erfolgen. Ein Sonnenbrand ist eine Notfallreaktion des Organismus, bei der die Lichtreaktionen und Schutzfunktionen nicht mehr im Rahmen des Gesunden verlaufen.

Haben Sie sich einen Sonnenbrand zugezogen, müssen Sie für längere Zeit mit der Heliotherapie aussetzen, bis sich die Hautfunktionen wieder normalisiert haben. Am wirksamsten kann ein Sonnenbrand dadurch verhindert werden, dass man sich individuell angepasst an die Sonne gewöhnt.

**4.** *Die Haut muss allmählich an die Sonne gewöhnt werden.*

Hierzu eignet sich das Sonnengewöhnungsschema nach Rollier (Seite 62). Alternativ können Sie Ihre individuelle Hautempfindlichkeit ermitteln, dies wird unter dem nächsten Punkt beschrieben. Das Sonnengewöhnungsschema nach Rollier besagt, dass am ersten Tag lediglich die Füße für 5 Minuten der Sonne ausgesetzt werden. Der Rest des Körpers wird mit einem großen Badetuch abgedeckt. Am zweiten Tag werden wieder nur die Füße für 5 Minuten besonnt, bevor das Badetuch bis zu den Knien hochgezogen wird und die neue Zone für 5 Minuten besonnt wird. Die Füße werden somit 5 plus 5 Minuten, also insgesamt 10 Minuten exponiert. Am dritten Tag fängt man wieder mit den Füßen an, nach 5 Minuten werden die Unterschenkel freigegeben, nach weiteren 5 Minuten die Oberschenkel und so weiter. Durch diese Vorgehensweise findet eine sukzessive Gewöhnung statt, die auch den unterschiedlichen Empfindlichkeiten der Körperzonen Rechnung trägt. Wird die Sonnenlichtgewöhnung der Haut sachgerecht durchgeführt, kommt es nicht nur zur Pigmentierung der Haut, sondern wie bereits beschrieben auch zur Verdickung der äußersten Hautschichten, der Ausbildung einer sogenannten Lichtschwiele.

**5.** *Die individuelle Hautempfindlichkeit sollte berücksichtigt werden.*

Um die individuelle Hautempfindlichkeit herauszufinden, kann man alternativ zum Sonnengewöhnungsschema nach Rollier am ersten Tag mit 3 Minuten Ganzkörperbesonnung anfangen. Danach sollte man sich strikt vor weiterer Besonnung schützen und nach Ablauf von mindestens 4 Stunden den Hautzustand beurteilen. Wenn es zu einer Überdosierung gekommen ist, benötigt die Haut zwischen 2 und 4 Stunden, bevor sie mit einer Hautrötung reagiert. Wenn die Haut also nach 4 Stunden nicht gerötet ist oder spannt und keine Anzeichen eines (beginnenden) Sonnenbrands festzustellen sind, kann die Besonnungszeit am nächsten Tag verdoppelt werden auf 6 Minuten. Wird auch diese Dosis gut vertragen, darf die Besonnungszeit am dritten Tag auf 9 Minuten, am vierten Tag auf 12 Minuten usw. verlängert werden, bis maximal 20 Minuten erreicht sind. Oft wird empfohlen, die Dosierung anhand des Hauttyps festzulegen – die hier beschriebene schrittweise Erhöhung der Anwendungsdauer in Kombination mit dem individuellen Test ist jedoch wesentlich zuverlässiger. Weitere Informationen zum Hauttyp finden Sie ab Seite 87. Menschen mit dunkler Hautfarbe (Hauttyp V und VI nach Fitzpatrick) haben sowohl einen besseren Eigenschutz der Haut als auch einen höheren Sonnenlichtbedarf und können deswegen **alle** angegebenen Zeitvorgaben verdoppeln.

6. *Verwenden Sie immer einen Kurzzeitwecker oder einen Timer, um die Expositionszeit zu kontrollieren.*

In vielen Fällen bekommen Menschen einen Sonnenbrand, weil sie beim Sonnenbaden eingeschlafen sind. Stellen Sie sich daher **immer** einen Kurzzeitwecker oder Timer und verhindern Sie so, sich dem Sonnenlicht zu lange auszusetzen. Ein Sonnenbad bedeutet eine Auszeit vom Tagesgeschehen und gibt uns die Möglichkeit, den Kopf von Alltagsgedanken zu befreien. Das funktioniert aber nur dann, wenn man nicht ständig auf die Uhr sehen muss, um die Besonnungszeit zu kontrollieren. Daher ist es in vielerlei Hinsicht sinnvoll, eine ef-

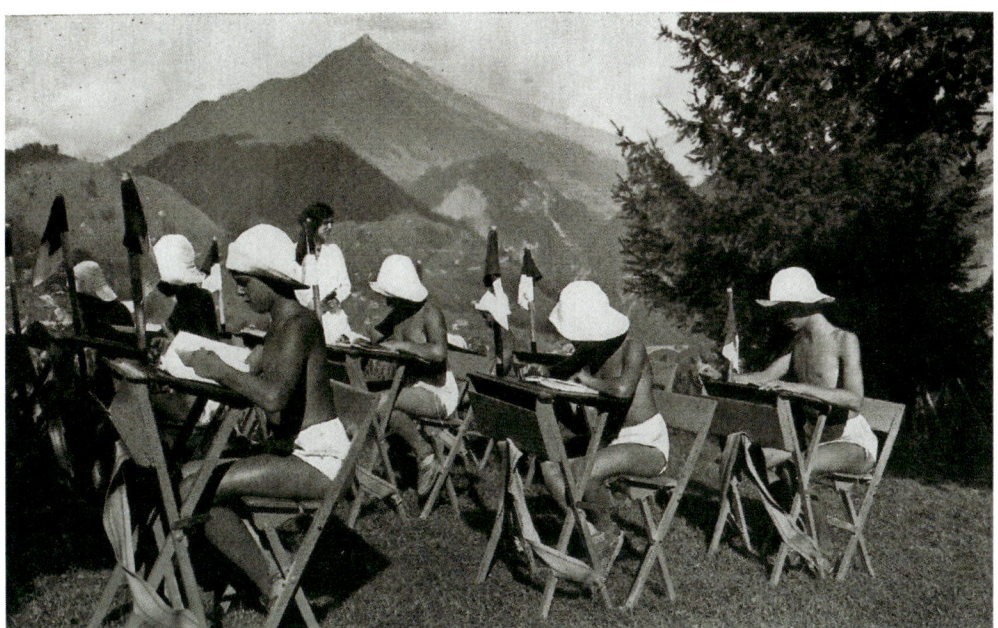

*Hier sitzen Kinder beim Schulunterricht im Hochgebirge und lassen die heilsamen Sonnenstrahlen auf ihre Haut scheinen.*

fektive Zeitkontrolle durchzuführen – sei es nun mit Kurzzeitwecker, Smartphone-App oder herkömmlichem Wecker. Für Smartphones gibt es mittlerweile viele verschiedene Programme, die als Sonnentagebuch, Kurzzeitwecker sowie UV-Monitor oder Vitamin-D-Rechner verwendbar sind. Dabei sollte jedoch immer beachtet werden: Auch das Smartphone braucht einen effektiven Sonnenschutz! Liegt ein solches Gerät in der prallen Sonne, schaltet es sich unter Umständen wegen Überhitzung ab. Der Timer funktioniert dann auch nicht mehr. Wenn Sie also ein Smartphone für die Zeitkontrolle verwenden, bewahren Sie es an einem kühlen Platz auf, wo es vor Überhitzung geschützt ist; stellen Sie sicher, dass es nicht stummgeschaltet ist und stellen Sie die Lautstärke des Signaltons so hoch ein, dass Sie das Wecksignal auch zuverlässig hören können. Ein mechanischer Küchenwecker kann daher sogar die bessere Wahl sein …

**7.** *Der Kopf muss immer mit einer geeigneten Kopfbedeckung geschützt werden.*
Verwenden Sie einen Sonnenschirm oder einen breitkrempigen Strohhut, um den Kopf vor direktem Sonnenlicht zu schützen. Noch vor 50 Jahren wäre kaum jemand auf die Idee gekommen, ohne Kopfbedeckung ins Freie zu gehen. Was aus der heutigen Sicht als Modeerscheinung gelten mag, hatte einen tiefgehenderen Hintergrund, nämlich den effektiven Schutz der »Sonnenterrassen« des Körpers vor zu viel Sonnenstrahlung. Nicht durch Kleidung geschützte, frei liegenden Stellen, also Hände, Stirn, Nase und Ohrmuscheln, bekommen jedes Mal Sonne ab, wenn wir uns im Freien aufhalten. Das Tragen eines Hutes ist also nicht nur für Babys, sondern für alle Menschen sinnvoll, wenn sie sich im Freien aufhalten. Schon bei Rollier, der über 45 Jahre Erfahrung mit der Heliotherapie hatte, war das Tragen einer schützenden Kopfbedeckung eine unverzichtbare Maßnahme bei der Anwendung von Sonnenlicht.

Die Abbildung auf Seite 81 zeigt eine Klasse in Rolliers *Schule in der Sonne* und veranschaulicht, dass eine Kopfbedeckung zur unverzichtbaren Ausrüstung gehörte. Der restliche Körper hingegen soll für eine effektive Heliotherapie so großflächig wie möglich exponiert werden. Da wir durch unsere Kleidung nur noch selten Sonnenlicht an den Körper heranlassen, sind diese Bereiche unterversorgt. Je mehr Hautoberfläche also mit dem Sonnenlicht in Kontakt kommt, umso mehr Vitamin D kann während der Bestrahlungszeit gebildet werden.

**8.** *Es dürfen während der Heliotherapie keine Lichtschutzpräparate verwendet werden.*
Bereits ein Lichtschutzfaktor von 20 verhindert die Vitamin-D-Bildung zu etwa

99 Prozent! Auch sonst sind Sonnenschutzpräparate nur bedingt hilfreich: Sie schützen zwar vor Sonnenbrand, nicht aber vor Hautkrebs, da sie langwellige UVA-Strahlung mindestens dreimal weniger effektiv herausfiltern als UVB-Strahlung. Chemische Schutzfilter ziehen zudem in die Haut ein, werden in die Blutbahn aufgenommen und können im Körper unerwünschte Wirkungen entfalten. Viele Inhaltsstoffe wurden beispielsweise in Muttermilch gefunden, wenn die Mütter sich ausgiebig mit Sonnenschutzmitteln behandelt hatten.[13]

Ein weiterer Aspekt ist die vermehrte Bildung von Sauerstoffradikalen in der Haut, die bei Verwendung von chemischen Lichtschutzfaktoren beschrieben ist.[14] Sauerstoffradikale sind aggressive Moleküle, die eine normale Zellfunktion beeinträchtigen (weitere Informationen auf Seite 90). Auch andere Kosmetika wie Deodorants oder Cremes sind während der Heliotherapie zu vermeiden und sollten, wenn überhaupt, frühestens eine Stunde nach dem Sonnenbad aufgetragen werden. Manche Inhaltsstoffe von Hautpflegemitteln wirken als Photosensibilisatoren und können die Lichtempfindlichkeit der Haut erhöhen. Auch eine Reihe gängiger Medikamente erhöht, wie bereits erwähnt, die Lichtempfindlichkeit des Organismus, besonders in der Haut und in den Augen. Dadurch werden die physiologischen Lichtschutzreaktionen beeinflusst beziehungsweise behindert. Bei Einnahme solcher Medikamente (Liste Seite 75) müssen daher besondere Vorsichtsmaßnahmen ergriffen werden. Unter Umständen bedeutet dies sogar einen absoluten Verzicht auf eine Heliotherapie, zum Beispiel bei Chemotherapie oder Radiotherapie (Bestrahlung). Weiterhin ist Vorsicht geboten bei Einnahme von Hormonpräparaten, da praktisch alle Steroidhormone (Cortisol, Kortison, Östrogene, Gestagene und so weiter) im UV-Licht zerstört werden können. Da diese Medikamenteninhaltsstoffe in der Blutbahn zirkulieren, kommen sie etwa 0,1 Millimeter unter der Hautoberfläche in unmittelbaren Kontakt mit der UV-Strahlung und können dadurch abgebaut werden. Beispiele sind hormonelle Kontrazeptiva (Anti-Baby-Pille) oder blutdrucksenkende Medikamente. Wenn es also im Sommerurlaub zu einer ungewollten Schwangerschaft kommt, ist es durchaus möglich, dass die Anti-Baby-Pille nicht etwa vergessen wurde, sondern ihre Wirksamkeit durch die UV-Strahlung trotz regelmäßiger Einnahme verloren ging.

*9. Achten Sie nach der Durchführung der Heliotherapie auf Sonnenschutz.*
Vor der heliotherapeutischen Sitzung sollten keine Sonnenschutzpräparate aufgetragen werden, da sie zum Beispiel die

# 84 SONNENLICHT

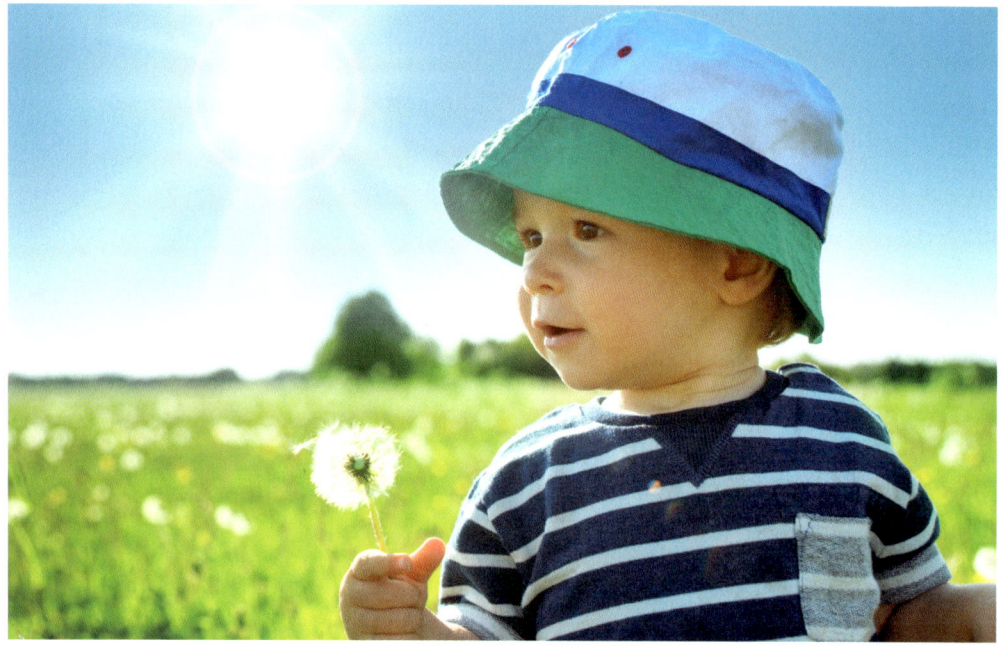

*Eine Kopfbedeckung ist das wichtigste Kleidungsstück beim Aufenthalt in der Sonne.*

Vitamin-D-Bildung stark behindern oder sogar blockieren. *Nach* der Anwendung gilt das Gegenteil: Jetzt ist Sonnenschutz angesagt! Am besten geht man aus dem Sonnenlicht. Lediglich den Schatten aufzusuchen, bietet jedoch oft keinen ausreichenden Schutz vor UV-Strahlung, da Schatten nur vor der direkten Sonnenstrahlung schützt. Die kurzwelligen Lichtanteile werden in der Atmosphäre stark gestreut, deswegen treffen sie aus allen Richtungen kommend auf der Erdoberfläche ein. Daher kann man selbst im Schatten einen Sonnenbrand bekommen, wenn man sich nur lange genug darin aufhält. Wie stark die UV-Strahlung im Einzelfall tatsächlich ist, hängt stark von den Umgebungsbedingungen ab: Ein mutmaßlicher Schattenplatz inmitten einer Betonwüste ist wesentlich problematischer als ein schattiges Plätzchen im Wald unter einem Blätterdach. Auch durch geeignete Kleidung kann man den Körper und besonders den Kopf vor weiterer Sonnenstrahlung schützen. Sonnenschutzkleidung sollte engmaschig gewebt und blickdicht sein, um einen ausreichenden Schutz zu bieten. Während man in unserem heimischen Sonnenklima auch mit herkömmlicher Kleidung auskommt, empfiehlt sich für extreme Sonnenbedingungen, beispielsweise am Äquator, die Verwendung von spezieller Sonnenschutzkleidung. Als drittbeste Lösung kommen dann auch Sonnenschutzmittel in Betracht. Hier sollten Sie sich nicht für die chemische Variante entscheiden, sondern mineralischen Sonnenschutzmitteln den Vorzug geben. Diese ziehen im Unterschied zu Präparaten mit chemischen Schutzfiltern nicht in die Haut ein, sondern liegen nur auf ihr auf. Auch das Funktionsprinzip ist unterschiedlich: Chemische Schutzfilter absorbieren die UV-Strahlung und erzeugen dabei Sauerstoffradikale, die sie ins Gewebe abgeben. Mineralischer Sonnenschutz dagegen funktioniert über Reflexion, wobei die Sonnenstrahlung zurückgeworfen wird, bevor sie in die Haut eindringen kann. Dies ist aus medizinischer Sicht ein enormer Vorteil, führt aber dazu, dass die eingecremte Haut einen perlmuttartigen Schimmer erhält. Dies wird aus kosmetischen Gründen oft als Nachteil angesehen, obwohl es eigentlich ein unschätzbarer Vorteil ist: Sie sehen nämlich genau, welche Körperbereiche eingecremt sind und an welchen Stellen es Lücken im Auftrag des Sonnenschutzes gibt. Ich denke dabei auch an das Eincremen von zappeligen Kindern – denen können Sie dann gleich noch die Sage von Siegfried erzählen. Nachdem er den Drachen besiegt hatte, nahm er ja bekanntlich ein Bad im Blut des Drachen. Überall dort, wo seine Haut mit dem Drachenblut in Kontakt kam, wurde sie unverwundbar – nur ein Lindenblatt, das auf seinem Rücken klebte, verhinderte, dass er überall geschützt war. Dies wurde ihm dann schließlich zum Verhängnis. Um die Haut aber überall »unverwundbar« zu machen, ist der Perlmuttschimmer sehr praktisch, denn er zeigt auf, ob man beim Eincremen gründlich war. Der beste Sonnenschutz ist es jedoch, einfach ganz aus dem Sonnenlicht zu gehen und ein Gebäude aufzusuchen.

10. *Trinken Sie nach der Heliotherapie ausreichend, essen Sie direkt davor und danach nichts.*

Etwa eine Stunde vor und nach dem Sonnenbad ist es besser, auf eine Nahrungsaufnahme zu verzichten. Nach der Sonnenexposition sollte ein eventueller Flüssigkeitsverlust mit isotonischen Getränken ausgeglichen werden. Rollier machte jedoch darauf aufmerksam, dass starkes Schwitzen vermieden werden sollte, da es ein Anzeichen für eine Überhitzung des Körpers ist. Sonnenlicht führt zu einer Verlagerung von Körperflüssigkeit in die äußeren Hautschichten. Im Extremfall, zum Beispiel in Folge eines schweren Sonnenbrandes, fließen bis zu 60 Prozent des Blutvolumens des Körpers in die Kapillarschichten der Haut ab, was zu einem lebensgefährlichen Kreislaufschock führen kann. Aber auch schon bei einer leichten Rötung fließt vermehrt Blut in die Haut, was bei Menschen mit labilem Kreislauf zu Problemen führen kann. Schnelles Aufstehen ist dann zu vermeiden. Generell sollten Sie also vor und nach dem Sonnenbad sowie während des Sonnenbadens auf Speisen oder kalte Getränke verzichten, denn während der Heliotherapie wird das Blut in der Haut benötigt und nicht im Magen-Darmtrakt.

**11.** *Duschen Sie vor der Heliotherapie möglichst nicht.*

Das Duschen mit Detergenzien wie zum Beispiel Seife oder Shampoos kann nicht nur Hautfette auflösen und entfernen, sondern auch die Dicke der Lichtschwiele herabsetzen. Diese stellt die wichtigste Schutzbarriere der Haut gegen kurzwellige UV-Strahlung dar. Wird sie vor dem Sonnenbad durch zu ausgiebiges Duschen reduziert, verringert sich dadurch der Eigenschutz der Haut. Die Befürchtung hingegen, dass Duschen die Vitamin-D-Bildung herabsetzen könnte, wurde von führenden Vitamin-D-Experten nicht bestätigt. Die stärkste Bildung der Vitamin-D-Vorstufen findet zwar in der Epidermis statt, wo auch die höchste Konzentration der UVB-lichtempfindlichen Vorstufe 7-Dehydrocholesterol (7-DHC) gefunden wird, allerdings spielen sich diese Vorgänge hauptsächlich in der Nähe der Basalmembran und nicht an der Hautoberfläche ab. Daher spielt das Waschen der Haut vermutlich eine zu vernachlässigende Rolle für die Vitamin-D-Synthese.

Es gibt jedoch noch einen weiteren Punkt, den man bedenken sollte: In den vergangenen Jahrzehnten haben sich das Hygieneverhalten und die Körperpflege grundlegend verändert. Während noch vor 50 Jahren einmal in der Woche gebadet wurde, duschen die meisten Menschen heute täglich und entfetten dabei ihre Haut in starkem Umfang. Anschließend werden Feuchtigkeitscremes oder andere kosmetische Pflegeprodukte verwendet, um etwas gegen die Hautaustrocknung zu bewirken. Hier kann es dann zu unerwünschten Nebenerscheinungen kommen, denn die entfettete Haut verhält sich wie ein trockener Schwamm und saugt die Inhaltsstoffe der Körperpflegeprodukte in sich hinein. Diese beinhalten mitunter Substanzen – meistens solche, deren kleingedruckte Namen man kaum aussprechen kann –, die in unvorhersehbarer Weise mit den Vorgängen in der Haut in Wechselwirkung treten. So können zum Beispiel bestimmte Parabene die Neubildung von Keratinozyten verlangsamen und damit den Aufbau einer Lichtschwiele (= natürlicher Sonnenschutz) behindern.[15] Generell stehen viele Hautpflegeprodukte im

Verdacht, den natürlichen Stoffwechsel in der Haut zu beeinträchtigen. Die richtige Verwendung von Sonnenlicht und Wasser bei eingeschränkter Anwendung von fettlösenden Substanzen kann daher zu einer Normalisierung des Hautstoffwechsels führen.

12. *Führen Sie ein Sonnentagebuch und tragen Sie jede Besonnung (auch im Solarium) ein.*

Viele Sommer in unseren Breitengraden verlaufen anders, als man sich dies im Hinblick auf eine regelmäßige Heliotherapie wünschen würde. So musste schon Niels Finsen feststellen, dass in Kopenhagen nur knapp 30 Tage im Jahr für die Durchführung seiner Therapie geeignet waren. Das war der hauptsächliche Grund, warum er bald zu forschen begann, ob seine Therapie auch mit künstlichen Lichtquellen durchführbar wäre. Man muss aber nicht nach Kopenhagen fahren, um auf derartige Schwierigkeiten zu stoßen, auch in Deutschland kann es passieren, dass die Sonne zwischen Mai und September zur optimalen Zeit zwischen 11 Uhr und 14 Uhr nur selten scheint. Da man derartige Bedingungen ähnlich schnell aus dem Bewusstsein verliert wie den Speiseplan der letzten Woche, empfiehlt sich das Führen eines Sonnentagebuchs. Darin werden klimatische Bedingungen, UV-Index, Expositionszeiten, individuelle Reaktionen und eventuelle Solariumanwendungen dokumentiert. Dies ist auch im Hinblick auf eine maßgeschneiderte, individualisierte Strategie zur Vermeidung einer Vitamin-D-Unterversorgung wichtig. In Verbindung mit der laborchemischen Bestimmung des Vitamin-D-Spiegels hilft das Sonnen- und Solariumtagebuch dabei, die Reaktionen des eigenen Körpers besser kennenzulernen. Die Fähigkeit, Vitamin D in der Haut selbst herzustellen, hängt nämlich von vielen Faktoren ab. Dabei geht es nicht nur um Hauttyp, Alter und Body-Mass-Index, sondern auch um weniger offensichtliche Faktoren wie zum Beispiel genetische und andere individuelle Gegebenheiten. Ein Beispiel für ein Sonnentagebuch finden Sie auf den Seiten 234 und 235.

## Hauttypen nach Fitzpatrick

Der amerikanische Hautarzt Thomas Fitzpatrick entwickelte in den 1970er-Jahren eine Klassifizierung, die seither häufig verwendet wird, um die individuelle Lichtempfindlichkeit der Haut anhand bestimmter Merkmale abschätzen zu können. Einige Studien haben jedoch gezeigt, dass es eigentlich nur zwei Hauttypen gibt, die mit dem Erscheinungsbild nur sehr eingeschränkt zusammenhängen: Der eine Typ reagiert empfindlich, der andere unempfindlich auf Sonnenlicht. Empfindliche Menschen gehören zwar meistens zu den Hauttypen I, II und III, es kann jedoch auch vorkommen, dass ein Hauttyp IV oder V wesentlich empfindlicher auf Sonnenlicht reagiert, als man dies ausgehend von der Merkmalsbeschreibung nach Fitzpatrick erwarten würde. Außerdem gibt der Hauttyp keinerlei Auskunft darüber, ob eventuell Lichtempfindlichkeit auslösende Stoffe im Organismus zirkulieren, da dies keinen Einfluss auf das Erscheinungsbild der Haut hat. Trotzdem ist es sinnvoll, die Einteilung zu kennen – daher folgt hier eine kurze Darstellung:

**Keltischer Typ (Typ I):** Folgende Merkmale charakterisieren diesen Hauttyp: sehr helle Hautfarbe; rötliches oder hellblondes Haar; blaue, grüne oder hellgraue Augen; sehr helle Brustwarzen. Der keltische Typ wird im Sonnenlicht praktisch nicht braun, sondern bekommt stattdessen Sommersprossen und reagiert sehr häufig mit einem Sonnenbrand.

**Nordischer Typ (Typ II):** Folgende Merkmale charakterisieren diesen Hauttyp: helle Hautfarbe; blonde oder hellbraune Haare; blaue, graue oder grüne Augen; häufig Sommersprossen und mäßig pigmentierte Brustwarzen. Der nordische Typ bräunt in der Sonne nur langsam und in geringem Maße, er bekommt häufig Sonnenbrand.

**Mischtyp (Typ III):** Folgende Merkmale charakterisieren diesen Hauttyp: bräunliche oder olivfarbene Haut; dunkelbraunes oder hellbraunes, manchmal auch blondes oder schwarzes Haar; meist braune, bisweilen aber auch blaue, grüne oder graue Augen; kaum Sommersprossen und mäßig braune Brustwarzen. Der Mischtyp bräunt im Sonnenlicht langsam, aber fortschreitend bis zu einer hellbraunen Hautfarbe und bekommt nur manchmal einen Sonnenbrand.

**Mediterraner Typ (Typ IV):** Folgende Merkmale charakterisieren diesen Hauttyp: bräunliche oder olivfarbene Haut, auch in ungebräuntem Zustand; braune Augen; braunes oder schwarzes Haar; keine Sommersprossen und dunkle Brustwarzen. Der mediterrane Hauttyp bräunt schnell, entwickelt dabei eine mittelbraune Hautfarbe und bekommt nur selten einen Sonnenbrand.

**Dunkler Hauttyp (Typ V):** Diesen Hauttyp findet man vorwiegend bei Menschen aus arabischen Ländern, Nordafrika, Indien und Asien. Folgende Merkmale charakterisieren diesen Hauttyp: dunkle Haut, auch in ungebräuntem Zustand, oft ein grauer Unterton; dunkle Augen; schwarzes Haar; keine Sommersprossen; dunkle Brustwarzen. Der dunkle Hauttyp bräunt in der Sonne schnell bis zu einer dunkelbraunen Hautfarbe und bekommt kaum einen Sonnenbrand.

**Schwarzer Hauttyp (Typ VI):** Diesen Hauttyp findet man vorwiegend bei Menschen aus Subsahara-Afrika und Australien. Folgende Merkmale charakterisieren diesen Hauttyp: dunkelbraune bis schwarze Haut, auch in ungebräuntem Zustand; schwarze Augen; schwarzes Haar; keine Sommersprossen; dunkle Brustwarzen. Der schwarze Hauttyp bekommt in europäischer Sonne praktisch nie einen Sonnenbrand.

## Hauttypabhängige Besonderheiten

Die Hautfarbe eines Menschen resultiert in erster Linie aus den beiden Parametern *Pigmentierung* und *Durchblutung*. Die Kapillarschicht in der obersten Zone der Lederhaut liegt etwa 0,1 Millimeter unter der Hautoberfläche und trägt zur Ernährung der gefäßlosen obersten Hautschicht, der Epidermis, bei. Sie gibt der Haut aber auch einen Rotton, da eindringendes Licht abhängig vom Grad der Durchblutung von den Kapillaren teilweise zurückreflektiert wird. Dieser Rotwert ergibt zusammen mit der Pigmentierung schließlich die Hautfarbe, die wir sehen.

Die Pigmentierung hingegen ist die Folge der Einlagerung von Melanin in die Zellschichten der Epidermis. Das Melanin kommt in zwei verschiedenen Formen vor, dem schwärzlich-braunen Eumelanin und dem gelblich-rötlichen Phäomelanin. Die Hautfarbe eines Menschen wird durch das Mischungsverhältnis dieser beiden Farbstoffe mitbestimmt: Beim nordischen und besonders beim keltischen Typ dominiert das Phäomelanin, bei den anderen Hauttypen dagegen das Eumelanin. In der Haut wird Melanin von spezialisierten Zellen, den Melanozyten, gebildet und an die Keratinozyten übergeben. Sonnenlicht stimuliert sowohl die vermehrte Produktion des Farbstoffs als auch die verstärkte Bildung von Keratinozyten, wodurch beide Mechanismen zur Ausbildung eines leistungsfähigen Lichtschutzes beitragen.

Während das Eumelanin in der Lage ist, über 99,9 Prozent der UV-Strahlung praktisch augenblicklich in unschädliche Wärme zu verwandeln, kann Phäomelanin die eintreffende UV-Strahlung nur bedingt in Wärme konvertieren. Aus diesem Grund kann sich die Haut von Menschen mit Hauttyp I und II, bei denen das Phäomelanin überwiegt, deutlich schlechter an Sonnenlicht anpassen. Phäomelanin wirkt sogar als Photosensibilisator und erzeugt unter dem Einfluss von UV-Licht vermehrt Sauerstoffradikale in der Haut.

Phäomelanin ist ein eigenständiger Risikofaktor für die Entstehung von Haut-

> ## SAUERSTOFFRADIKALE ARBEITEN AN DER LICHTANPASSUNG
>
> Sauerstoffradikale sind aggressive Moleküle, die Sauerstoff enthalten. Da es eine ganze Reihe davon gibt, werden sie oft auch als ROS bezeichnet, *reactive oxygen species*, also reaktionsfreudige Sauerstoffabkömmlinge. Ein Beispiel dafür wäre Wasserstoffperoxyd ($H_2O_2$), das aufgrund der Fähigkeit, seine Reaktionspartner schnell zu oxidieren und damit chemisch zu verändern, zum Entfärben von Haaren oder auch für die Desinfektion verwendet werden kann. ROS sind an zahlreichen Lichtreaktionen im Organismus beteiligt. Sowohl der Bräunungsvorgang als auch die verstärkte Bildung einer Lichtschwiele können nur stattfinden, weil das UV-Licht im Gewebe Sauerstoffradikale erzeugt. Diese dienen dabei als Signalmoleküle und starten eine Kaskade von Folgereaktionen, die alle im Dienst der Lichtanpassung stehen. Das Hautpigment Eumelanin kann zum Beispiel UV-Licht in großem Umfang absorbieren und dadurch verhindern, dass zu hohe Konzentrationen an Sauerstoffradikalen entstehen. Um die Lichtreaktionen im Anschluss an die Einwirkung von Sonnenlicht jedoch nicht völlig zu blockieren, gibt Eumelanin noch für viele Stunden in geringem Umfang wieder Sauerstoffradikale frei und fungiert somit als ein leistungsfähiges ROS-Puffersystem. Auch für Sauerstoffradikale gilt daher der Grundsatz: Die richtige Dosis ist förderlich, aber ein Übermaß davon schadet dem Organismus.

krebs. Einige meiner Patienten mit Hauttyp I und II berichteten mir sogar, dass sie sich im direkten Sonnenlicht nicht wohlfühlen. Vermutlich spüren sie die vermehrte Bildung von Sauerstoffradikalen in ihrer Haut – hier gilt dann wieder der Hinweis von Auguste Rollier, dass sich die Heliotherapie immer gut anfühlen soll. Tut sie das nicht, gibt es meist einen Grund dafür, den man dann auch respektieren sollte: Niemand sollte sich zum Sonnenbaden zwingen, nur weil es in der Theorie so viele gesundheitliche Vorteile bietet!

Da bei den meisten Menschen beide Melaninvarianten vorhanden sind, lässt sich übrigens allein aus der Hautfarbe beziehungsweise aus dem Hauttyp nicht sicher ableiten, welches Hautkrebsrisiko eine bestimmte Person in sich trägt: Das Fehlen von Eumelanin kann man zwar beim rothaarigen Personen mit heller Haut sehen – nicht aber, wie viel Phäomelanin neben dem Eumelanin bei einem Mischtyp vorhanden ist, da das schwarze Pigment seinen gelblichen Kollegen visuell überdeckt. Anhand der Klassifikation des Hauttyps nach Fitzpatrick können somit insbesondere für die Hauttypen I bis IV nur Wahrscheinlichkeiten für ein Erkrankungsrisiko angeben, aber keine zuverlässigen Angaben gemacht werden. Wenn jemand zu den Hauttypen IV bis VI gehört, kann man jedoch mit ziemlicher Sicherheit sagen, dass diese Person ein geringes Hautkrebsrisiko trägt. Gleichzeitig hat die Person aber auch einen erhöhten Sonnenlichtbedarf, um ausreichend Vitamin D in der Haut zu bilden: Insbesondere dunkle oder schwarze Haut benötigt zwei bis drei Mal mehr Sonnenlicht, um einen Vitamin-D-Mangel sicher zu verhindern. Die Faustregel, dass maximal 20 Minuten Sonnenlicht optimal sind, muss für Menschen mit Hauttyp V und VI also auf 40 bis 60 Minuten korrigiert werden. Übrigens profitieren auch diese Hauttypen von einer schrittweisen und individuellen Gewöhnung an das Sonnenlicht, besonders nach den lichtarmen Wintermonaten.

## Vitamin D

Vor der Entdeckung des Vitamin D waren in der industrialisierten Welt Dunkelkrankheiten wie Tuberkulose und Rachitis allgegenwärtig. Diese Krankheiten kommen heute in Europa nur noch selten vor. Trotzdem ist eine Unterversorgung mit Vitamin D in der Bevölkerung weitverbreitet. Experten gehen davon aus, dass etwa zwei Drittel der Bevölkerung nicht optimal versorgt sind. Leider zeigt sich ein Vitamin-D-Mangel häufig nicht durch eindeutige Symptome, sondern äußert sich in Form von verminderter Leistungsfähigkeit, Erschöpfung oder vermehrter Infektanfälligkeit.

Man geht davon aus, dass eine gute Versorgung mit Vitamin D nicht nur für die Knochengesundheit wichtig ist, sondern auch das Erkrankungsrisiko für zahlreiche chronische Störungen und zivilisationsbedingte Leiden senken kann. Daher ist es aus Sicht der Vorbeugung äußerst sinnvoll, einen Vitamin-D-Mangel so früh wie möglich zu erkennen und zu beseitigen. Ich rate daher all meinen Patienten zu einer Laborbestimmung ihres Vitamin-D-Spiegels. Einen wichtigen Punkt möchte ich dabei betonen: Ein Vitamin-D-Mangel ist der schlagende Beweis für einen *Sonnenlichtmangel*. Damit ist er nur ein Symptom, aber nicht die Ursache. Wenn man einen Vitamin-D-Mangel durch die Zufuhr von Vitamin D behandelt, ist dies eine symptomatische Behandlung. Ein Sonnenlichtmangel sollte jedoch ursächlich behandelt werden, nämlich mit Sonnenlicht – außer, es sprechen triftige Gründe dagegen.

## Vitamin-D-Bestimmung im Labor

Den Vitamin-D-Spiegel kann man seit Anfang der 1980er-Jahre einfach über eine Blutprobe bestimmen lassen. Grundsätzlich sollte man sich jedoch nicht zu fest an einen Laborwert klammern, denn hier sind durchaus Schwankungen in der Größenordnung von 10 bis 20 Prozent an der Tagesordnung. Die laborchemische Bestimmung des Vitamin-D-Spiegels im Blut soll in erster Linie Mangelzustände aufdecken. Sie stellt aber auch sicher, ob ein Mangel zum Beispiel durch Heliotherapie beseitigt werden konnte.

Die Erstdiagnose kann jederzeit erfolgen, die optimalen Zeitpunkte für ein Monitoring des Verlaufs sind jedoch Februar und Oktober: Der Wert im Februar zeigt an, ob in den Wintermonaten ein Mangel entstanden ist; der Oktoberwert gibt darüber Auskunft, ob die Sonnenexposition im Sommer ausreichend war und genügend Vitamin D gespeichert wurde. Besondere Bedeutung bekommt die Untersuchung des Vitamin-D-Wertes, wenn keine Heliotherapie durchgeführt werden kann und stattdessen ein Medikament eingenommen wird. Hier zeigt sich nämlich in der Praxis, wie unterschiedlich die individuellen Reaktionen sein können: Während bei der einen Person bereits eine niedrige Dosierung einen schweren Mangel beseitigen kann, benötigt eine andere Person vielleicht die 20-fache Dosis, um einen vergleichbaren Effekt zu erzielen, denn Vitamin D aus Nahrungsergänzungsmitteln wird individuell sehr unterschiedlich aufgenommen und im Organismus verarbeitet. Um Vitamin-D-Gaben optimal dosieren zu können, ist die Kontrolle des Blutspiegels aus ärztlicher Sicht unverzichtbar.

## Vitamin D – Referenzbereiche

Wer sich mit den Laborergebnissen beschäftigen will, stellt schnell fest, dass dies nicht so einfach ist, wie es eigentlich sein könnte oder sollte. Je nach Blutlabor, das die Bestimmung durchführt, werden nicht nur drei verschiedene Einheiten verwendet, sondern auch unterschiedliche Grenzwerte für die Referenzbereiche:

- Die beiden gewichtsbezogenen Konzentrationseinheiten lauten: Nano-

gramm pro Milliliter und Mikrogramm pro Liter, wobei 1 ng/ml = 1 µg/l ist.
- Die dritte Konzentrationseinheit, die in Verwendung ist, lautet Nanomol pro Liter, wobei 1 ng/ml = 1 µg/l in etwa 2,5 nmol/l entsprechen.

Der Einfachheit halber werde ich ab jetzt mit ng/ml fortfahren. Bei Werten unter 12 ng/ml handelt es sich um einen *schweren Vitamin-D-Mangel*. Dieser sollte, darüber herrscht in der Fachwelt weitgehend Einigkeit, zeitnah beseitigt werden. Gleiches gilt für einen *Vitamin-D-Mangel*, der bei Werten zwischen 12 und 20 ng/ml vorliegt. Von einer *Vitamin-D-Insuffizienz* spricht man bei Werten zwischen 20 und 30 ng/l. Eine ausreichende Vitamin-D-Versorgung liegt vor, wenn der Wert zwischen 30 und 100 ng/ml liegt. Optimal sind dabei Werte zwischen 40 bis 60 ng/ml.

Eine *Überdosierung* liegt vor, wenn der Wert zwischen 100 und 300 ng/ml liegt, darüber handelt es sich um eine *Intoxikation*. Überdosierungen und toxische Spiegel werden nur bei oraler Vitamin-D-Zufuhr beobachtet. Bei der Vitamin-D-Synthese in der Haut verhindert ein Autoregulationsmechanismus das Ansteigen der Konzentration auf schädliche Werte. Die Tabelle auf Seite 94 zeigt die Referenzbereiche in den unterschiedlichen Einheiten, die heute gebräuchlich sind, in übersichtlicher Form auf.

Ob ein behandlungsbedürftiger Mangel vorliegt, muss immer individuell entschieden und kann nicht pauschal anhand der Werte in der Tabelle oder aus dem Laborbefund beurteilt werden. Sie sollten daher bei allen Fragen rund um Vitamin D einen geschulten Therapeuten konsultieren. Dies gilt besonders dann, wenn Sie beabsichtigen, Vitamin D mit Präparaten zu substituieren, die in Deutschland rezeptpflichtig sind. Da sich die Medizin sehr schnell weiterentwickelt und die Referenzwerte immer wieder Gegenstand wissenschaftlicher Diskussionen sind, können sich jederzeit Änderungen in der Festlegung ergeben.

Ich habe mir im Laufe der Jahre angewöhnt, den Vitamin-D-Haushalt meiner Patienten nicht nur nach den Laborwerten zu beurteilen, sondern auch den Hauttyp in meine Betrachtungen miteinzubeziehen. Dabei lasse ich mich von folgender Überlegung leiten: Je heller die Hautfarbe eines Menschen ist, desto weniger waren seine Vorfahren mit Sonnenlicht konfrontiert. Nach den Regeln der Evolution überleben die am besten angepassten Individuen. Helle Haut macht es dem Organismus leichter, auch bei wenig Sonnenlicht ausreichend Vitamin D zu bilden. Sie ist aber ebenso ein Zeichen dafür, dass es aufgrund klimatischer Bedingungen mit größerer Wahrscheinlichkeit immer wieder zu Phasen kam, in denen

| 25(OH)-VD3 im Serum | Einheit: ng/ml | Einheit: µg/l | Einheit: nmol/l |
|---|---|---|---|
| schwerer Mangel | < 12 | < 12 | < 30 |
| Mangel | 12–20 | 12–20 | 30–50 |
| Insuffizienz | 20–30 | 20–30 | 50–75 |
| Referenzbereich für ausreichende Versorgung | 30–100 | 30–100 | 75–250 |
| optimale Versorgung | 40–60 | 40–60 | 100–150 |
| Überdosierung | > 100 | > 100 | > 250 |
| Intoxikation | > 300 | > 300 | > 750 |

nur wenig Vitamin D im Körper verfügbar war. Menschen mit heller Haut können aufgrund dieses Selektionsdrucks vermutlich besser mit niedrigeren Werten zurechtkommen als Menschen mit dunklerer Haut, bei denen aufgrund der dauernden Verfügbarkeit von Sonnenlicht in ihrer Ahnenlinie niemals ein Vitamin-D-Mangel aufgetreten ist. Ich toleriere daher bei Patienten mit Hauttyp I oder II auch einen Wert von 20 ng/ml als ausreichend, wohingegen ich bei stärker pigmentierten Patienten eher einen Zielwert von 60 ng/ml anpeile.

Ausgangspunkt für meine Überlegungen war eine größere Studie aus Schweden, die für die beobachtete Population die größte Lebenserwartung bei Teilnehmern festgestellt hat, deren Vitamin-D-Wert zwischen 20 und 30 ng/ml lag.[16] Nachdem in den nordischen Ländern eher die hellen Hauttypen dominieren, erscheint mir meine Vorgehensweise *biologischer* als eine »Viel hilft viel«-Strategie, die leicht dazu führen könnte, dass für jeden Patienten Zielwerte angestrebt werden, die nur durch die Gabe von hohen Dosen Vitamin D erreicht werden können. Wenn jemand den Sommer über regelmäßig heliotherapeutische Anwendungen durchgeführt hat und der Blutwert trotzdem nicht über 30 ng/ml ansteigt, ist dies möglicherweise auch der Ausdruck einer Autoregulation, über die ein Organismus »seine« optimalen Werte individuell einjustiert.

## Lichttherapie ohne Sonne

Landflucht und Verstädterung haben dazu geführt, dass die Gelegenheiten, sich dem natürlichen Sonnenlicht auszusetzen, immer seltener werden. Die meisten berufstätigen Menschen haben zudem das Problem, dass sie während der Stunden des Tages arbeiten müssen, wenn die Sonne ihre optimalen Strahlungsqualitäten bereitstellt. Was kann man also außer der Heliotherapie noch tun, um einem Vitamin-D-Mangel entgegenzuwirken?

Bereits Finsen nutzte elektrisches Licht als Ersatz für die natürliche Sonne. In den USA gab es einen weiteren Pionier, der bereits einige Jahre vor Finsen mit der therapeutischen Anwendung von elektrischem Licht begonnen hatte. Dr. John Harvey Kellogg, den meisten eher als Namensgeber der beliebten Cornflakes bekannt, nutzte in seiner Kurklinik »Battle Creek Sanitarium« bereits im Jahr 1891 das erste elektrische Lichtbad auf der Basis von Glühlampen.

Kellogg wandte Glühlicht zur Entgiftung, zur Behandlung von Gelenkerkrankungen und Schmerzzuständen sowie insbesondere bei Erkrankungen der inneren Organe an. Seine Heilanstalt war äußerst populär, sodass er dort im Laufe der Jahrzehnte viele Tausend Patienten erfolgreich mit Kunstlicht behandelte und damit zeigte, dass auch langwelliges Licht einen großen therapeutischen Wert hat. Die Lektüre seines Lehrbuchs »Light Therapeutics«,[17] das in zwei Auflagen erschienen ist, lohnt sich auch noch in heutiger Zeit und ist bei archive.org kostenlos in verschiedenen elektronischen Formaten verfügbar.

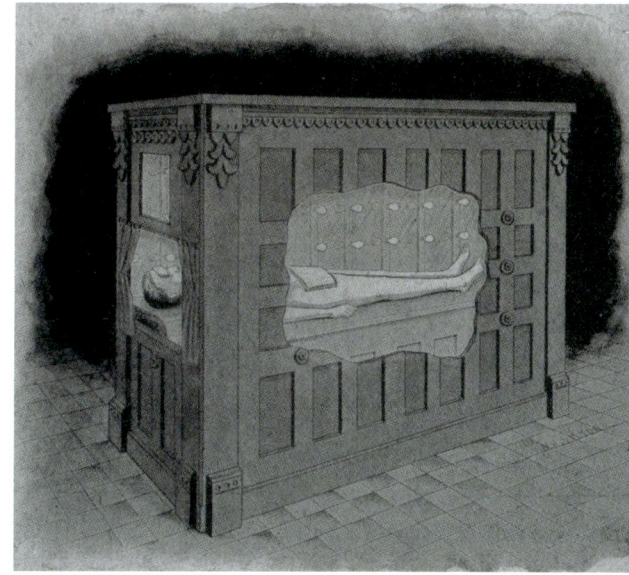

*Ein Patient bestrahlt sich in einem Glühlichtbad von Kellogg am ganzen Körper mit rotem und nahinfrarotem Licht.*

## VORSICHT MIT EMPFEHLUNGEN!

Auf vielen Ratgeberseiten in Tageszeitungen, aber auch auf der Homepage des Bundesamtes für Strahlenschutz kann man als Antwort auf die Frage, ob UV-Strahlung auch eine positive Wirkung habe, Folgendes finden: »Die positive Wirkung geringer UV-Bestrahlung ist die Bildung des körpereigenen Vitamin D. Für eine ausreichende Vitamin-D-Bildung genügt es nach derzeitigen Erkenntnissen, Gesicht, Hände und Arme unbedeckt und ohne Sonnenschutz zwei- bis dreimal pro Woche der Hälfte der minimalen sonnenbrandwirksamen UV-Dosis (0,5 MED) auszusetzen, also der Hälfte der Zeit, in der man sonst ungeschützt einen Sonnenbrand bekommen würde.«[25] Wenn wir einmal davon absehen, dass dieser Ratschlag sehr kurzgefasst ist und den Leser zum Beispiel damit allein lässt, auf welche Art er seine eigene Sonnenbrandschwelle herausfinden kann, ist die Empfehlung in ihrer Kürze doch ziemlich brisant. Erstens wird kein weiterer Hinweis auf die Tageszeit oder Jahreszeit gegeben. Zweitens wird dabei ignoriert, dass man sich zu Zeiten, in denen man keinen Sonnenbrand bekommt, weil die Strahlung zu wenig UVB-Anteile enthält, gemäß diesem Ratschlag sehr lange bestrahlen könnte (nämlich die Hälfte von unendlich …) und sich dabei unter Umständen eine ordentliche Überdosis UVA einfangen würde. Was mich an dieser gutgemeinten Empfehlung jedoch am allermeisten stört, ist der Vorschlag, Gesicht, Hände und Arme unbedeckt der Sonne auszusetzen. Dabei handelt es sich nämlich genau um diejenigen Bereiche, die auch als *Sonnenterrassen* bezeichnet werden und in denen man am häufigsten von einer Überladung mit Sonnenlicht ausgehen muss.

Nach bisherigen Erkenntnissen ist es umstritten, inwieweit eine chronische Überdosierung von Sonnenlicht zu einer Melanombildung (schwarzer Hautkrebs) führt,[26] selbst wenn man diese Behauptung immer wieder lesen kann. Von fast allen Wissenschaftlern wird hingegen akzeptiert, dass die lebenslange Exposition der *Sonnenterrassen* die Entstehung von hellem Hautkrebs und dessen Vorstufen nach sich ziehen kann. Für mich ist es beim besten Willen nicht nachzuvollziehen, dass man einerseits vor der Entstehung von hellem Hautkrebs auf dem Handrücken und im Gesicht eindringlich warnt, andererseits jedoch die Empfehlung ausspricht, genau diese Zonen *zusätzlich* zu der ohnehin stattfindenden Exposition zwei- bis dreimal wöchentlich zu bestrahlen. Wichtiger und auch effektiver wäre es stattdessen, diejenigen

Stellen der Hautoberfläche für die Vitamin-D-Synthese zu verwenden, die meistens von Kleidung bedeckt sind.

Wie kann es zu einer solchen Empfehlung von »oberster Stelle« überhaupt kommen? Professor Michael Holick, einer der profiliertesten Vitamin-D-Experten unserer Tage, hat zu Beginn seiner Forschungen herausgefunden, dass es genügt, etwa 20 Prozent der Hautoberfläche an zwei bis drei Tagen in der Woche mit Sonnenlicht zu bestrahlen, um die Entstehung eines Vitamin-D-Mangels sicher zu verhindern.[27] In seiner Veröffentlichung ist beispielhaft eine Schätzung angegeben, dass diese 20 Prozent der Körperoberfläche ungefähr der Oberfläche von Händen, Gesicht und Armen entsprechen. Allerdings wird in diesem Zusammenhang auch betont, dass Empfehlungen immer nur gegeben werden können, wenn man gleichzeitig Angaben zu den Strahlungsbedingungen macht, also Tageszeit, Jahreszeit und Ort miteinbezieht. Leider wird seit nunmehr über 30 Jahren immer nur der Teil dieses Statements, der sich auf die Sonnenterrassen bezieht, von anderen Autoren aufgegriffen und unreflektiert wiederholt. Selbst das Bundesamt für Strahlenschutz verbreitet diese problematische Empfehlung und verstrickt sich dadurch in Widersprüche. Auch wenn man davon ausgeht, dass sich die meisten Menschen während der Mittagspause nicht ihrer Kleidung entledigen können, um prophylaktisch dem Vitamin-D-Mangel vorzubeugen, sollte man doch mit offenen Karten spielen. Der mündige Bürger hat aus meiner Sicht das Recht, gerade auch aus offiziellen Quellen zu erfahren, wann die beste Zeit für eine effektive Sonnenexposition ist und dass die Bestrahlung von Händen und Gesicht allenfalls einen *Plan B* darstellt, wenn besser geeignete Körperstellen nicht freigelegt werden können. Für diese Körperstellen spricht übrigens noch ein weiteres Argument: Schwächer pigmentierte Hautbereiche mit einer dünneren Lichtschwiele lassen signifikant mehr UVB-Strahlen in die Epidermis eindringen und sind daher für eine effektive Vitamin-D-Synthese viel besser geeignet als die meistens vorgebräunten Hautbereiche an Händen und im Gesicht.

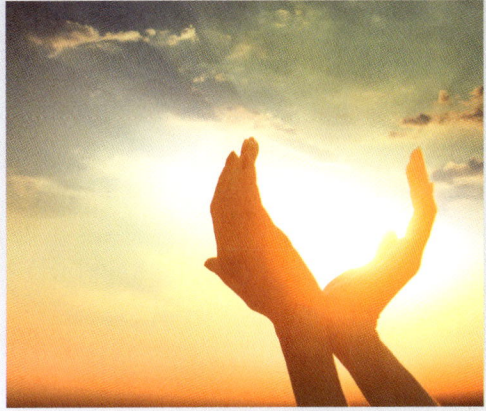

*Für die Vitamin-D-Bildung sollte der ganze Körper besonnt werden, nicht nur die Hände.*

Die elektrischen Glühlichtbäder waren in Deutschland hauptsächlich in den ersten beiden Jahrzehnten des 20. Jahrhunderts weit verbreitet. Es gab fast in jeder größeren Stadt sogenannte Lichtbadeanstalten, in denen sich die Menschen, zumeist ohne ärztliche Begleitung, selbst behandeln konnten.[18] Ein ähnliches Phänomen zeigte sich erst wieder ein halbes Jahrhundert später, als die Sonnenstudios sich ähnlich schnell verbreiteten. Beide Geschäftsmodelle waren in der Lage, den Lichthunger großer Teile der Bevölkerung zu bedienen und den Menschen eine Alternative zu dem oftmals nicht verfügbaren Sonnenlicht anzubieten. Während Glühlichtbäder mit der zunehmenden Elektrifizierung in Form von Rotlicht-Wärmelampen Eingang in private Haushalte fanden, sind die heutigen Solarien aufgrund ihrer technischen Komplexität für die Heimanwendung nicht geeignet.

### Die Entwicklung des Solariums

Der Begriff Solarium führt uns noch einmal in die Zeit des Römischen Reichs und damit in die Antike zurück. Die römischen Baumeister machten sich sehr viele Gedanken über die Ausrichtung eines Gebäudes im Hinblick auf die Sonneneinstrahlung. Welche Räume nach Norden oder Süden wiesen, hing eng mit ihren Funktionen zusammen. Viele Gebäude hatten einen eigenen Bereich, in dem ihre Bewohner ein Sonnenbad nehmen konnten: das Solarium. Es handelte sich dabei um eine Terrassenanlage oder ein Flachdach, das so geplant und ausgeführt war, dass das Sonnenlicht ungehindert einwirken konnte. Heute versteht man unter Solarium eine mit elektrischen Lichtquellen betriebene Sonnenbank.

Bräunungssolarien wurden ab 1970 entwickelt, also in einer Zeit, als die Photobiologie sich immer kritischer mit den Wirkungen von UVB-Strahlung auseinandersetzte. Vitamin D war damals noch kein Thema und in der Wahrnehmung der Dermatologen war UVB der »böse« Spektralbereich im Sonnenlicht. UVA-Licht galt dagegen als unbedenklich und war in höheren Dosierungen in der Lage, die Haut innerhalb kürzester Zeit zu bräunen. Also wurden Geräte entwickelt, deren Lichtquellen nicht mehr punktförmig und sehr intensiv abstrahlten, sondern großflächig. Zudem wurde die Intensität so weit reduziert, dass man die Haut mit diesen neuartigen Lampen aus wenigen Zentimetern Abstand bestrahlen konnte. Durch den glücklichen Zufall, dass Plexiglas für UV-Strahlen durchlässig ist, hatte man die Bausteine zusammen, um eine völlig neue Klasse von Bestrahlungsgeräten herzustellen – das Solarium, in das man sich wie in eine Röhre hineinlegen konnte. Da die Röhrenlampen um den ganzen Körper herum angeordnet waren, wurde die künstliche Besonnung äußerst bequem, denn nun musste man sich nicht einmal mehr umdrehen.

Diese neuen Geräte wurden sehr schnell populär, sodass in den 1980er-Jahren die Sonnenstudios in den Städten und Gemeinden wie Pilze aus dem Boden schossen. Da diese Geräte wesentlich mehr UVA-Strahlung erzeugten als die Sonne, konnte man in kürzester Zeit so braun werden wie sonst nur durch einen ausgedehnten Urlaub in südlichen Gefilden. Die Nutzung eines solchen Gerätes hatte einen Soforteffekt, bereits nach 20 Minuten war die Bräune deutlich zu sehen. Je stärker sich die Sonnenstudios ausbreiteten, desto mehr Menschen hatten die Gelegenheit, das Schönheitsideal der sonnengebräunten Haut umzusetzen.

Allerdings gab es mit der verstärkten – und oft kritiklosen – Nutzung dieser Geräte auch immer mehr Komplikationen in Form von Überdosierungen, die einem starken Sonnenbrand ähnelten. Außerdem stellten Dermatologen fest, dass UVA-Strahlung doch nicht so unbedenklich ist, wie man bisher geglaubt hatte. Parallel dazu führte ein »Wettrüsten« der Hersteller um immer höhere Bräunungsleistungen dazu, dass manche Geräte über 100-mal mehr UVA erzeugten, als das natürliche Sonnenlicht enthält. Nach einigen Jahren erkannte man dann auch bei manchen »Power Usern« eindeutige Spuren der kontinuierlichen UV-Überdosierung: unnatürliche Hautfarbe und vor allem verstärkte Hautalterung und Faltenbildung. Langsam gerieten Sonnenstudios in Verruf, bis schließlich auch der Gesetzgeber tätig wurde und das Geschäft mit der Bräune zu regulieren begann. Dies geschah in mehreren Etappen: Zuerst wurde ein Verbot für die Nutzung durch Minderjährige erlassen und schließlich trat europaweit die UV-Schutzverordnung in Kraft. Dadurch wurde die Ausgangsleistung der Geräte verbindlich begrenzt und die Studiobetreiber mussten fortan gewährleisten, dass ihr Personal regelmäßig die vorgeschriebenen Schulungen und Weiterbildungen absolviert.

## Sinnvoller Ersatz für natürliches Sonnenlicht

Die Maßnahmen der UV-Schutzverordnung, die seit 2012 gültig ist, haben mittlerweile dafür gesorgt, dass sich die Sonnenstudio-Branche von Grund auf erneuert hat. Münzstudios, die nur aufs schnelle Geld aus waren, existieren nicht mehr. Die Kunden haben heute ein Recht auf fachkundige Beratung und die Technologie der Besonnungsgeräte ist so hoch entwickelt wie nie zuvor. Es werden zwar immer wieder Artikel lanciert, die die Risiken der künstlichen Besonnung in den Vordergrund stellen oder diese kategorisch ablehnen, indem ihr keinerlei positive Effekte zugebilligt werden. Dieser einseitige Standpunkt ignoriert jedoch mehrere Aspekte, die ebenfalls nicht von der Hand zu weisen sind: Viele Menschen leben und arbeiten heute unter Bedingungen, die es ihnen nicht erlauben, die natürliche Sonne dann zu genießen, wenn es aus medizinischer Sicht optimal wäre. Die meisten Menschen lieben jedoch das Sonnenlicht. Ich gehe sogar so weit zu sagen, die Liebe zur Sonne ist uns in die Gene eingeprägt. Wenn man im Alltag keine Möglichkeit hat, den angeborenen Lichthunger zu stillen, kann dies leicht dazu führen, dass man es schließlich übertreibt. Man ist dann eher versucht, das Versäumte mit Gewalt nachzuholen – sei es am erstbesten sonnigen Wochenende oder indem man ein Urlaubsziel wählt, an dem es Sonne in Überdosis gibt. Beide Kompensationshandlungen haben jedoch, wie schon beschrieben, ihre Schattenseiten.

## Moderne Solarientechnik

Der Vergleich zwischen der ersten künstlichen Höhensonne und einem aktuellen Gerät für die künstliche Besonnung entspricht in etwa dem zwischen einem Faustkeil und einem Zahnarztbohrer. Ein modernes Solarium ist nicht einfach die Fassung für eine Lampe, sondern ein Hightech-Produkt, das vollgestopft ist mit Elektronik. So wird sichergestellt, dass für den Anwender kontrollierte Bedingungen herrschen und Lampen, Vorschaltgeräte, Klimageräte und Lüfter optimal zusammenarbeiten. Mikroprozessoren steuern und regeln alle Funktionen und dokumentieren sämtliche Abläufe, Temperaturen und Gerätezustände. Der technische Aufwand lohnt sich dahingehend, dass alle Bestrahlungsparameter zuverlässig und reproduzierbar eingehalten werden. In diesem Punkt übertrifft ein solches Gerät die Bedingungen unter der natürlichen Sonne, denn hier ist die Dosierung letztlich ein Glücksspiel. In der Natur ändern sich die Rahmenbedingungen unablässig, wodurch es äußerst schwierig ist, die genaue Dosis zu bestimmen. Diese entscheidet jedoch darüber, ob die Besonnung mit ihren positiven oder negativen Aspekten nachwirkt.

Einige Geräte verfügen heute sogar über spezielle Sensoren, die den Zustand der Haut messen und die Ausgangsleistung dadurch individuell an die Gegebenheiten beim Anwender anpassen können. Dies wird oft kombiniert mit verschiedenen Lampengruppen, die unterschiedliche Spektralverteilungen aufweisen. Somit kann ein solches Gerät entweder die kosmetischen Effekte oder die Vitamin-D-Bildung in den Vordergrund stellen und flexibel auf die Anforderungen der Nutzer reagieren.

# Lichttherapie ohne Sonne

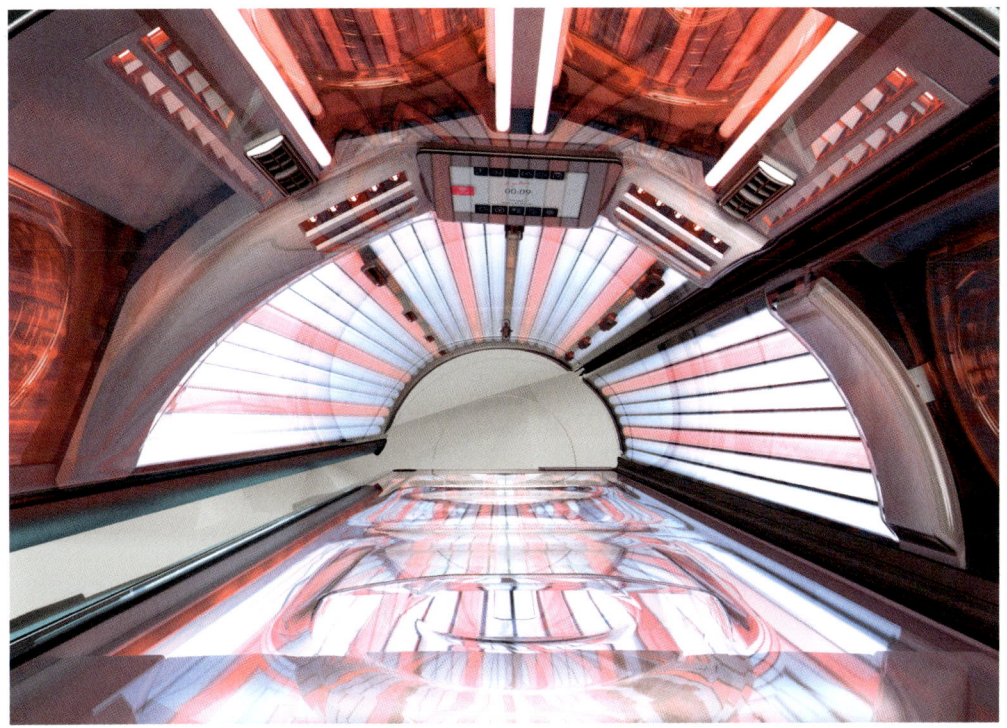

*Dies ist die Innenansicht eines aktuellen Hybridsolariums für die kombinierte Anwendung von UV- und langwelligem Licht.*

## Ist eine Sonnengewöhnung im Solarium möglich?

Immer wieder wird in Magazinen darauf hingewiesen, dass es nicht möglich sei, die Haut vor dem Urlaub durch Besuche im Solarium auf die Sonne vorzubereiten. Das Bundesamt für Strahlenschutz benannte auf seiner Homepage noch bis vor Kurzem konkret einen Schutzfaktor von maximal 6, der durch die Solariumnutzung erreichbar sei. Dies sei bei Weitem nicht genug und daher das Solarium zur Sonnengewöhnung nicht geeignet. Heute lautet die Formulierung anders: Es werde keine wesentliche Änderung des Sonnenbrandrisikos erreicht. Diese Einschätzung ist natürlich gefärbt, denn ein bereits vorhandener Sonnenschutzfaktor 6 (SF 6) ist in der Realität nicht zu verachten. Würde man ohne Schutz nach 15 Minuten einen Sonnenbrand bekommen, so bedeutet SF 6, dass man sich stattdessen eineinhalb Stunden in der Sonne aufhalten könnte, bevor man einen Sonnenbrand riskiert. Das ist aus meiner Sicht ein erheblicher

Unterschied. Ein solcher Schutz ist zwar nicht ausreichend, um einen ganzen Tag am Strand zu verbringen, er deckt aber verschiedene kürzere Aktivitäten unter der Sonne, wie ein Frühstück im Freien, einen kurzen Spaziergang oder den Weg vom Flughafenterminal zum Busshuttle hinreichend ab.

### Solarien mit Hybridtechnologie

Die neueste Gerätegeneration der Solarienbranche hat endlich ein Thema wieder aufgegriffen, das schon in den Anfangsjahren der künstlichen Besonnung eine wichtige Rolle gespielt hatte: die Kombination von Ultraviolett- mit langwelligem Licht. Bis vor wenigen Jahren ging es den Herstellern immer nur darum, die kurzwelligen Anteile des Sonnenlichts zu erzeugen. Bei allem, was wir heute über die vorteilhaften Wirkungen von Rot und Nahinfrarot wissen, ist es naheliegend, die Haut nicht allein der UV-Strahlung zu überlassen. Im Sonnenlicht finden wir ja auch alle Wellenlängen zu einem ganzheitlichen Strahlencocktail vereint. Moderne Solarien mit Hybridtechnologie verwenden wie bisher UV-Röhren für den kurzwelligen Bereich, beherbergen aber zusätzlich weitere Lampengruppen, die rotes und nahinfrarotes Licht erzeugen. Dabei ist es wichtig, dass die Abgabe des Lichts homogen erfolgt, sodass immer eine Mischung sämtlicher Wellenlängen auf die Haut des Anwenders einwirkt.

Aber auch vor und nach einer UV-Anwendung ist das langwellige Licht sinnvoll einsetzbar. Wenn man beispielsweise die Haut von Probanden zuerst mit rotem LED-Licht bestrahlt, wird sie für eine anschließende UV-Anwendung toleranter. Nach einer vorausgegangenen UV-Bestrahlung kann langwelliges Licht die Hautregeneration beschleunigen. Nutzerbefragungen haben gezeigt, dass die Kombination von UV- und Rotlicht zu einem besseren Hautgefühl und einer gesteigerten Verträglichkeit führt. Zudem wird eine natürlichere Tönung der Haut erreicht, die auch länger anhält. Ich vergleiche die Wirkungen der Hybridtechnologie auf die Haut gern mit der Pflege eines Baumes: Die UV-Strahlung bedient dabei die Bedürfnisse der Epidermis, also die Blätter, wohingegen das langwellige Licht bis zu den »Wurzeln« der Lederhaut in die Tiefe dringt, aus der die »Blätter« ernährt werden.

Somit weisen sowohl wissenschaftliche Experimente als auch Anwendungsberichte in dieselbe Richtung: die Kombination von kurzwelligem und langwelligem Licht wird besser vertragen. Man kann durch die Hybridtechnologie sogar die Dosis der UV-Strahlung verringern, ohne den Bräunungseffekt zu beeinträchtigen. Wer künstliche Besonnungsgeräte nutzt, findet mit der Hybridtechnologie also eine Option, die bei geringster Strahlenbelastung der Haut ein ideales Anwendungsergebnis bringt. Auch wenn es immer noch nicht möglich ist, das Sonnenspektrum komplett nachzubilden, ist diese Entwicklung ein wichtiger Schritt in Richtung Sonnenähnlichkeit. Wenn Sie also ab und zu Lust auf eine Portion Licht auf der Haut verspüren, bieten Hybridgeräte eine schonende Möglichkeit, diesem Bedürfnis unter naturnahen Bedingungen nachzugeben. Im Winter genügen dabei übrigens ein bis zwei Anwendungen im Monat, um einem Vitamin-D-Mangel effektiv vorzubeugen. Auch als Maßnahme gegen den Winterblues haben sich die neuen Geräte schon vielfach bewährt.

## Die Haut 2.0: neue faszinierende Erkenntnisse

Erinnern Sie sich noch an die Preisaufgabe der Universität Göttingen, die ihre Medizinstudenten aufforderte, eine Arbeit über die Wirkungen des Lichts auf den Körper mit Ausnahme des Sehens anzufertigen? Man schloss das Sehen aus, weil man Ende des 18. Jahrhunderts davon überzeugt war, bereits alles über den Sehvorgang zu wissen. Die damaligen Professoren hätten mit ihrer Einschätzung falscher nicht liegen können! Ähnliches wiederholt sich heute mit der Haut, auch hier glauben viele Experten, genug zu wissen.

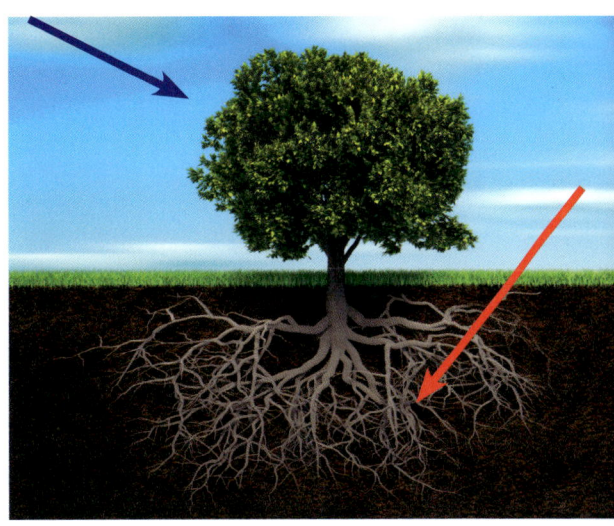

*Ein Baum kann nur gedeihen, wenn sowohl das Blattwerk mit Licht als auch die Wurzeln mit Wasser und Mineralien versorgt werden.*

So reduzieren sie zum Beispiel die positiven Wirkungen des Sonnenlichts alleinig auf die Vitamin-D-Bildung und bewerten alle weiteren Effekte als problematisch oder sogar gefährlich. Dass dies nicht so ist, konnten wir bereits aus den zahlreichen Beispielen von Heilerfolgen durch die Heliotherapie ableiten. Es gibt aber auch aus der aktuellen Forschung immer wieder neue Erkenntnisse zu Fähigkeiten unseres Grenzorgans, der Haut, die vorher niemand für möglich gehalten hätte.

In allen wichtigen Zellsorten der Haut wurden mittlerweile Uhrengene nachgewiesen, die für eine Anpassung an die Tageszeit sorgen. Somit werden chronobiologische Aspekte auch für die Vorgänge in

## WINTERDEPRESSION – EINE KRANKHEIT?

Die chronobiologisch wirksamen Hormone Vitamin D und Melatonin (mehr dazu auf Seite 142) spielen nicht nur eine wichtige Rolle bei der Synchronisierung der inneren Uhren mit den 24 Stunden des Tages. Sie signalisieren dem Körper auch, saisonale Anpassungen durchzuführen. Die meisten Tierarten, die auch außerhalb des Äquators leben, haben sich an die Bedingungen der verschiedenen Jahreszeiten angepasst. Für Zugvögel hängt das Überleben davon ab, zu wissen, wann der Winter kommt. Wer ein Fell hat, muss sich ebenfalls für den Winter umrüsten. Um den Winter zu überstehen, muss der Stoffwechsel an die veränderten Bedingungen angepasst werden. Da die Nahrung im Winter knapp ist, haben Tiere Strategien entwickelt, um diese Zeit ohne Schaden zu überleben, zum Beispiel durch den Winterschlaf oder eine Winterruhe.

Auch für uns Menschen bedeutete der Winter eine Zeit der verminderten Aktivität und vermehrter Ruhephasen. Solange unsere Vorfahren noch nicht über die zivilisatorischen und technischen Mittel verfügten, die uns heute zur Verfügung stehen, mussten sie sich, genauso wie die Tierwelt, mit den winterlichen Rahmenbedingungen arrangieren und von den Reserven zehren, die sie im Sommerhalbjahr aufgebaut hatten. Während es zur Sommersonnenwende etwa 16 Stunden hell ist, kehrt sich dieses Verhältnis im Winter zu mehr als 16 Stunden Dunkelheit um. Weiter nördlich, in den Ländern des Baltikums, sind die Bedingungen sogar noch extremer. Ohne Kunstlicht waren unsere Vorfahren unter solchen Bedingungen förmlich gezwungen, ihre Aktivitäten zu reduzieren und möglichst nach innen in Gebäude oder Höhlen zu verlegen. Unter natürlichen Umständen ist es also ganz normal, dass unser Organismus in Phasen langer Dunkelheit nicht vor Tatendrang aus den Nähten platzt. Da wir uns jedoch immer mehr von den natürlichen Bedingungen lösen, kommen manche Menschen an die Grenzen ihrer Leistungsfähigkeit, wenn sie in den Wintermonaten das gleiche Arbeitspensum bewältigen sollen wie im Sommerhalbjahr. Von Sebastian Kneipp, dem Namensgeber des Kneippens oder Wassertretens, stammt die Feststellung: »Die Menschheit ist weit von der einfachen, natürlichen Lebensweise abgewichen; sie hat in jeder Beziehung das Leben anders gestaltet, als es sein sollte.« Dies trifft vermutlich auch auf die Winterdepression zu, denn möglicherweise ist es gar keine Krankheit. Vielleicht sind davon hauptsächlich diejenigen Menschen betroffen, deren Körper sich besser an die früheren Bedingungen erinnern, auf die sie programmiert wurden. Unsere Gesellschaft nimmt auf die inneren Rhythmen meistens keine Rücksicht, sondern verlangt von den Menschen eine maschinengleiche Performance. Sie sollen rund um die Uhr, Woche um Woche, Monat für Monat, das ganze Jahr über gleich gut funktionieren, um mit den Anforderungen Schritt zu halten, deren Rahmen die industrialisierte Welt mit ihren mechanistischen Grundstrukturen vorgibt. Aber auch wenn der Körper ihnen signalisiert, dass sie im Winter etwas kürzertreten sollten, gibt es für die meisten Menschen wenig Spielraum, auf diese innere Stimme zu hören. Von ihnen wird erwartet, dass sie in vollem Tempo weitermachen. Gelingt ihnen das nicht, bekommt die Störung einen Namen: Winterdepression oder SAD *(Seasonal Affective Disorder)*.

Für diese »Erkrankung« gibt es natürlich eine Therapie der Wahl - Licht! Mittlerweile bekommt man überall Lichttherapie-Geräte zu kaufen, um die Winterdepression zu behandeln. Manche sehen aus wie Lichtwände, vor die man sich setzt, andere Modelle werden wie Brillengestelle aufgesetzt und strahlen ihr Licht aus nächster Nähe in die Augen. Es gibt sogar Ausführungen, mit denen man die Gehörgänge beleuchten kann. Wie ist dies nun zu beurteilen? Aus ganzheitlicher Sicht sollte man genau überlegen, ob man zu solchen Maßnahmen greift, denn sie lösen nicht das zugrunde liegende Problem. Diese Form der Lichttherapie beseitigt im besten Falle das Symptom, aber nicht die Ursache der Störung.

Der Gang der Jahreszeiten ist vergleichbar mit dem Wechsel von Tag und Nacht. Im Organismus werden hier verschiedene Zustände angeregt und auf jede Phase der Aktivität folgt eine Phase der Regeneration. Wir funktionieren optimal, wenn die verschiedenen von der Natur vorgegebenen Rhythmen im Körper so weit wie möglich nachempfunden werden, wenn die inneren Zyklen mit den äußeren Ereignissen synchronisiert ablaufen. Verschiedene Rhythmusforscher postulieren, dass der Verlust der Rhythmizität der erste Schritt in Richtung Krankheit ist. Oder um nochmals Sebastian Kneipp zu Wort kommen zu lassen: »Der Menschenkörper, diese lebendige Uhr vom besten Gang und Schlag, liefe und schlüge vortrefflich, wenn nicht der Menschentor Schmutz und Sand und anderen Unrat zwischen die Räder werfen und so den geordneten Lauf stören, vielleicht zerstören würde.«[28]

Wenn sie sich dennoch dazu entschließen, mit Licht gegen die Winterdepression vorzugehen, dann ist es jedenfalls besser, nicht nur den Signalweg über die Augen zu bedienen, sondern gleichzeitig auch die Haut mit genügend Licht zu versorgen.

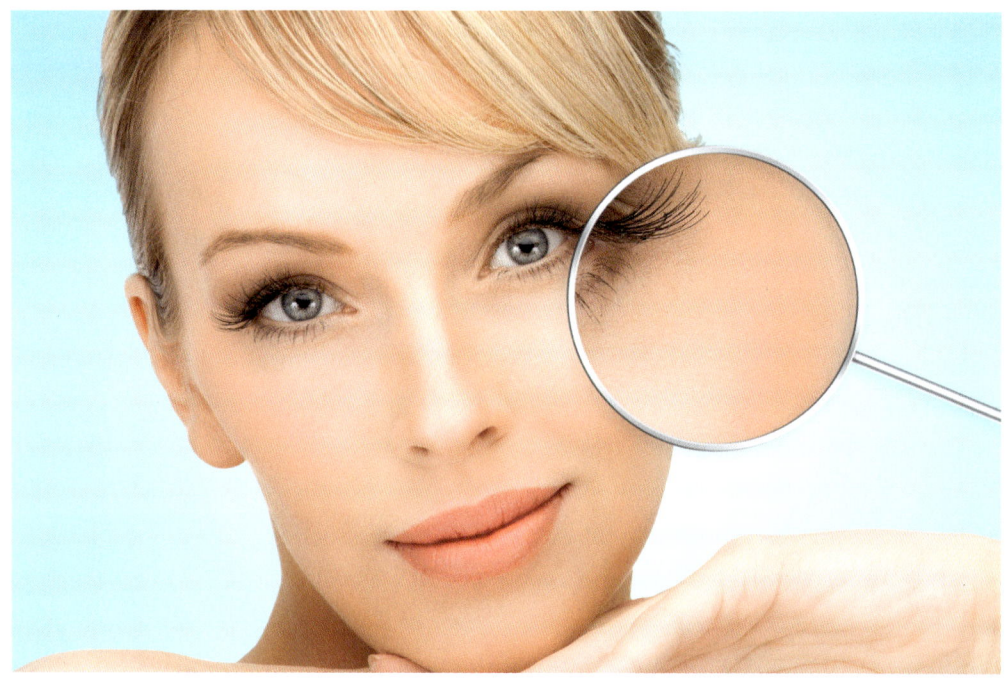

*Die menschliche Haut mit ihren vielfältigen Funktionen ist ein Wunderwerk der Evolution.*

der Haut immer wichtiger.[19] Auch wenn die Haut auf den ersten Blick unbehaart erscheint, sind doch beim Menschen über die Körperoberfläche verteilt zwischen 3 und 5 Millionen Haarfollikel vorhanden, die die Haarwurzel umschließen und in der Haut halten.[20] In jedem dieser Haarfollikel befindet sich eine Hormonfabrik, die über dieselben Synthesewege für Stresshormone verfügt, wie wir sie auch in der Hirnanhangdrüse (Hypophyse, mehr dazu auch ab Seite 133) finden. Licht kann nicht nur das Haarwachstum anregen, sondern auch die Stresshormonproduktion in der Haut. Die Stresshormone spielen eine wichtige Rolle bei der Verarbeitung von Sonnenlicht, daher verlässt sich der Organismus nicht allein auf die zentrale Versorgung über Hypophyse und Blutbahn, sondern stellt mit den Haarfollikeln ein zusätzliches hormonaktives Hilfssystem direkt in der Haut zur Verfügung.

Aber da geht noch mehr: Keratinozyten haben zwar keine Nase, aber sie weisen Rezeptoren für Duftmoleküle auf und reagieren dadurch in spezifischer Weise auf den Geruch von Sandelholz, indem sie sich stärker bewegen und häufiger teilen, was die Funktionen der Oberhaut verbessert. Weitere Forschungen konnten zeigen, dass in der Haut Sensorsysteme für schwächste elektrische Felder existieren,[21] was vermutlich nicht nur der Kommunikation der Hautzellen untereinander dient, sondern auch ein ganz neues Licht auf die Thematik der elektromagnetischen Störstrahlung (= Elektrosmog) wirft. Viele Wissenschaftler haben bisher an der Bedeutung beziehungsweise Existenz von Elektrosmog gezweifelt, da keine Sinnesorgane für die Wahrnehmung bekannt waren. Die neu entdeckten Sensoren in der Haut könnten hier erstmals einen wissenschaftlich nachvollziehbaren Erklärungsansatz liefern, über welche Signalwege elektrosensible Menschen elektromagnetische Störstrahlung wahrnehmen.

Im Zusammenhang mit Licht ist es von höchstem Interesse, dass bereits 2009 dieselben Moleküle in der Haut gefunden wurden, die in den Stäbchen und Zapfen der Netzhaut des Auges für das Sehen verantwortlich sind.[22] Sie sorgen zum Beispiel dafür, dass sich die Hautbarriere unter Licht der Wellenlängen 550 nm bis 670 nm schneller regeneriert, während blaues Licht zwischen 430 nm und 510 nm die Regeneration verzögert. Weitere Experimente zeigen, dass in den Hautzellen noch andere spezifische Empfangsmoleküle für Licht vorhanden sind, wie zum Beispiel das Melanopsin, das damit nicht nur im Auge eine zentrale Rolle bei der chronobiologischen Anpassung des Organismus an die verschiedenen Tages- und Jahreszeiten übernimmt.[23] Melanopsin findet sich nicht nur in Keratinozyten, sondern auch in Fettzellen des Unterhautgewebes, wo es reguliert, wie sich die Fettzelle verhält: Blaues Licht erleichtert ihr das Loslassen ihrer Fettreserven. Damit ist die Forschung einer weiteren Ursache für den Winterspeck auf der Spur und es sieht ganz danach aus, als ob die richtige Dosis blauen Lichts auf der Haut sogar beim Abnehmen helfen könnte.[24]

Diese Beispiele zeigen auf, dass sich in der Haut Vorgänge abspielen, die man vor Kurzem nur aus der Netzhaut des Auges kannte: Unterschiedliche lichtempfindliche Pigmente befähigen die Haut dazu, verschiedene Wellenlängen oder Farben des Lichts ähnlich spezifisch zu empfangen wie unsere Augen. Wir dürfen uns also darauf einstellen, dass zukünftige Erkenntnisse aufzeigen werden, dass die Haut noch viel mehr kann, als bisher angenommen wurde. Sie ist genauso auf die richtige Menge Licht angewiesen wie unsere Muskulatur auf Bewegung: Die Haut ist ein Lichtorgan, das ohne die richtige Dosis Sonnenlicht zu verkümmern droht – und wir mit ihr.

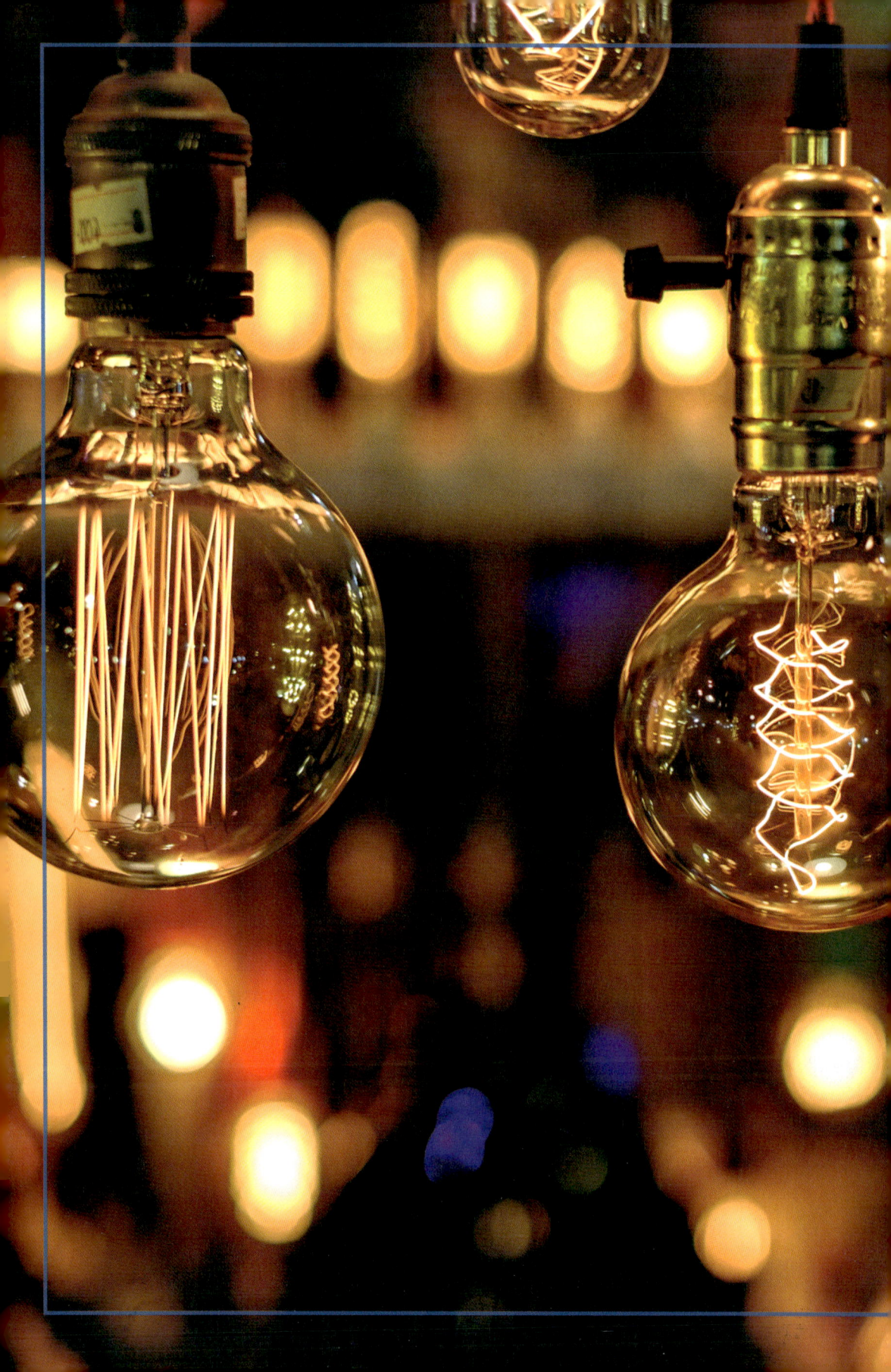

# KUNSTLICHT

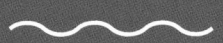

Licht dient nicht nur dem Sehen, sondern übernimmt auch zahlreiche Funktionen, damit sich unser Organismus optimal an seine Umwelt anpassen kann. Viele dieser adaptiven Prozesse laufen unbewusst ab. Während der richtige Umgang mit Sonnenlicht die Gesundheit fördert, kann uns Kunstlicht auf Dauer krank machen. Dieses Kapitel beschäftigt sich mit der Frage, warum wir auf Sonnenlicht und Kunstlicht so unterschiedlich reagieren, was die drohenden Gefahren sind und wie wir uns vor ihnen schützen können.

## Kurze Geschichte des Kunstlichts

Aus der Evolution kennt unser Organismus nur drei Lichtquellen: Sonne, Mond und Feuer. Zwei davon, nämlich Sonne und Mond, gehören zur natürlichen Ausstattung unseres Planeten und waren schon immer präsent. Feuer hingegen begleitet uns Menschen erst seit etwa zwei Millionen Jahren, zumindest werden die ältesten Feuerstellen so datiert. Ab wann der Mensch genau in der Lage war, Feuer selbst zu entfachen, verliert sich im Dunkel der Vergangenheit. Erste Feuerbestecke, also die prähistorischen Äquivalente des Feuerzeugs, wurden in Fundstätten der Mittelsteinzeit entdeckt.

Die Fähigkeit, Feuer zu machen, gehört zu den wichtigsten Kulturtechniken der Menschheit und änderte die Lebensbedingungen unserer Vorfahren erheblich. Feuer bot die Möglichkeit, das Essen zu kochen und damit leichter verdaulich zu machen. Es half beim Entkeimen sowie Haltbarmachen von Nahrungsmitteln durch Räuchern und bot Schutz vor Raubtieren und Insekten. Bei der Werkzeugherstellung leistete es wertvolle Dienste unabhängig vom Grundstoff, der bearbeitet werden sollte: Holz und Stein konnten gehärtet, Ton und Lehm gebrannt und Erze zu Metall geschmolzen werden. Die vielleicht wichtigste Eigenschaft des Feuers war jedoch seine Rolle als Licht- und Wärmespender.

### Hölzernes Licht

Lagerfeuer und brennende Stöcke waren die ersten Kunstlichtquellen unserer Vorfahren. Da Holz in den meisten Fällen der bevorzugte Brennstoff gewesen sein dürfte, können wir davon ausgehen, dass die Frühmenschen schnell einen Zusammenhang zwischen der Holzbeschaffenheit und der Qualität des Feuers herstellen konnten. Dass harzreiche Holzstücke länger und heller brennen, wurde schnell erkannt und führte zur Verwendung des Kienspans. Dabei handelt es sich um dünne lange Holzstücke – meist von Kiefern und anderen Nadelgehölzen – mit einer hohen Konzentration an Baumharz. Seit der Altsteinzeit bis ins 19. Jahrhundert hinein stellten sie die am weitesten verbreiteten künstlichen Lichtquellen dar. Vorteilhaft war, dass sie schnell entzündbar waren, im Vergleich zu Bodenfeuer eine höhere Lichtausbeute boten und leicht transportiert werden konnten. Nachteile waren die kurze Brenndauer, das unruhig flackernde Licht und die starke Neigung, zu rußen und damit die Räume zu verschmutzen. Die Beobachtung, dass nicht nur Harze, sondern auch Fette die Verbrennung fördern, führte noch in grauer Vorzeit zur Erfindung der Fackel. Danach blieb es lange Zeit still um die prähistorische Lichttechnik.

## Flammendes Öl

Vermutlich vor 40 000 Jahren benutzten die Menschen erstmals Schalen, die mit Tierfett gefüllt wurden und an deren Rand mittels Pflanzenfasern eine Art Docht eingelegt und entzündet wurde. Aus diesen primitiven Anordnungen entstanden dann vor etwa 17 000 Jahren die ersten Öllampen, die über die Jahrtausende hinweg immer weiter perfektioniert wurden. Ein bedeutender Fortschritt bestand darin, Pflanzenöle zu verwenden, die etwas dünnflüssiger waren als Tierfette oder Tran und dadurch zu einem besseren Brennverhalten neigten. Bereits aus römischer Zeit sind tönerne Öllampen bekannt, die auf eine Massenfertigung hindeuten.

Die römischen Öllämpchen aus Serienfertigung waren meist am Boden mit einem Herstellerstempel versehen und wurden im gesamten Ausbreitungsgebiet des Römischen Reiches gefunden. Dieser offenkundig rege Handel mit Kunstlicht erforderte natürlich eine entsprechende Vertriebslogistik, die neben den Lampen die benötigten Verbrauchsmaterialien umfassen musste. Das gut geeignete Olivenöl stammte beispielsweise aus dem Mittelmeerraum, aber auch heimische

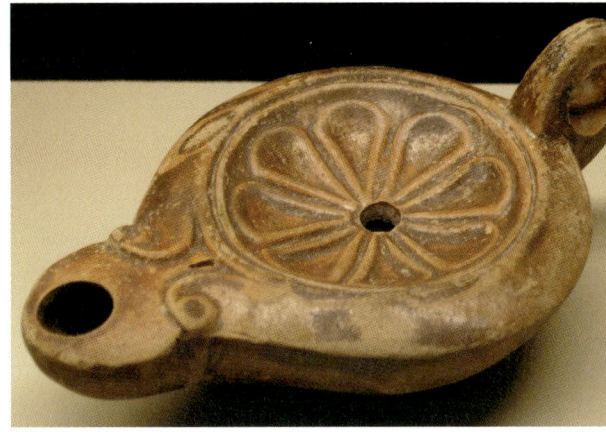

*Diese antike römische Öllampe ist mit einem schlichten Blütenmotiv verziert.*

Pflanzenöle konnten durchaus als Betriebsmittel verwendet werden. Die römischen Öllampen waren in den Gebieten römischer Besatzung eine beliebte Importware, wurden aber auch von örtlich ansässigen Handwerkern gern kopiert.

## Kerzen

Die Kerze wurde vor ungefähr 5000 Jahren erstmals benutzt. Vergleicht man die in der Antike gebräuchlichen Kerzen mit den heutigen Ausführungen, stellt man fest, dass auch hier eine lange Serie von Verbesserungen schließlich in dem mündeten, was wir heute kennen. Noch zu Goethes Zeiten waren ständige »Wartungsarbeiten« am Kerzendocht nötig, um nutzbares Licht zu erzeugen. Dies veranlasste ihn zu dem bekannten Ausspruch: »Wüßte nicht, was sie Besseres erfinden könnten, als daß die Lichter ohne putzen brennten!« Am Docht damaliger Kerzen bildete sich nämlich regelmäßig eine Schnuppe, die die Leuchtkraft erheblich beeinträchtigte und in regelmäßigen Abständen zum Beispiel mit einer Lichtdochtschere »geschneuzt« werden musste. Dieses Phänomen kann man auch heute noch beobachten, wenn der Docht sich nicht zur Seite neigt, sondern in senkrechter Position stehen bleibt. Dies führt an seinem oberen Ende zu einer unvollständigen Verbrennung und Rußablagerung – eine Schnuppe ist entstanden.

## Auf der Suche nach mehr Licht

Während sich die Verbesserungen bei der Kerze in erster Linie auf die verwendeten Materialien für Docht und Brennstoff beschränkten, erlebten die Öllampen, deren Betrieb wesentlich wirtschaftlicher war als die Verwendung von Kerzen, ab dem 18. Jahrhundert einige nachhaltige Verbesserungen. Hier sollte besonders die Helligkeit der Flamme gesteigert werden. Gegen Ende des 18. Jahrhunderts ersann der Schweizer Aimé Argand eine Öllampe, die mit einem zum Hohlkörper geformten flachen Docht ausgestattet war. Dies führte durch weitere konstruktive Kniffe zu einem Kamineffekt, wodurch die Sauerstoffzufuhr und folglich die Lichtstärke signifikant erhöht werden konnten. Nachdem nun die Qualität des Verbrennungsvorgangs optimiert war, galt es für die Lichttechniker von damals, ein weiteres Problem der klassischen Öllampe zu lösen. Das verfügbare Dochtmaterial und die Viskosität der verwendeten Pflanzenöle wiesen nur eine geringe Kapillarwirkung auf, was zur Folge hatte, dass nicht genug Brennstoff nachgeführt wurde, um eine noch hellere Flamme zu speisen. Daher wurden mehrere, mechanisch teilweise sehr aufwendige Lösungen entwickelt, um die zähflüssigen Öle unter Druck zu setzen und dadurch die Lichtausbeute des Argandbrenners weiter zu erhöhen.[29]

## Petroleum

Wir sehen an dieser Stelle, wie groß die Bemühungen im Zeitalter der Aufklärung waren, die Intensität von Kunstlicht mit allen Mitteln, die Technik und Wissenschaft der damaligen Zeit zu bieten hatten, zu erhöhen. Die Aufklärung wollte durch Vernunft, Erkenntnis und Erleuchtung die Schatten des dunklen Mittelalters vertreiben und blinden Aberglauben durch wissenschaftliche Erkenntnis ersetzen. Umso deutlicher wird vor diesem Hintergrund, dass es ein zentrales Anliegen der erstarkenden Wissenschaft und Technik gewesen sein muss, das

Licht zu beherrschen. Im Zuge der Industrialisierung in Europa und Nordamerika wurde dies auch immer mehr zu einem wirtschaftlichen Faktor, da die Fabrikhallen und Werkstätten zunehmend auf gute Sichtverhältnisse angewiesen waren. Ab der Mitte des 19. Jahrhunderts konnte der Lichthunger endlich gestillt werden, ohne komplizierte Mechanik zum Einsatz zu bringen, denn ein neuer vorteilhafter Brennstoff eroberte Europa und Nordamerika: Petroleum. Dieses leichtflüssige Öl benötigte keine zusätzliche Pumpmechanik oder -hydraulik, weil es durch die Kapillarkräfte im Lampendocht spielend leicht aufgesogen wurde und die energiehungrige Flamme problemlos versorgte. Kombinierte man das Prinzip des Argandbrenners mit Petroleum, gelang es nunmehr spielend, helles Licht fast ohne Ruß- und Qualmbildung zu erzeugen.

## Gaslicht

Wenige Jahrzehnte vor dem Petroleum, etwa ab 1800, verbreitete sich allmählich eine neue Form von künstlich erzeugtem Licht, das Gaslicht. Während die Petroleumlampen ihren Brennstoff in einem Vorratsbehälter mit sich führten und daher ortsunabhängig eingesetzt werden konnten, war das Gaslicht auf eine geeignete Infrastruktur angewiesen und musste fest installiert werden. Der Ausgangspunkt für die Gaserzeugung war die Steinkohle, die im Kontext der Industrialisierung eine zentrale Rolle spielte.

Wenn man ein Stück Kohle unter Sauerstoffabschluss in einem Destillationsapparat erhitzte, konnte man neben Steinkohlenteer, Benzol und Schwefelsäure auch ein sehr gut brennbares Gas gewinnen. Übrig blieb ein Stück Koks – ein begehrter Stoff, um Hochöfen für die Eisengewinnung zu befeuern. Das bei der Koksproduktion anfallende Leuchtgas trat bald seinen Siegeszug als Grundstoff für die Beleuchtung in Industriebetrieben an, denn die Flamme brannte nicht nur äußerst hell, sondern auch sauber und gleichmäßig. Weil bei Gaslampen kein Docht benötigt wurde, hatte man eine wartungsfreie Lichtquelle zur Verfügung, die sich ideal zur Arbeitsplatzbeleuchtung eignete. Da das Leuchtgas ein bis dahin ungenutztes Abfallprodukt der Kokserzeugung war, setzte sich die Gasbeleuchtung in den Industriebetrieben des 19. Jahrhunderts schnell flächendeckend durch.

## Leuchtgas für die private Lichtversorgung

An die private Verwendung von Leuchtgas dachte man in England, von wo die Industrialisierung und in deren Schlepptau die Gasbeleuchtung ihren Ausgang genommen hatten, zunächst noch nicht. Die Idee, mit Leuchtgas auch die Haushalte zu versorgen, stammte aus Frankreich. Analog zur Versorgung mit fließendem Wasser wurde das Leuchtgas von den städtischen Gasanstalten über Rohrleitungssysteme zu den Verbrauchern transportiert. Das Gaslicht fand im heimischen Umfeld zunächst in Frankreich und England weite Verbreitung, wohingegen sich Deutschland dieser Strömung erst mit einiger Verzögerung hingeben wollte.

Bis zur Erfindung der elektrischen Glühlampe im Jahr 1879 war Gaslicht schließlich die bevorzugte Kunstlichtform in den Städten Europas. Allerdings lernten die Menschen im Umgang mit dieser Beleuchtungsform auch ihre Nachteile kennen. Das Leuchtgas war in hohem Maße explosiv, was fatale Auswirkungen hatte, wenn ein großer Gasspeicher detonierte und dadurch seine unmittelbare Umgebung verwüstete. Außerdem war das Gas übelriechend und giftig, sodass es überall dort, wo es unkontrolliert seinem Leitungssystem entströmte, großen Schaden anrichten konnte. So wurde beispielsweise das Erdreich nachhaltig verseucht, wenn undichte Rohre unbemerkt blieben. Hunderte Menschen wurden im Laufe der Jahrzehnte Opfer von unbeabsichtigten Kohlenmonoxidvergiftungen und bis zu 20 Prozent der Suizide wurden in dieser Zeit mithilfe von Leuchtgas begangen.

Weniger fatal, aber trotzdem sehr beeinträchtigend war die Tatsache, dass große Gasflammen im Gegensatz zu Kerzen und Petroleumlampen enorm viel Sauerstoff aus der Raumluft verbrauchten. An Orten, an denen Gasbeleuchtung besonders intensiv genutzt wurde, wie beispielsweise in Theatersälen, litten die meisten Besucher nach kurzer Zeit an heftigen Kopfschmerzen und Übelkeit. Kurzum, nach der anfänglichen Euphorie zeigte das Gaslicht im Dauerbetrieb allmählich sein wahres Gesicht mitsamt seinen zahlreichen Schattenseiten.

## Elektrisches Licht für den öffentlichen Raum

Die Kohlebogenlampe wurde als erste elektrische Lichtquelle im Jahr 1802 von Humphry Davy entwickelt. Er hatte festgestellt, dass Strom, der durch zwei sich berührende Kohlestifte fließt, einen intensiven Lichtbogen erzeugt, wenn man die Stifte etwas voneinander entfernt. Kohlebogenlampen emittieren ein Licht, das dem Sonnenlicht in der spektralen Zusammensetzung sehr ähnlich ist. Ein Nachteil ist jedoch neben der Entstehung von Abgasen die extreme Helligkeit, weshalb diese Technik für Haushalte nicht einsetzbar war. Zur Beleuchtung von größeren Plätzen hingegen waren die Kohlebogenlampen sehr gut geeignet und

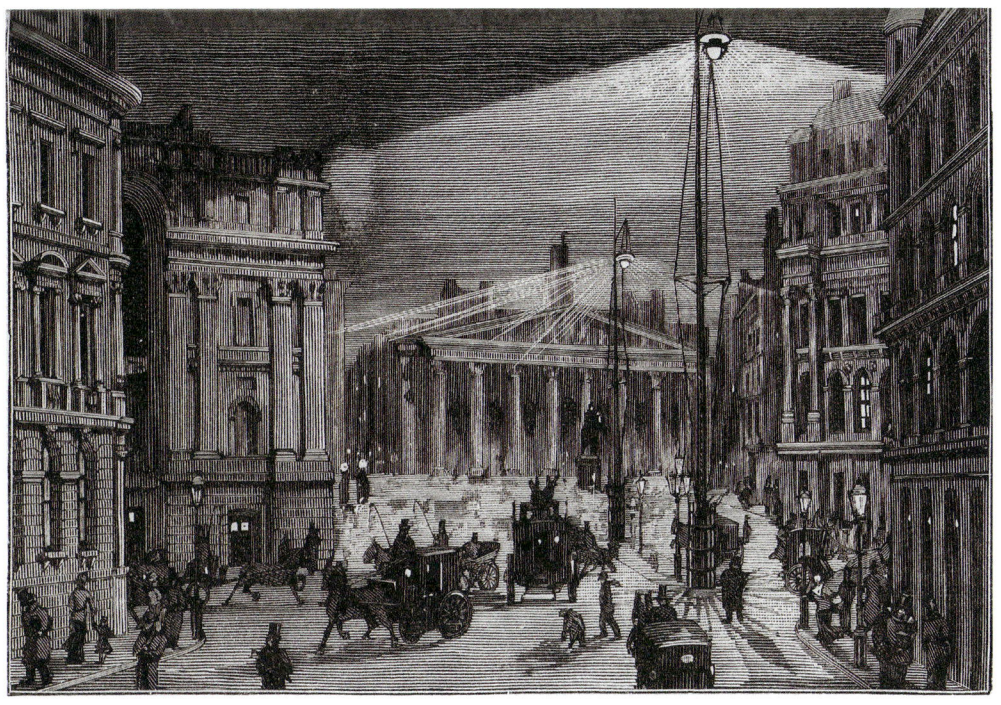

*Kohlebogenlampen beleuchten um 1880 eine nächtliche Szene in London.*

verbreiteten sich daher schnell in den damaligen Metropolen der Welt.

Die zweite Abbildung offenbart die extrem aufwendige Elektromechanik, die nötig war, um den Abbrand der Kohlestifte in einer Kohlebogenlampe auszugleichen. Durch ein komplexes Räderwerk wurde die Lampe nicht nur gezündet, sondern auch am Leuchten gehalten, indem die Brennstifte konstant auf den idealen Abstand einjustiert wurden. Aus dieser Abbildung geht auch deutlich hervor, wie wenig sich diese Technik für die Allgemeinbeleuchtung in Haushalten eigne-

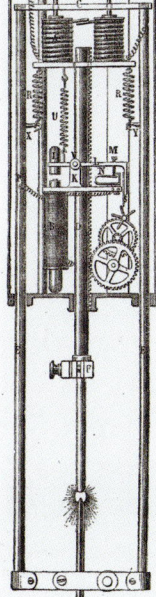

*Hier ist der Regulierungsmechanismus einer Kohlebogenlampe um 1880 zu sehen.*

te. Im Prinzip hatte man hier ein ähnliches Problem wie mit der Kerzenflamme, die ebenfalls ständige Aufmerksamkeit forderte, um gleichmäßig abbrennen zu können.

### Elektrisches Licht für alle

Der Siegeszug des elektrischen Lichts begann im Jahr 1879 mit der Erfindung der Glühlampe durch Thomas Alva Edison. Damit stand erstmals eine Lichtquelle zur Verfügung, die leicht zu handhaben und nicht auf die Verbrennung von Luftsauerstoff angewiesen war. Ihr Licht war äußerst angenehm für die Augen und doch hell genug, damit auch bei Nacht noch feine Arbeiten verrichtet werden konnten. Die Glühlampe war schließlich der Grund für die flächendeckende Verbreitung des elektrischen Stroms, der gemeinsam mit ihr den Weg in jeden Haushalt fand. Dort verdrängte die Glühlampe schnell alle anderen Lichtquellen, denn sie war wesentlich praktischer, heller und sauberer als Kerzen, Petroleumlampen und Gaslichter.

Der technikbegeisterte Schriftsteller Artur Fürst schrieb 1926 in seinem Buch *Das elektrische Licht*[30] über die Glühlampe:

»Denn die Menschheit ist nun im Besitz einer Vorrichtung zur Erzeugung künstlichen Lichts, die an Liebenswürdigkeit der Wirkung, an Bequemlichkeit der Handhabung, durch die Bescheidenheit, mit der sie ihre Arbeit verrichtet, und die Schönheit ihrer Gestalt jedes Traumbild übertrifft, das die lichthungrige Menschheit in früherer Zeit sich vorzugaukeln vermochte. Die Glühlampe gehört zu den edelsten Apparaten, die Menschenhand hervorgebracht hat. Keine andere Vorrichtung, die praktische Dienste leistet, weckt so sehr die Empfindung; ›Hier ist etwas Vollkommenes!‹ Der Theoretiker weiß zwar, dass dieses Gefühl nicht richtig ist, dass die Nutzwirkung der in die Lampe gesandten elektrischen Energie noch sehr weit verbessert werden kann, aber der Verbraucher hat tatsächlich allen Grund zur höchsten Bewunderung.«

Im letzten Satz dieses Zitats kommt bereits eine Ambivalenz zum Ausdruck, indem die Glühlampe den Verbraucher zwar begeistert, den Theoretiker jedoch über die Energieeffizienz nachdenken lässt. Wenige Seiten nach den löblichen Ausführungen zur Glühlampe macht sich Fürst dann vollends den Standpunkt zueigen, der bis in die heutige Zeit dem Credo der meisten Lichttechniker entspricht:

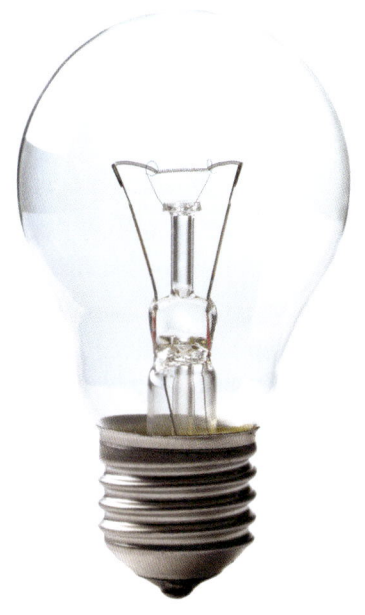

*Die Glühlampe hat sich seit ihrer Erfindung im Jahr 1879 äußerlich nur wenig verändert.*

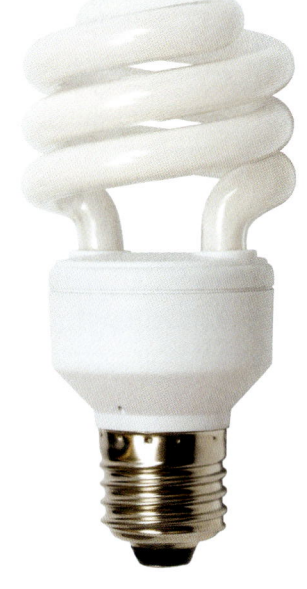

*Die gewundene Glasröhre dieser Kompaktleuchtstofflampe ist mit hochgiftigem Quecksilberdampf gefüllt.*

»Wir werden nicht ruhen, bis es uns gelingt, eine Maschine zu erfinden, die bei hoher Wirtschaftlichkeit Licht mit so wenig wie möglich Wärme erzeugt.«

### Kaltes Licht dank giftigem Quecksilber

Für mehr als ein halbes Jahrhundert blieb der Siegeszug der Glühlampe dennoch unangefochten. Dann brachte die technische Entwicklung eine weitere elektrische Lichtquelle hervor, die sich ab 1938 schnell verbreitete: die Leuchtstofflampe. Ihre Eigenschaften unterschieden sich ganz erheblich von denen anderer Lampen, denn sie war die erste Kunstlichtquelle, die kaltes Licht erzeugt. Damit ging der Traum vieler Lichttechniker endlich in Erfüllung, denen die Wärmeabstrahlung bisheriger Leuchtmittel schon lange ein Dorn im Auge gewesen war. Die Wärme war nämlich schuld daran, dass man nicht beliebig viel Licht in die Innenräume bringen konnte – dabei war doch schon damals ein wichtiges Prinzip: mehr Licht, mehr Leuchten, mehr Umsatz. Die Fabrikbesitzer hießen das kalte Licht folglich gern willkommen, denn die Erhöhung der Helligkeit in den Fertigungshallen bei geringerem Wärmeeintrag entlastete nicht nur die Lüftungs- und Klimaanlagen, sondern erhöhte außerdem die Produktivität ihrer Angestellten.

Die Leuchtstofflampen hatten jedoch auch jede Menge nachteilige Folgen: Erstens mochten die Mitarbeiter das flimmernde, kalte Licht nicht und behaupteten sogar vielfach, es würde sie krank machen. Zweitens glaubten immer mehr Architekten, sie könnten bei ihren Planungsentwürfen auf die lästigen Fenster verzichten und fensterlose Arbeitshallen, Schulen und Krankenhäuser bauen. Drittens – aber das interessierte damals kaum jemanden – enthielten die Leuchtstofflampen jede Menge Quecksilber und strahlten ein Licht ab, das die photochemische Signatur dieses hochgiftigen Schwermetalls in sich trug. Gegen den Widerstand der Arbeitnehmer und einer Reihe von aufmerksamen Ärzten sorgte die Lichtindustrie dennoch dafür, dass die Normen und Regelwerke zur Beleuchtung von Arbeitsplätzen so angepasst wurden, dass die Vorgaben nur noch bei Verwendung von Leuchtstofflampen eingehalten werden konnten. Dadurch wurden die Glühlampen immer stärker in die privaten Bereiche zurückgedrängt.

## Energiesparlampen für den Privatgebrauch

Obwohl die Lichtindustrie seit den 1980er-Jahren auch heimtaugliche Versionen der Leuchtstofflampe unter der Bezeichnung »Energiesparlampe« auf den Markt brachte, entschieden sich die meisten Verbraucher bis zum Glühlampenverbot ab 2008 weiterhin für die Glühlampen. Da half es auch nicht, dass die Lampenhersteller nicht müde wurden, immer wieder zu betonen, dass sie die Lichtqualität ihrer Quecksilberlampen jetzt so signifikant verbessert hätten, dass kein Unterschied mehr zum Glühlicht bestünde.

Eine klare Mehrheit von etwa 85 Prozent der deutschen Bevölkerung ließ sich jedoch auch durch solche Beteuerungen nicht in die Irre führen und kaufte unbeirrt die guten alten Glühlampen. Irgendwie sahen die Gesichter der Menschen im Licht von Energiesparlampen eben immer noch krank aus, obwohl die Messwerte der Lichttechniker doch das Gegenteil anzeigten!

Da konnte die Lichtindustrie so lange behaupten, wie sie wollte, dass ihre sogenannten Energiesparlampen eine hervorragende Farbwiedergabe hätten – die Menschen fühlten sich im Glühlicht wohler. Auch die Beteuerungen, dass das kalte Licht mittlerweile als »Warmton« verfüg-

## WIE DAS GLÜHLAMPENVERBOT DEN LEDS DEN WEG BEREITETE

Als die Europäische Union im Jahr 2005 damit begann, neue Anforderungen an energieverbrauchsrelevante Produkte zu stellen, witterte die Lichtindustrie eine Chance, die ihnen verhasste Glühlampe ein für alle Mal loszuwerden. Da höchstens 15 Prozent der Verbraucher zu dem Zeitpunkt zu den sogenannten »Energiesparlampen« griffen, waren die Lagerregale der Hersteller voll davon. Zusätzlich kam es zu immer schwerer vorhersehbaren Preisschwankungen für Wolfram auf dem Rohstoffmarkt. Da dieses Metall mit seinen einzigartigen Eigenschaften jedoch unersetzlich für die Glühlampenfertigung war, wurde diese zunehmend unrentabel.

Um den Politikern ein Glühlampenverbot darüber hinaus schmackhaft zu machen, verpflichtete sich die Industrie, im gesamten Bereich der künstlichen Beleuchtung den Ausstoß des Treibhausgases Kohlendioxid ($CO_2$) zu reduzieren. Obwohl sich dieser Markt in drei Segmente untergliedern lässt, nämlich Straßenbeleuchtung, Industrie- und Bürobeleuchtung sowie private Haushalte, entschied man sich dazu, den privaten Haushalten die Hauptlast der $CO_2$-Reduktion aufzubürden, indem man sich das Glühlampenverbot ausdachte. Dadurch blieb es zum Beispiel den Kommunen erspart, in eine teure Modernisierung der Straßenbeleuchtung investieren zu müssen. Dass die europäische Lichtindustrie durch ein Glühlampenverbot jedoch auch einen Ast absägen würde, auf dem sie saß, wollte zu diesem Zeitpunkt wohl niemand sehen – zu verlockend waren die Aussichten, die Energiesparlampe endlich zu einem Verkaufserfolg zu machen. In der Hitze des Gefechts übersah man aber, dass aus Asien bereits eine Technologie im Anmarsch war, die dafür sorgen sollte, dass auch die »Energiesparlampe« in der Bedeutungslosigkeit versank. Das Glühlampenverbot bereitete nämlich der Leuchtdioden-Technik (LED) den Boden, die hauptsächlich in Fernost entwickelt und zur Marktreife gebracht worden war. Die Abschaffung der Glühlampen führte letztlich dazu, dass Tausende von Arbeitsplätzen in der europäischen Lichtindustrie verloren gingen und die einstmaligen Weltmarktführer heute in asiatischen Händen sind.

bar sei, ließ die eingefleischten Glühlampenkäufer unbeeindruckt.

## Leuchtdioden als neue ungesunde Kaltlichtquellen

Zeitgleich mit dem Verbot der Glühlampe kamen erste Leuchtmittel auf den Markt, die mit Leuchtdioden (LED) betrieben wurden und weißes Licht erzeugten. LEDs waren zwar schon 1962 erfunden worden, aber zunächst nur für Signalzwecke und als Anzeigen in Taschenrechnern und Digitaluhren geeignet gewesen, denn sie erzeugten rotes Licht mit geringer Helligkeit. In den folgenden zwei Jahrzehnten wurde die Farbpalette um Orange, Gelb und Grün erweitert und auch die Lichtausbeute erheblich gesteigert. Anfang der 1990er-Jahre entdeckte man nach langer Suche endlich auch Möglichkeiten, leistungsfähige blaue LEDs herzustellen. Diese waren schließlich die Voraussetzung für die Entwicklung von LEDs, die ein breitbandiges, weißes Lichtspektrum erzeugen. Dabei wird eine blaue LED als Primärlichtquelle verwendet, um Leuchtstoffe zur Emission langwelligerer Strahlung im Bereich von Grün, Gelb und Orangerot anzuregen. Das blaue Licht aus der LED ergibt zusammen mit den Farben aus den Leuchtstoffen eine Spektralmischung, die dem menschlichen Auge als weißes Licht erscheint. Weiße LEDs sind Kaltlicht-

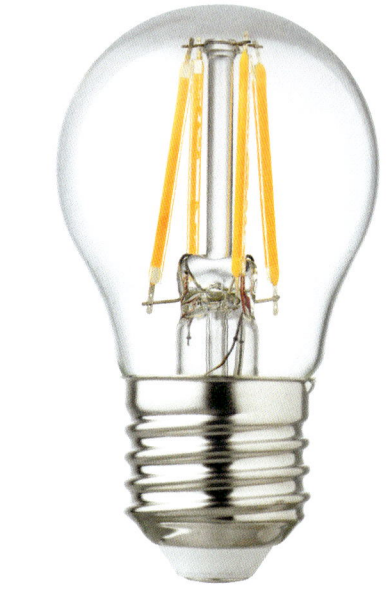

*Eine LED-Fadenlampe mit vier Leuchtfilamenten sieht der Glühlampe zum Verwechseln ähnlich.*

quellen, die eine hohe Strahlungsausbeute im Bereich zwischen 450 nm und 630 nm aufweisen. Sie gelten als sehr energieeffizient und haben mittlerweile die quecksilberhaltigen »Energiesparlampen« weitgehend verdrängt. Allerdings strahlen sie weder langwelliges Rot noch Nahinfrarot ab und produzieren daher aus biologischer Sicht ein Lichtsurrogat, dem die wichtigsten Eigenschaften von natürlichem Licht fehlen.

LEDs haben sich innerhalb eines Jahrzehnts zur wichtigsten Lichttechnologie für die Allgemeinbeleuchtung entwickelt und dominieren heute den Beleuchtungsmarkt wie vor 100 Jahren die Glühlampe.

> **INFO**
>
> ## HORTEN SIE GLÜHLAMPEN!
>
> Auch nach dem Inkrafttreten des sogenannten Glühlampenverbots sind noch viele verschiedene Ausführungen erhältlich. Teilweise verkaufen Händler ihre Lagerbestände zu günstigeren Preisen als noch vor zehn Jahren. Am einfachsten findet man Glühlampen bei Onlineanbietern, aber auch in Baumärkten sind sie noch zu bekommen. Da es nach wie vor keine vollwertige Alternative zu echten Glühlampen gibt, empfehle ich jedem, sich einen großzügig bemessenen Vorrat anzulegen. Achten Sie beim Kauf auf die bekannten Marken, denn nur dann können Sie davon ausgehen, die bestmögliche Qualität zu bekommen. Billige No-Name-Glühlampen gehen nach meiner Erfahrung oft schon nach kurzer Zeit kaputt und sind dadurch unterm Strich teurer als die bewährten Produkte.

Während die Glühlampe jedoch eine Kunstlichtquelle mit natürlicher Spektralverteilung ist, erzeugen sowohl Leuchtstofflampen wie auch weiße LEDs mit ihrem synthetischen Spektrum ein kaltes Licht, dessen Zusammensetzung dem Auge Versprechungen macht, die im Organismus nicht gehalten werden können.

## Natürliche Spektren – aus der Wärme geboren

Die beiden wichtigsten Lichtquellen mit natürlichem Spektrum, also Sonnenlicht und Feuer, haben ihren Ursprung in der Wärme und sind daher *thermische* Strahler oder Temperaturstrahler. Alle heißen Körper emittieren elektromagnetische Strahlung, wobei die Spektralverteilung von ihrer Temperatur abhängt. Erwärmt man ein Stück Metall, beginnt es irgendwann rot zu glühen, um sich bei weiterer Energiezufuhr schließlich bis zur Weißglut aufzuheizen. Nach dem gleichen Prinzip beginnen kleinste Kohlepartikel in einer Kerzenflamme orangerot zu leuchten, und die Sonnenoberfläche, die ja erheblich heißer ist, strahlt ein gelblich-weißes Licht ab.

Nach welchen Regeln sich die abgestrahlte Lichtfarbe eines glühenden Körpers verändert, wird am genauesten durch

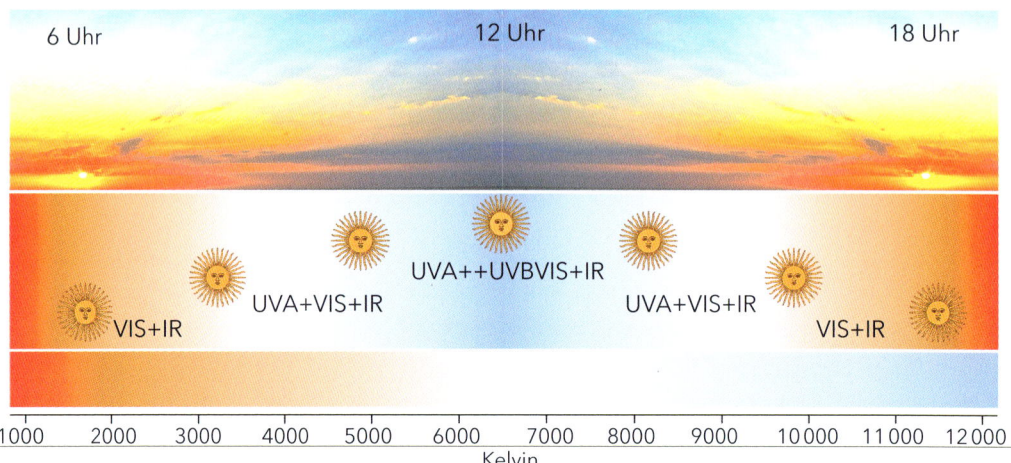

*Illustriert wird hier der Verlauf der Farbtemperatur des Himmelslichts zu verschiedenen Tageszeiten.*

das *Planck'sche Strahlungsgesetz* beschrieben, das von Max Planck im Jahr 1900 formuliert wurde. Seine Formeln stellen die erste Anwendung der Quantenphysik dar und beschreiben exakt das Strahlungsspektrum eines *Planck'schen Strahlers* bei verschiedenen Temperaturen. Die Farbtemperatur, also die von der Glühtemperatur abhängige Lichtfarbe einer Lichtquelle, wird in Kelvin (K) angegeben. Die Kelvin-Temperaturskala beginnt am absoluten Nullpunkt bei 0 K, dies entspricht −273 Grad Celsius. 0 Grad Celsius entsprechen daher 273 K. Um eine Temperatur von der Celsiusskala in Kelvin umzurechnen, zieht man also einfach 273 ab: Der Metallfaden einer Glühlampe mit der Farbtemperatur von 2700 K glüht somit bei einer Celsius-Temperatur von 2700 K minus 273, also 2427 Grad.

Zur Orientierung noch ein Vergleichswert zum Nachrechnen: Die Körpertemperatur des Menschen beträgt 310 K.

Sowohl Sonnenlicht als auch Feuer sind thermische Strahler, die eine natürliche Spektralverteilung aufweisen, das heißt, die Energien ihrer Photonen liegen immer auf dem *Planck'schen Kurvenzug*, der auch als *Schwarzkörperkurve* bezeichnet wird. Im ersten Kapitel haben wir das Sonnenspektrum bereits kennengelernt und wissen, wie viel Prozent des Sonnenlichts im UV-Bereich, im sichtbaren Bereich und im infraroten Bereich vorhanden sind. Kennt man die Farbtemperatur einer thermischen Lichtquelle, kann man mit den Planck'schen Formeln genau berechnen, aus welchen Wellenlängen sich ihr Spektrum zusammensetzt. Natürlich funktioniert das auch umgekehrt, denn wenn wir heute davon ausgehen, dass die Sonnenoberfläche ungefähr 5700 K heiß ist, dann nicht deshalb, weil jemand dort mit einem Thermometer gemessen hätte, sondern weil wir wissen, welche Temperatur zu der Energieverteilung des Sonnenspektrums gehört.

Die Abbildung auf dieser Seite zeigt die Schwarzkörperkurven verschiedener thermischer Lichtquellen, die bei unterschiedlichen Temperaturen abstrahlen. Es fällt auf, dass das Sonnenspektrum die am deutlichsten ausgeformte Kurve aufweist, wohingegen die Kurven bei den geringeren Farbtemperaturen von Fotolampe und Glühlampe immer flacher werden. Die Fotolampe ist eine Glühlampe, deren Metallfaden mit sehr hoher Temperatur glüht, wodurch sie ein helleres und weißeres Licht abstrahlt als die »kältere« Standardglühlampe, aber auch sehr viel schneller kaputtgeht. Der Kurvenverlauf von Feuer, das mit ungefähr 1800 K noch kälter ist, findet sich in dieser Darstellung nicht, denn er wäre so flach, dass er in dem gewählten Maßstab mit der Grundlinie verschmelzen würde.

Trotzdem können wir in der Abbildung Prinzipien erkennen, die für die Sonne, die verschiedenen Glühlampen und auch für das Feuer gelten. Es fällt nämlich auf, dass sich die Höhe der verschiedenen Kurven zwar mit der Temperatur verändert, aber unabhängig von der Temperatur der linke, kurzwellige Schenkel immer steiler ansteigt als der rechte, dann einen Gipfel erreicht, um schließlich zur rechten, langwelligen Seite in einer flacheren Kurve abzufallen. Die Farbtemperaturen von Sonnenlicht (5700 K) und Feuer (1800 K) unterscheiden sich erheblich, trotzdem tragen sie beide das Prinzip der Schwarzkörperkurve in sich. Da sich der menschliche Organismus im Laufe der Evolution an die Schwarzkörperlogik angepasst hat, kann er mit allen Lichtarten, die aus der Wärme heraus entstehen, optimal umgehen.

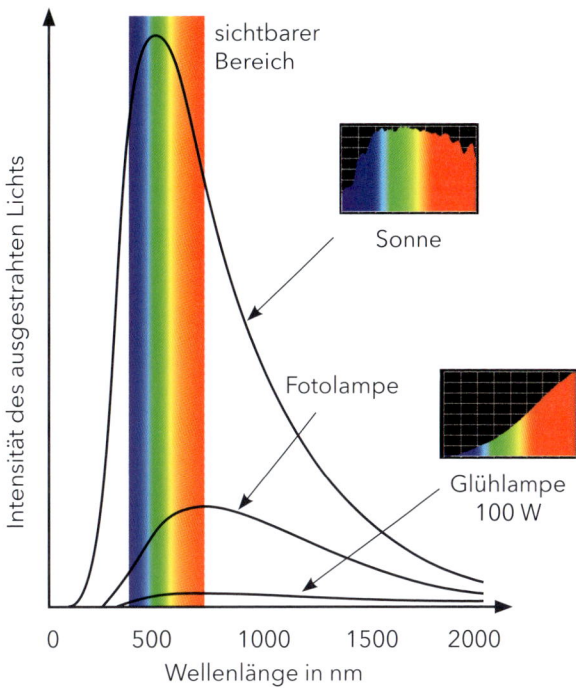

*Ersichtlich ist hier der unterschiedliche Verlauf der Schwarzkörperkurve für Sonnenlicht und Glühlampen.*

## Qualität der Farbwiedergabe

Ein anderes Beispiel für die evolutionäre Anpassung an natürliche Lichtquellen ist die *Farbwiedergabe*. Bei dieser handelt es sich nach der Intensität und Farbtemperatur um einen wichtigen lichttechnischen Parameter, der uns angibt, wie naturgetreu verschiedene Testfarben im Licht einer bestimmten Lichtquelle wiedergegeben werden. Der dimensionslose *Farbwiedergabeindex* wird entweder als $R_a$ oder CRI (*color rendering index*) angegeben und kann höchstens einen Wert von 100 erreichen. Eine Lichtquelle mit einem $R_a$ oder CRI von 100 bietet somit eine hervorragende Farbwiedergabe, wohingegen ein $R_a$ oder CRI von 50 miserabel ist. Um die Farbwiedergabe zu ermitteln, beurteilen Testpersonen verschiedene Farbtafeln unter einer zu prüfenden Lichtquelle, wobei die beste Farbwiedergabe auch noch die feinsten Unterschiede zwischen den gezeigten Farbfeldern erkennen lässt. Kauft man heute eine Lampe, ist auf der Lampenverpackung der Farbwiedergabeindex angegeben. Leider handelt es sich dabei meist nur um den $R_a$-Wert, der lediglich aus den ersten 8 von insgesamt 15 möglichen Testfarben errechnet wird.

Die folgende Abbildung zeigt die 15 Testfarben des Deutschen Instituts für Normung. Die ersten 8 Testfarben umfassen nur Pastelltöne, wohingegen die Test-

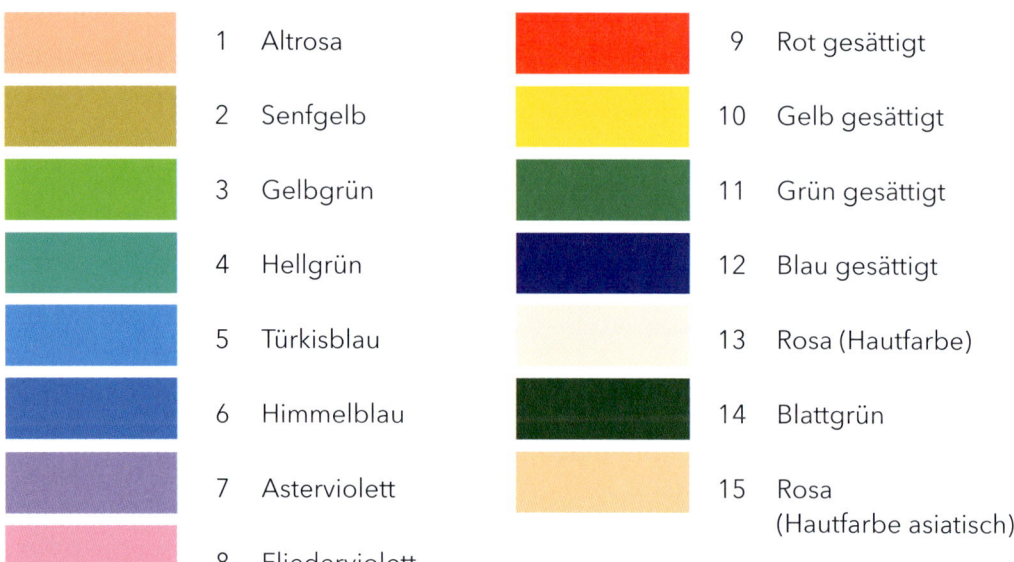

| | | |
|---|---|---|
| 1 | Altrosa | |
| 2 | Senfgelb | |
| 3 | Gelbgrün | |
| 4 | Hellgrün | |
| 5 | Türkisblau | |
| 6 | Himmelblau | |
| 7 | Asterviolett | |
| 8 | Fliederviolett | |
| 9 | Rot gesättigt | |
| 10 | Gelb gesättigt | |
| 11 | Grün gesättigt | |
| 12 | Blau gesättigt | |
| 13 | Rosa (Hautfarbe) | |
| 14 | Blattgrün | |
| 15 | Rosa (Hautfarbe asiatisch) | |

*Mit diesen 15 Testfarben wird der Farbwiedergabeindex ermittelt.*

# Natürliche Spektren – aus der Wärme geboren

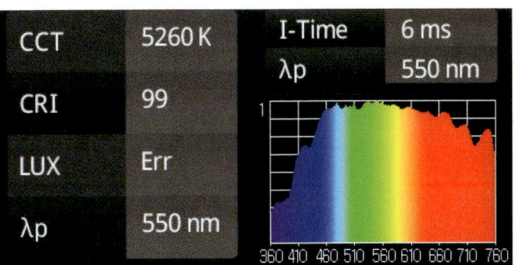

*Sonnenlicht*

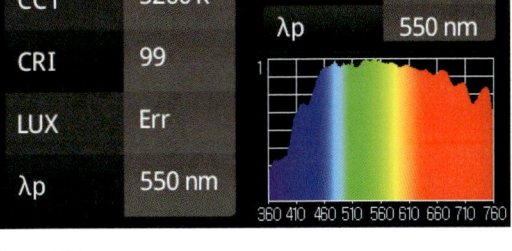

*Tageslicht hinter einem Fenster*

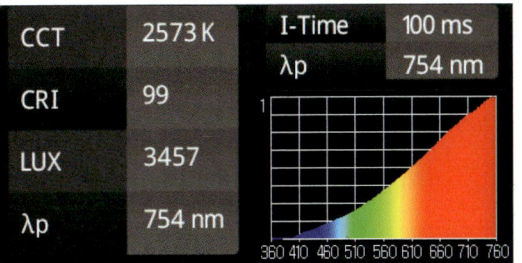

*Glühlampe*

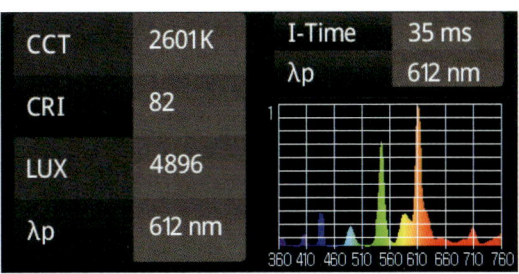

*Energiesparlampe*

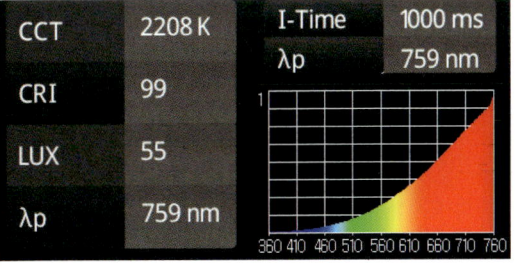

*Kerzenlicht*

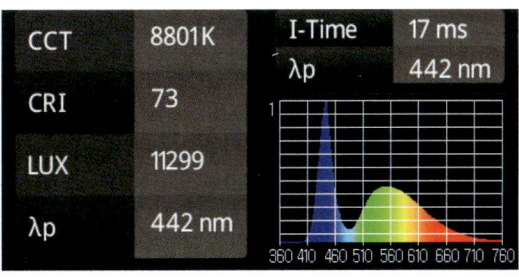

*Kaltlicht-LED*

*Hier werden die Spektralverläufe von warmen und kalten Lichtquellen mit Angabe der jeweiligen Farbtemperatur (CCT) und des Farbwiedergabeindex (CRI) gezeigt.*

farben 9 bis 15 gesättigte Farben, die Hautfarbe sowie Blattgrün repräsentieren. Der Farbwiedergabeindex war erstmals für Kaltlichtquellen wie die Leuchtstofflampe von Bedeutung, da alle Lichtquellen mit einer natürlichen Spektralverteilung, also Sonne, Glühlampe und Feuer, einen Farbwiedergabeindex von annähernd 100 erreichen, und zwar bei allen 15 Testfarben. Um die Einführung der Leuchtstofflampen jedoch nicht weiter zu erschweren, hat man sich bei der Festlegung der Angaben zum Farbwiedergabeindex dazu entschlossen, nur diejenigen 8 Testfarben zu verwenden, die den Kaltlichtquellen auch einigermaßen gute Werte attestieren. Für alle Kaltlichtquellen und damit auch LEDs gilt daher, dass ein angegebener $R_a$-Wert von 80 in Wirklichkeit für eine schlechtere Farbwiedergabe steht, als es die Zahl vermuten lässt: Unsere Wirklichkeit setzt sich nämlich aus allen Farben und nicht etwa aus einer beschönigten Auswahl von Pastelltönen zusammen.

Die Abbildungen auf Seite 125 zeigen in der linken Reihe die natürlichen Spektralverläufe von Sonnenlicht, Glühlicht und Kerzenlicht sowie rechts daneben die defizitären Spektren von Tageslicht, das hinter einem modernen Klimafenster gemessen wurde, sowie einer Leuchtstofflampe und einer kaltweißen LED. Für jede Lichtquelle ist die Farbtemperatur (CCT) und der Farbwiedergabeindex (CRI) angegeben. Obwohl sich die natürlichen Spektren teilweise erheblich unterscheiden, ist die Farberkennung unter diesen drei Lichtbedingungen trotzdem optimal, denn der CRI liegt jeweils bei 99.

## Farbtemperatur, die gar keine Temperatur mehr ist

Wenn wir schon über die Angaben auf Lampenverpackungen sprechen: Auch die Farbtemperatur in Kelvin (K) muss heute dort angegeben werden, da »warmweiß«, »neutralweiß« oder »kaltweiß« nicht mehr ausreichen. Zum Nachteil vieler ahnungsloser Verbraucher gibt es zwei verschiedene Arten der Farbtemperatur, die sich gravierend voneinander unterscheiden – nicht durch ihren Zahlenwert, sondern durch die Art, wie die Angabe zustande kommt: Die echte Farbtemperatur CT (*color temperature*) ergibt sich aus der tatsächlichen Temperatur eines Planck'schen Strahlers. Sie kann daher nur für Lichtquellen angegeben werden, deren Licht auf der Grundlage von hohen Temperaturen entsteht, also bei Sonne, Glühlampe und Kerzenflamme.

Bei einer Kaltlichtquelle entsteht das Licht jedoch aufgrund anderer Prinzipien, bei denen keine hohen Temperaturen beteiligt sind und man folglich auch keine Farbtemperatur angeben könnte. Daher einigte man sich 1931 auf eine Methode, um die Farbtemperaturen von thermischen Lichtquellen mit den Lichtfarben von Kaltlichtquellen vergleichen zu können. Die beteiligten Experten hatten jedoch keine medizinisch-lichtbiologischen Aspekte im Sinn, sondern wollten in erster Linie ein Hilfsmittel für die Filmindustrie zur Verfügung stellen, die aufgrund ihres hohen Lichtbedarfs in den Studios weg von der heißen Glühlampe hin zum Kaltlicht strebte. Wie der Mensch Lichtfarben wahrnimmt, war eher ein Nebenaspekt,

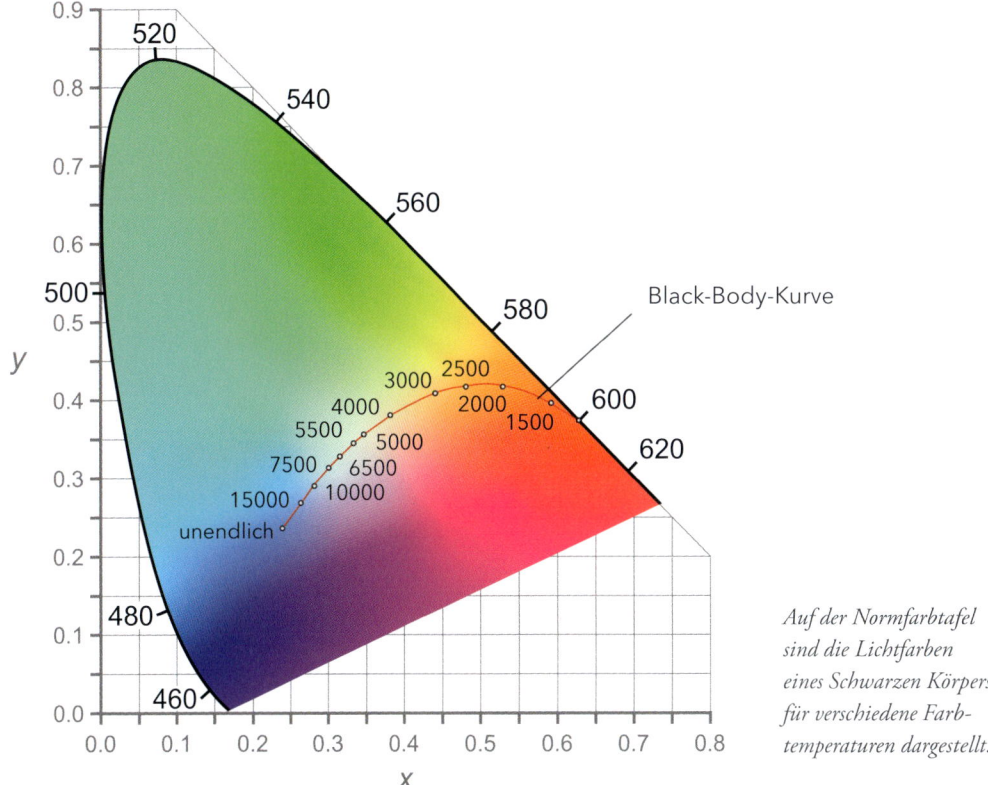

*Auf der Normfarbtafel sind die Lichtfarben eines Schwarzen Körpers für verschiedene Farbtemperaturen dargestellt.*

viel wichtiger war zum Beispiel die Farbempfindlichkeit von Filmmaterial.

Durch die Definition einer *korrelierten* oder ähnlichsten Farbtemperatur CCT (*correlated color temperature*) wurde ein Wert geschaffen, der darüber Auskunft geben sollte, welcher Lichtfarbe einer thermischen Lichtquelle die Wahrnehmung der Kaltlichtquelle am nächsten kommt. Um dies zu erreichen, wurde ein theoretischer *Normbetrachter* definiert, der nur die Farben Rot, Gelbgrün und Indigo sieht, wobei die beiden letzten Farbtöne auf die Emissionslinien von Quecksilber bei 546 nm und 436 nm geeicht wurden. Allein dies zeigt schon, wie technisch man die Sache anging.

Durch die Umrechnung der drei Farbwerte konnte schließlich eine korrelierte Farbtemperatur CCT angegeben werden, die sowohl auf thermische als auch kalte Lichtquellen anwendbar sein sollte. Das Problem damit ist nur, dass die physikalische Farbtemperatur CT einer thermischen Lichtquelle dem menschlichen Auge (das auf den Planck'schen Kurvenzug »geeicht«, also optimal daran angepasst ist) mitteilt, welche biologischen

Eigenschaften das jeweilige Licht hat. Der Wert einer korrelierten Farbtemperatur CCT hingegen gibt weder dem Physiker noch dem Körper eine vertrauenswürdige Information über die Spektralverteilung der betreffenden Lichtquelle. Der Physiker kann weitere Messungen durchführen, der Organismus hingegen reagiert im Rahmen der evolutionär erlernten Anpassung auf die optische Täuschung mit einer Änderung von Körperfunktionen.

Wir werden später noch sehen, dass der Organismus zusätzlich zur sichtbaren Lichtfarbe auch den Blauanteil im Lichtspektrum auswertet (ab Seite 135). Das Konzept der korrelierten Farbtemperatur ermöglicht es der Lichtindustrie, Kaltlichtquellen mit scheinbar warmer Lichtfarbe, zum Beispiel 2700 K, herzustellen, die jedoch einen viel höheren Blauanteil emittieren als eine thermische Lichtquelle mit dem identischen Wert.

### Krank durch kaltes Licht?

> »Die Strahlung der Sonne liefert Energie, um das gesamte Leben auf der Erde zu erhalten. Aber Licht ist – vom Standpunkt der lebenden Materie aus betrachtet – mehr als nur eine Energiequelle. Es ist ein Mittel, die Welt zu erkennen, eine Signalvorrichtung, ein Indikator für Tages- und Jahreszeit und auch ein Gift.«[31]

Bereits in den Jahren 1960 bis 1970 zeigte der Lichtforscher Fritz Hollwich, dass gesunde Menschen im kalten Licht von Leuchtstofflampen Symptome entwickelten, die als Vorstufen von Herz-Kreislauf-Erkrankungen gedeutet werden konnten. Seine Empfehlung für eine förderliche Raumbeleuchtung war daher, nicht ausschließlich Leuchtstofflampenlicht zu verwenden, sondern eine Hybridlösung zu bevorzugen, bei der das kalte Licht zusammen mit warmem Glühlampenlicht verwendet werden sollte. Durch diese Kombination ergibt sich eine Spektralverteilung, bei der die jeweilige Lampenart die Defizite der anderen kompensiert. In den Vorbemerkungen von »Augenheilkunde«,[32] einem kurzgefassten Lehrbuch von Fritz Hollwich, heißt es dazu wörtlich: »In der Wahl künstlicher Beleuchtung sind qualitativ hochwertige Lichtquellen beziehungsweise Lichtkombinationen (Leuchtstofflampe plus Glühlampe) zu bevorzugen, deren Spektrum dem Sonnenlicht am nächsten kommt.« Weiterhin heißt es dort: »Licht, das wir – wie Goethe es genannt hat – von der supraterrestrischen Naturmacht Sonne beziehen, kann zwar für den Sehvorgang, jedoch nicht für die Vitalfunktionen unseres Organismus durch Kunstlicht voll ersetzt werden.«

## KUNSTLICHT STRESST

Der Internist und Augenarzt Fritz Hollwich führte in den 1970er-Jahren wichtige Versuche durch, bei denen er eine Gruppe gesunder Versuchspersonen für einige Wochen dem Tageslicht, eine andere Gruppe dem Licht aus Leuchtstofflampen aussetzte und dabei die Veränderungen bestimmter Kreislaufparameter und Hormonkonzentrationen bestimmte. In der Tageslicht-Gruppe konnte er keine Auffälligkeiten feststellen. Bei den Personen im Leuchtstofflampenlicht bildeten sich dagegen allmählich immer deutlichere Anzeichen von systemischem Stress aus. So wurde zum Beispiel der Blutdruck der Versuchspersonen von Tag zu Tag etwas höher. Jede einzelne Veränderung war dabei für sich genommen unbedeutend gering, aber es zeichnete sich in Summe betrachtet eine eindeutige Tendenz in Richtung Erhöhung des Blutdrucks ab. Parallel dazu stiegen auch die Konzentrationen der Stresshormone im Blut und deren Abbauprodukte im Urin stetig an. Alle diese Veränderungen waren reversibel und bildeten sich zurück, sobald die Teilnehmer wieder ins Tageslicht zurückkehrten.

Die Lichtindustrie bezog damals Stellung gegen Hollwichs Ergebnisse, indem sie die dokumentierten Veränderungen als unbedeutend einstufte. Solche geringen Anstiege des Blutdrucks, so die Argumentation, lägen immer noch im Normbereich und würden daher keine Rolle spielen. Aus physiologischer Sicht war diese Einschätzung nicht nur falsch, sondern auch gefährlich. Sachlich falsch war sie aus dem Grund, dass der Blutdruck als ein überlebenswichtiger Wert durch Regelkreise des Vegetativums streng kontrolliert wird: Ein starker Anstieg oder Abfall des Blutdrucks führt augenblicklich zu einer Gegenregulation, um die Kreislauffunktionen zu stabilisieren und die Durchblutung der Organe zu gewährleisten. Dabei zeigt sich der Organismus als Experte der Kybernetik (Lehre der Regelung und Steuerung), denn er berücksichtigt, was auch ein Techniker von seinen elektronischen Schaltkreisen kennt: Würde der Organismus nämlich bereits bei kleinen Änderungen des Blutdrucks mit einer Gegenregulation beginnen, könnte der Regelkreis in einen Schwingungszustand geraten, vergleichbar mit der Rückkopplung zwischen einem Mikrofon und einem Lautsprecher, wenn der Verstärker zu hoch eingestellt ist. Im Rahmen der zuverlässigen Blutdruckregulation wird in unserem Körper eine solche Rückkopplung verhindert, indem geringe Schwankungen von den Sensoren ignoriert werden und erst stärkere Veränderungen zu einer Gegenreaktion führen. Das bedeutet jedoch nicht, dass kleine, tägliche Erhöhungen des Blutdrucks ungefährlich wären – im Gegenteil! Eine allmähliche Steigerung des Blutdrucks um geringe Beträge kann viel eher zu einem pathologischen Zustand führen, weil dabei die Warnsysteme und Regelkreise unseres Körpers ausgetrickst werden – der Vorgang bleibt sozusagen »unter dem Radar«.

## Der geeichte Mensch

Der Kernaussage, die Fritz Hollwich aus seinen Untersuchungen ableitete, sind wir bereits mehrfach begegnet: Der gesamte menschliche Organismus ist durch die Eigenschaften von Auge, Haut, Hormon- und Nervensystem in seinen Lichtreaktionen an die Spektralverteilungen der natürlichen Lichtquellen optimal angepasst. Folgende Beispiele unterstützen diesen Standpunkt:

1. Die Lichtempfindlichkeit des menschlichen Auges (Hellempfindlichkeitskurve $v_{lambda}$) ist mit dem spektralen Intensitätsverlauf des Sonnenlichts nahezu identisch.
2. Die Farbwiedergabe von thermischen Lichtquellen ergibt unabhängig von der jeweiligen Farbtemperatur immer einen optimalen Farbwiedergabeindex von annähernd 100.
3. Das menschliche Auge kann sich an alle natürlich vorkommenden Lichtintensitätsstufen problemlos anpassen.
4. Wichtige hormonelle Lichtanpassungsmechanismen des Menschen funktionieren nur deshalb zuverlässig, weil die sichtbaren Blauanteile und die unsichtbaren UV-Anteile des Sonnenlichts durch die Schwarzkörperlogik miteinander gekoppelt sind. Diese Mechanismen werden ab Seite 135 erläutert.

## Effizienz geht vor Gesundheit

Den meisten von uns sagt der gesunde Menschenverstand, dass die Jahrmillionen der Evolution des Lebens unter dem gleichen, sich praktisch nicht verändernden Sonnenlicht zu einer weitgehenden Anpassung an genau diese Bedingungen geführt haben müssen. Leider lässt sich dies jedoch im streng wissenschaftlichen Sinne nicht beweisen. Dieser fehlende wissenschaftliche Beweis dient der Lichtindustrie seit vielen Jahrzehnten als Grundlage, Lichtquellen zu vermarkten, die teils erheblich von einer natürlichen Spektralverteilung abweichen. Bereits 1936 brachte der renommierte Strahlenphysiker Dr. Ernst Otto Seitz die Position der Lichttechnik mit folgender Aussage auf den Punkt: »Eine in strengem Sinne oder auch nur angenähert sonnenähnliche Strahlenquelle lässt sich technisch nicht realisieren. Statt dem Phantom der Sonnenähnlichkeit nachzujagen, sollte man sich die Strahlenquelle mit der einfachsten Handhabung und höchsten spezifischen Leistung auswählen.«[33] Der Energieeffizienzgedanke ist also nicht neu. Man ging aber noch weiter: In einem Handbuch der Arbeitsmedizin schrieb der bekannte Sehphysiologe Prof. Dr. phil. Dr. med. Dr. med. h.c. Herbert Schober im Jahr 1961: »Erst die Einführung der Leuchtstofflampen hat es ermöglicht, zwei alte Wünsche der Technik zu erfüllen, nämlich die Arbeit in fensterlosen und genau klimatisierten Räumen auf der einen Seite und die von der Tageszeit unabhängige kontinuierliche Maschinenarbeit auf der anderen Seite.«[34]

Die Lichtindustrie hat es im 20. Jahrhundert immer verstanden, diejenigen Erkenntnisse in den Vordergrund zu stellen, die eine Vermarktung ihrer Lichtquellen begünstigte, und dabei die problematischen Aspekte zu verschweigen. Dies führte zu einer technischen Evolution von Lichtquellen, deren Eigenschaften zwar die Industrie voranbrachte, aber die Gesundheit der Bevölkerung leichtfertig aufs Spiel setzte. Wie extrem sich die Qualitäten von

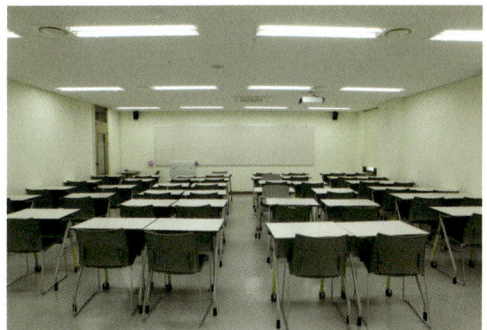 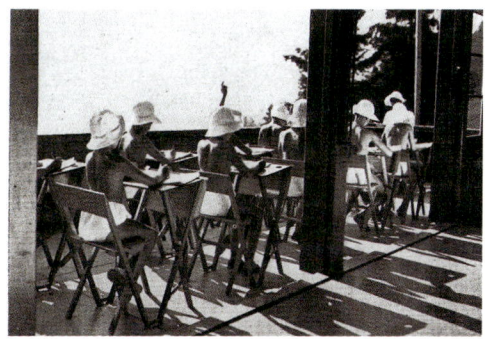

*Die Schüler wollten wohl lieber in der Sonne lernen als im Leuchtstofflampenlicht.*

künstlichen Lichtquellen und Sonnenlicht unterscheiden, kann man anhand der beiden Abbildungen auf Seite 131 erkennen. Links ist ein fensterloses Klassenzimmer mit Leuchtstofflampen dargestellt. Auf der rechten Abbildung werden Schüler nach Rollier in der Sonne unterrichtet.

Fritz Hollwich konnte durch seine Forschung zwar verhindern, dass man in ganz Deutschland fensterlose Schulen baute, aber die meisten seiner Erkenntnisse zur Stresswirkung von Kunstlicht werden bis heute ignoriert. Allerdings gibt es auch einen Lichtblick: Sein Standardwerk über den Einfluss von Licht auf die Stoffwechselvorgänge bei Menschen und Tieren wurde 1979 veröffentlicht[35] und ist in der antiquarischen Originalausgabe mittlerweile fast unbezahlbar. Obwohl wissenschaftliche Veröffentlichungen heute meistens ein Verfallsdatum von wenigen Jahren haben, machte der Springer-Verlag das Werk im Jahr 2013 trotzdem als Taschenbuchausgabe und als E-Book erneut verfügbar. Ich empfehle es jedem zur Lektüre, der sein Verständnis der Lichtwirkungen auf den Menschen auf ein solides Fundament setzen möchte.

## Einfluss des Lichts auf das Vegetativum

Woran liegt es, dass thermisches Licht mit einer natürlichen Spektralverteilung für unseren Organismus gesund ist und Kaltlichtquellen dagegen eine Gefahr für unsere Gesundheit darstellen? Diese Frage lässt sich nur beantworten, indem wir einen Blick auf die neuro-anatomischen Zusammenhänge werfen. Damit sind wir auch schon wieder bei Fritz Hollwich, der sich bereits in den 1940er-Jahren mit dieser Thematik beschäftigte. Er konnte zum Beispiel auf die Veröffentlichungen von Ferdinand Hoff zurückgreifen, der bereits 1934 die Grundlagen der vegetativen Regulationsvorgänge beschrieben hatte.

Hollwich war einer der ersten Mediziner, der damals schon erkannte, dass von der Netzhaut nicht nur visuelle, sondern auch energetisch-vegetative Signale ausgehen. Dieser Signalweg verläuft von der Ganglienzellschicht der Netzhaut über den Sehnerv bis zur Sehnervenkreuzung, wo er abzweigt und in den Hypothalamus zieht. Der anatomische Name dieses energetischen Faserbündels lautet daher *retino-hypothalamischer Trakt* oder kurz RHT. Seine Fasern enden im *Nucleus suprachiasmaticus* (NSC), einem kleinen Kerngebiet oberhalb der Sehnervenkreuzung, in dem die innere Zentraluhr gelegen ist. Die innere Zentraluhr ist sozusagen die Wächterin der Zeit im Organismus und koordiniert alle zeitbezogenen Körperfunktionen: Wären die einzelnen Organe bis hin zu den Zellen die Musiker in einem Orchester, dann wäre der Nucleus suprachiasmaticus der Dirigent, der ihnen die Einsätze gibt. Der NSC ist eine Art Verteilerstation für die Impulse aus der Netzhaut und sendet Signale in andere Hypothalamuskerne aus. Der Hypothalamus ist das wichtigste Steuerzentrum des vegetativen Systems und reguliert sämtliche lebenserhaltenden Funktionen wie die Körpertemperatur, die Herzfrequenz, den Blutdruck, die Gefäßspannung, den Wasser- und Elektrolythaushalt, die Nahrungsaufnahme, das Sexual- und Fortpflanzungsverhalten sowie Schlaf und chronobiologische Rhythmen.

Die vegetative Regulation vollzieht sich sowohl über neuronale Impulse als auch über hormonelle Signalgebung. Nervenimpulse aus dem Hypothalamus werden dabei mit Hirnstamm, Rückenmark, limbischem System und Großhirnarealen ausgetauscht, einige Nervenfasern transportieren die Informationen sogar direkt in die Körperorgane. Die hormonellen Signale erfolgen hingegen über die Hirnandrangdrüse (Hypophyse) und die Zirbeldrüse (Epiphyse). Die Hirnanhangdrüse produziert eine Vielzahl von Hormonen und Releasing-Faktoren, die entweder direkt im Körper oder auf untergeordnete Hormondrüsen wirken. Die Zirbeldrüse stellt eine Art Gegenpol zur Hirnanhandrüse dar und ist im Gegensatz zu dieser auf die Produktion eines einzigen Hormons spezialisiert, des Melatonins. Hirnanhangdrüse und Zirbeldrüse sind Gegenspieler eines antagonistischen Systems, die sich in ihrer Aktivität im Tag-Nacht-Rhythmus abwechseln und die jeweiligen Prozesse begünstigen. Während die Hormone der Hirnanhangdrüse bei uns Menschen auf Aktivität, Bewegung, erhöhte Stoffwechselaktivität, Stressbewältigung und Reproduktion ausgelegt sind, verstärkt das Melatonin aus der Zirbeldrüse die Tätigkeit des Immunsystems, dämpft systemischen Stress und begünstigt den Schlaf sowie zelluläre Reparaturvorgänge.

Damit wir bei all der Komplexität den Zusammenhang nicht aus den Augen verlieren: Die Lichtsignale, die unsere Augen aus der Umgebung empfangen, synchronisieren also die innere Zentraluhr mit der äußeren Zeit und sorgen dadurch für das richtige Timing und einen reibungslosen Ablauf aller autonomen Körperfunktionen.

Fritz Hollwich hatte den energetischen Teil der Sehbahn, also den retino-hypothalamischen Trakt, bereits vor über siebzig Jahren in Zusammenhang mit solchen vegetativen Funktionen wie der systemischen Stressreaktion gebracht. Seine Versuche mit Leuchtstofflampenlicht, das nicht nur Stress, sondern auch eine Erhöhung des Blutdrucks hervorrufen konnte, waren für ihn eindeutige Hinweise für die wichtige Rolle, die der »direkte Draht« zwischen Augen und Vegetativum für den

Organismus spielte. Allerdings waren seine Erkenntnisse für die Lichtindustrie äußerst unbequem, denn sie zeigten ja auf, dass die Qualität von Kunstlicht große Bedeutung für die Gesundheit des Menschen hat. Seine Forschungsergebnisse standen im klaren Gegensatz zu der Strategie, das billigste Licht unter die Leute zu bringen. Also nutzte die Lichtindustrie jede Schwachstelle in Hollwichs Konzept, um seine Erkenntnisse für unbedeutend zu erklären. Tatsächlich wusste jahrzehntelang niemand, welche Lichtsignale aus der Außenwelt nun genau im retino-hypothalamischen Trakt transportiert werden. Erst im Jahr 2002 konnten einige Wissenschaftler die Frage in einem Beitrag in *Science* beantworten:[36] In der Ganglienzellschicht der Netzhaut gibt es eine Population spezialisierter Zellen, die empfindlich auf blaues Licht reagieren. Diese Zellen namens ipRGCs (*intrinsic photosensitive retinal ganglion cells*) bilden den Ausgangspunkt des Signalweges, über den die innere Zentraluhr und andere Kerngebiete des Hypothalamus ihre Informa-

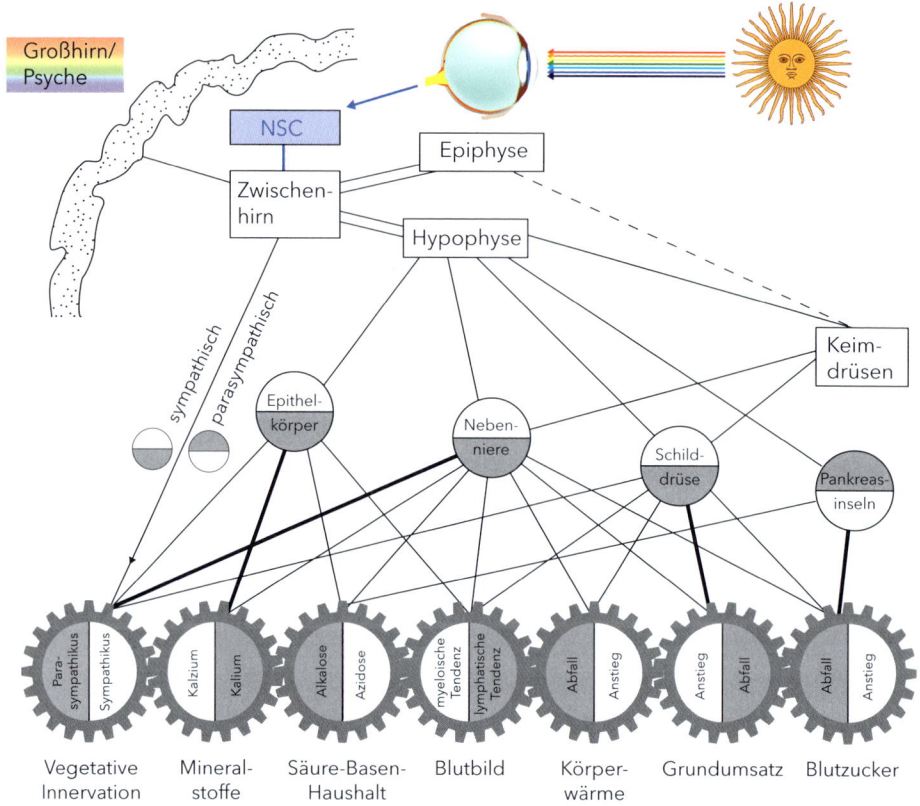

*Dieses Schaltbild der vegetativen Grundregulation zeigt, wie die einzelnen Körperfunktionen zusammenwirken.*

tionen über die Lichtverhältnisse in der Außenwelt erhalten und damit das Vegetativum steuern.

Die Abbildung zeigt das Schema der vegetativen Grundregulation von Ferdinand Hoff und wurde mit den Signalwegen des Lichts ergänzt, um den aktuellen Stand der Erkenntnisse zu verdeutlichen. Die visuellen Anteile, also die Farben, wirken auf Großhirn und Psyche, während der Blauanteil zusätzlich die innere Uhr im NSC synchronisiert. Das Zwischenhirn steuert die Körperfunktionen einmal direkt über sympathische und parasympathische Nervenfasern und gleichzeitig über die Hypophyse und Epiphyse durch Hormonsignale. Die Zahnräder im untersten Abschnitt der Darstellung sollen andeuten, dass alle vegetativen Einstellungen normalerweise miteinander gekoppelt sind: wenn ein Zahnrad gedreht wird, bewegen sich alle anderen mit.

## Blaues Licht synchronisiert die innere Uhr

Nach der Entdeckung des zusätzlichen Blaurezeptors im Auge stellte sich natürlich die Frage, warum unser Organismus neben den S-Zapfen, die für das Sehen von kurzwelligen Farben zuständig sind, ein weiteres System benötigt, um blaues Licht aufzuspüren. Der Grund dafür liegt in der besonderen biologischen Bedeutung, die den blauen Lichtanteilen zukommt. Heute herrscht weitgehend Einigkeit darüber, dass blaues Licht das stärkste Signal für die Synchronisierung der inneren Uhr ist. In der Natur steht blaues Licht für den Tag, für Sonnenlicht und für Helligkeit. Wenn über viele Stunden während des Tages hohe Blauwerte vorhanden sind, kann der Organismus daran auch die Jahreszeit ablesen. Bis zu diesem Punkt ist die heutige Lichttechnik gern bereit mitzugehen, denn schließlich handelt es sich um blaues Licht, das ihre Kaltlichtquellen besonders intensiv erzeugen.

Mit der ersten Beschreibung der ipRGCs stürzte sich die Lichttechnik förmlich auf die Chronobiologie und initiierte massenweise Publikationen, die beweisen sollten, wie wichtig es für die Gesundheit der Menschen sei, mit blau angereichertem Kunstlicht beschienen zu werden. Mit Begriffen wie *Human Centric Lighting* versucht man seither, Beleuchtungsanlagen zu vermarkten, die eine »biologisch wirksame« Lichtsituation für die Menschen schaffen sollen, indem sich tageszeitenabhängig die Blauanteile im Licht verändern. Dabei hat sich die Lichtindustrie als Indikator für die »biologische Wirksamkeit« ihres kalten Kunstlichts ausgerechnet das Melatonin ausgewählt. Die simple Logik lautet: Melatonin macht müde, also unterdrücken wir die Melatoninausschüttung durch blau angereichertes Licht und schon werden die Arbeiter wach, produktiv und gut gelaunt. So einfach sind die Verhältnisse jedoch nicht, denn am Tag ist es in den meisten Fällen ohnehin viel zu hell, als dass es zu einer Melatoninausschüttung käme. Außerdem, das zeigen unter anderem die Forschungen von Hollwich, hört die Wirkung des blau angereicherten Lichts nicht bei der inneren Uhr und der Zirbeldrüse auf, sondern zieht viel weitere Kreise. Durch die blaulichtbedingte Stimulation der verschiedenen Kerngebiete im Hypothalamus wird eine systemische Stressreaktion ausgelöst, die sich zum Beispiel über einen Anstieg der Stresshormone im Blut bemerkbar macht. Im Prinzip betrifft die hypothalamische Stimulation durch blau angereichertes Licht fast alle Hormone, die von der Hirnanhangdrüse als zentraler übergeordneter Schaltstelle des hormonellen Systems ausgeschüttet werden.

Im natürlichen Sonnenlicht sichert die durch Blaulicht getriggerte systemische Stressreaktion das Überleben, denn sie bereitet den Organismus auf ultraviolettes Licht und starke Sonneneinstrahlung vor: Da Blau und Ultraviolett über den Planck'schen Kurvenzug miteinander gekoppelt sind, kann unser Organismus über die Helligkeit und die Messung der Blauanteile indirekt auf vorhandene unsichtbare UV-Strahlung schließen, denn mehr Blau bedeutet in der Natur auch mehr UV. Wenn wir uns jedoch in Innenräumen aufhalten, die mit blau angereichertem Licht beleuchtet werden, wird über den hypothalamischen Trakt ein Fehlalarm ausgelöst – mit weitreichenden Folgen.

## Stress durch Blaulicht

Der Begriff Stress bezeichnet ein Reaktionsmuster unseres Körpers, das sich in der Entwicklungsgeschichte als überlebenswichtig herausgestellt hat. Als Sofortreaktion auf eine Stress auslösende Situation werden im Organismus Maßnahmen eingeleitet, die ihn bei der Bewältigung der anstehenden Aufgabe unterstützen – im Extremfall durch Flucht oder Kampf. Treten Stresssituationen punktuell auf und werden von Phasen der Regeneration gefolgt, bleibt alles im grünen Bereich. Dauert der Stress jedoch an, ohne dass der Organismus zur Ruhe und Erholung kommt, bedroht er die Gesundheit. Man unterscheidet daher zwei Formen, den förderlichen, akuten *Eustress* und den schädlichen, chronischen *Disstress*.

Helles Licht ruft im Organismus eine hormonell-vegetative Stressreaktion hervor, die umso stärker ausfällt, je höher die Blauanteile im Licht sind. Eine besonders gefährliche Situation für unseren nackten

Körper ist etwa eine Überdosis Sonnenlicht, die schnell zu einem Sonnenbrand oder einem Hitzschlag führen kann. Während der Hitzschlag durch die Überwärmung zustande kommt, ist für den Sonnenbrand der UV-Anteil verantwortlich. Beide Faktoren erfordern zur Gegenregulation erhebliche Maßnahmen unseres Körpers. Im ersten Schritt wird zum Beispiel Flüssigkeit in die Haut verlagert. Dies hat wiederum Konsequenzen für den Wasserhaushalt und für die Herz-Kreislauf-Funktionen. Fehlt Wasser, kann der Körper sich nicht durch Schwitzen abkühlen. Verlagert er zu viel Blut in die oberste Kapillarschicht der Haut, um dadurch die tieferen Gewebeschichten vor einer Zerstörung durch UV-Licht zu schützen, kann es in Folge zu einem lebensbedrohlichen Kreislaufschock kommen. Wir lernen zum Beispiel in Erste-Hilfe-Kursen, dass ein Blutverlust von mehr als einem Liter schon höchste Gefahr bedeutet. Ein extremer Sonnenbrand kann jedoch zu einem Abfließen von mehr als 60 Prozent der gesamten Blutmenge in die Haut führen, was bei etwa 5 Litern Blut mehr als 3 Litern entspräche. Würden die Nieren in einer solchen Situation nicht davon abgehalten werden, große Mengen Urin zu produzieren, käme es durch den damit einhergehenden Wasserverlust zu einer weiteren Destabilisierung der Kreislauffunktionen.

Wir können an diesem Beispiel erkennen, dass unser Körper in einer solchen Situation möglichst frühzeitig Maßnahmen ergreifen muss, um gegenzusteuern. Dies geschieht auf vegetativer Ebene, indem er eine systemische Stressreaktion einleitet, wodurch wiederum auch die Hirnanhangdrüse vermehrt Hormone ausschüttet. Bei diesen Hormonen handelt es sich unter anderem um die Stresshormone Adrenalin und Noradrenalin, die Herz-Kreislauf-Funktionen stabilisieren, indem sie die Herzleistung erhöhen und veranlassen, dass sich erweiterte Blutgefäße wieder zusammenziehen. In der Haut führt dies dann auch zu einem Rückstrom von Blut zurück in den Körperkern. Eine weitere Gruppe der Stresshormone, die vermehrt ausgeschüttet werden, sind die Corticosteroide, von denen es verschiedene Klassen gibt: Während Mineralcorticoide den Wasser- und Mineralhaushalt und auch den Blutdruck beeinflussen, sorgen entzündungshemmende Glucocorticoide für eine Dämpfung des Immunsystems und eine vermehrte Bereitstellung von Stoffwechselenergie, indem der Blutzuckerspiegel erhöht wird. Wir sehen, dass jedes einzelne Stresshormon einen anderen Teil der Gegenmaßnahmen übernimmt und ihr Zusammenwirken dem Organismus das Überleben in dem geschilderten Extremfall einer Sonnenlichtüberdosierung ermöglicht.

## CHRONOBIOLOGIE VON BLAU UND ROT

Eine vegetative Stressreaktion, die durch bläulich-helles Licht über das Auge eingeleitet wird, ist ein Teilaspekt der chronobiologischen Funktionen unseres Organismus. Chronobiologisch ist sie zum Beispiel auch deshalb, weil sich ein extremer Sonnenbrand nur am Tag bei Sonnenschein ereignen kann. Eine wichtige Aufgabe chronobiologischer Funktionen ist es, vorhersehbaren Ereignissen immer eine Nasenlänge voraus zu sein, um angemessen darauf reagieren zu können: Stresshormone sollten schon in ausreichender Menge im Blut zirkulieren und den Blutdruck stabilisieren, *bevor* man morgens aufsteht. Genügend Blutzucker sollte vorhanden sein, *bevor* man mit der körperlichen Arbeit beginnt. Fettreserven sollten angelegt werden, *bevor* der Winter einsetzt, und so weiter. Den Anteil an blauem Licht in der Umgebung auszuwerten, ermöglicht es unserem Organismus, sich stufenlos auf alle Eventualitäten vorzubereiten, die sich ereignen könnten. Da die Erhöhung des Stresshormonlevels zum Beispiel unsere Leistungsfähigkeit verbessert, sorgen die Lichtbedingungen am Tag automatisch dafür, dass wir aktiv sind. Wenn das Blaulicht hingegen aus dem Lichtspektrum verschwindet und die Umgebungshelligkeit immer mehr abnimmt, es also Abend wird, ist es Zeit für die innere Uhr, ihre Signale nicht mehr zur Hirnanhangdrüse zu senden, sondern stattdessen in der Zirbeldrüse die Produktion des Schlafhormons Melatonin in Auftrag zu geben.

Die Abbildung zeigt die Farbveränderungen des Himmelslichts im Verlauf von Tag und Nacht. Rot kennzeichnet immer den Nulldurchgang des Kurvenverlaufs, also die Phase des Wechsels, während Blau jeweils im Maximum der Amplitude vorherrscht: stark gesättigtes, dunkles Nachtblau während der Regenerationsphase des Schlafes und hell intensives, stimulierendes Himmelblau während der Aktivitätsphase des Tages. Chronobiologie bedeutet daher auch, dass der Organismus stets wissen muss, aus welchem Zustand er gerade kommt: Folgt das Rot (der Nulldurchgang) auf helles Himmelblau, signalisiert es die bevorstehende Dunkelheit; folgt Rot hingegen auf dunkles Nachtblau, kündigt es den Tag an. Unser Vegetativum reagiert also auf verschiedene Farben unterschiedlich. Die Farbwirkungen dürfen allerdings nicht isoliert von ihrem zeitlichen Kontext betrachtet werden, da sie chronobiologischen Rhythmen untergeordnet sind.

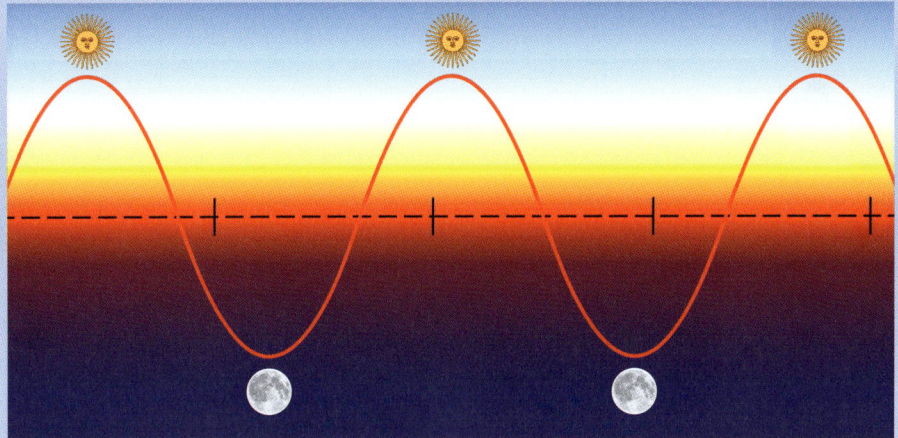

*Die wechselnden Farben des Himmels programmieren unsere innere Uhr.*

## WER SCHÜTZT UNS VOR KUNSTLICHT?

Auf EU-Ebene wurde ab dem Jahr 2005 die Kunstlicht-Revolution eingeleitet, die dazu geführt hat, dass beim Licht heute nichts mehr ist, wie es einmal war. Durch einen massiven Eingriff in die persönlichen Freiheitsrechte wurde in letzter Konsequenz dem ganzen EU-Raum die einzige Kunstlichtquelle mit natürlichem Spektrum entzogen. Der erzwungene Wechsel hin zu kaltem Licht war nur möglich, weil sämtliche Warnsignale aus Bevölkerung und Medizin ignoriert wurden. Da man zudem die Gesundheitsgefahren, die von Leuchtstofflampen ausgehen, nicht anerkannt hat, werden nun dieselben Fehler bei der LED-Technologie wiederholt – mit dem Unterschied, dass der problematische blaue Spektralbereich hier noch viel ausgeprägter ist.

Nun gibt es im Verwaltungsapparat der EU eine Stelle, die mögliche Gefahren, die von neuen Technologien ausgehen, ausfindig machen soll. Dieses Komitee nennt sich SCHEER *(Scientific Committee on Health, Environmental and Emerging Risks)* und hat tatsächlich im Jahr 2018 eine etwa 100 Seiten umfassende Stellungnahme zu den möglichen Gesundheitsgefahren durch LEDs veröffentlicht.[48] Für die breite Masse der Bevölkerung wurden die Ergebnisse der Untersuchung auf einem Blatt zusammengefasst, das die Überschrift trägt: »So far, no health risks dim LED lights' bright future«[49] (»Bis dato verdunkeln keinerlei Gesundheitsgefahren die strahlend helle Zukunft von LED-Lichtquellen«). Zunächst fällt auf, dass diese Zeile eher an einen Werbeslogan der Lichtindustrie erinnert als an die seriöse Stellungnahme einer so wichtigen Abteilung der EU. Könnte dies ein Hinweis auf »stille Experten« sein, die das Komitee beraten haben? In dem Gutachten werden zwar alle möglichen Gefährdungsmechanismen ausführlich dargestellt, jedoch kommt SCHEER in jedem Punkt zu dem Ergebnis, dass es keine ausreichenden Beweise gibt. Die Lektüre ist daher sehr empfehlenswert, wenn man die einzelnen Gefahrenpotenziale, die von LEDs ausgehen, im Detail kennenlernen will. Ob man sich der Meinung von SCHEER dann in allen Punkten anschließt, für die es *glaubt* oder *vermutet*, dass die Gefährdungsaspekte keine Rolle spielen, bleibt jedem selbst überlassen.

Um zu verdeutlichen, wie das Komitee vorgeht, möchte ich einen Punkt herausgreifen: Bevor eine derartige Stellungnahme als endgültig veröffentlicht wird (final opinion), geht eine Phase voraus, in der sich jeder EU-Bürger zu einer vorläufigen Stellungnahme (preliminary opinion) äußern kann. Da ich jedoch nicht die Zeit hatte, zu allen aus meiner Sicht strittigen Punkten eine Eingabe zu machen, konzentrierte ich mich auf den Aspekt der Sicherheit von LED-Licht für die Netzhaut. Da SCHEER bei der Risikobewertung von den geltenden Grenzwerten für eine Blaulicht-Belastung ausgeht – wobei die tatsächliche Schädigungsschwelle mit einem Faktor 10 multipliziert wird, um auf der sicheren Seite zu sein –, kommt das Komitee zu dem Schluss, dass LEDs innerhalb dieser Vorgaben liegen und damit sicher sind. An dieser Argumentation wollte ich ansetzen, denn es existiert seit 2012 eine Veröffentlichung zum Thema der Netzhautgefährdung, die zu dem Ergebnis kommt, dass die tatsächliche Schädigungsschwelle sehr wahrscheinlich um den Faktor 10, möglicherweise sogar um den Faktor 100, zu großzügig festgelegt wurde.[50] Einer der Autoren dieser Studie ist ein weltweit anerkannter Experte, der seit Jahrzehnten in den wichtigen Ausschüssen und Normierungsgremien tätig war und sich in der Materie auskennt wie kaum ein anderer. Seine Reputation kommt zum Beispiel auch dadurch zum Ausdruck, dass er bislang etwa 230 wissenschaftliche Arbeiten in angesehenen Fachzeitschriften veröffentlicht hat. In meiner Eingabe an SCHEER argumentierte ich also, dass die Gefahr für die Netzhaut, durch blaues Licht geschädigt zu werden, im Licht der neuesten Erkenntnisse immer noch gegeben sei: Wäre die tatsächliche Schädigungsschwelle um den Faktor 10 bis 100 zu niedrig angesetzt, läge das Komitee bei Anwendung eines Sicherheitsfaktors von 10 entweder bereits an der Schädigungsschwelle oder überträfe sie sogar um den Faktor 10. In anderen Worten ausgedrückt, müsste das Komitee auf den alten, aktuell gültigen Grenzwert einen Sicherheitsfaktor von 1000 anwenden, um wirklich sicherzustellen, dass LED-Licht keine Netzhautschäden hervorruft.

Ich fand meine Argumentation schlüssig und war gespannt, wie SCHEER damit umgehen würde. Mit der Veröffentlichung der endgültigen Stellungnahme wurden auch die Eingaben im Rahmen der öffentlichen Befragung für jeden zugänglich gemacht: In dem Dokument entdeckte ich meinen Beitrag unter Punkt 9, darin steht der lapidare Satz: »The paper is outside the scope of this opinion.« (»Die wissenschaftliche Veröffentlichung [auf die ich mich bezogen hatte] fällt nicht in den Geltungsbereich dieser Stellungnahme.«)[51] So einfach ist das ...

## Blau ist nicht gleich Blau

Alle Stresshormone, die wir bisher betrachtet haben, unterstützen unseren Organismus dabei, körperlich aktiv zu sein. Der Blutzucker, der durch das Cortisol erhöht wird, senkt sich durch muskuläre Aktivität wieder ab. Alle Steroidhormone, die im Rahmen der Stressreaktion ausgeschüttet werden, sind empfindlich für UV-Licht, werden unter natürlichen Bedingungen im Sonnenlicht abgebaut und erreichen dadurch automatisch wieder niedrige Konzentrationen. Wasser, das durch Mineralcorticoide im Körper zurückgehalten wird, damit dieser vermehrt schwitzen kann, wird bei der Arbeit unter der Sonne auf der Haut verdampft. Was aber passiert mit der Stressreaktion, wenn sie durch blau angereichertes Kunstlicht statt durch Sonnenlicht ausgelöst wird? Dann passiert genau das, was ich bereits in der Einleitung beschrieben habe: Das Licht verspricht unserem Auge etwas, das es im Körper nicht halten kann.

Blau angereichertes Kunstlicht veranlasst den Organismus zu vegetativen Reaktionen, die im Büro vorm Computer völlig unangebracht sind und langfristig die Gesundheit zerstören können. Natürliche Licht- und Arbeitsbedingungen führen zu Eustress, wohingegen blau angereichertes, kaltes Kunstlicht Disstress hervorruft. Durch das bläuliche Licht aus LEDs und Computerbildschirmen werden vermehrt Stresshormone produziert, die wir in den meisten Fällen jedoch weder abarbeiten noch durch UV-Licht reduzieren können. In der Nacht verhindern sie die Melatoninproduktion, beeinträchtigen dadurch das Immunsystem bei seinen Aufgaben, reduzieren die Regeneration und fördern damit die Entstehung von degenerativen Erkrankungen. Die modernen Kaltlichtquellen, allen voran die LEDs, reißen den Bereich des sichtbaren Lichts aus seinem natürlichen Zusammenhang und führen dadurch zu folgenschweren Reaktionen in unserem Organismus, die eine Reihe von Erkrankungen begünstigen, darunter Herz-Kreislauf-Krankheiten, Krebs, Hormonstörungen sowie Schlafprobleme und psychische Leiden.

## Blaues Licht und Melatonin

Was noch vor wenigen Jahren umstritten war, hat mittlerweile Eingang in das Allgemeinwissen gefunden: Licht am Abend und in der Nacht behindert die Melatoninausschüttung und beeinträchtigt dadurch die Regeneration während der Dunkelphase. Dabei gibt es Wellenlängenbereiche, die die Melatoninausschüttung stärker hemmen als andere. Bereits Finsen hatte beobachtet, dass in der Tierwelt rotes Licht die Dunkelheit repräsentiert: Die meisten Tiere verhalten sich unter dem Einfluss von rotem Licht ähnlich wie in der Dunkelheit. Blaues Licht dagegen ruft meistens dieselben Reaktionen hervor wie helles, weißes Licht. Diese Naturgesetzmäßigkeit gilt auch für uns Menschen. Wenn ein Astronom in der Nacht seine Sterne durch ein Teleskop betrachtet und dazwischen immer wieder schriftliche Aufzeichnungen machen muss, dann verwendet er eine Taschenlampe mit rotem Farbfilter. Das rote Licht ermöglicht ihm das Sehen, ohne dass dabei die Anpassung der Augen an die Dunkelheit gestört wird. Gleiches gilt für Soldaten, die ihre Augen in der Nacht so lichtempfindlich wie möglich halten wollen: Auch sie verwenden rotes Licht, da es die Nachtsicht nicht beeinträchtigt. Rotes Licht verhindert, dass sich die Pupillen zusammenziehen, dadurch kann deutlich mehr Licht auf die Netzhaut des Auges fallen und man kann sich in der Dunkelheit besser orientieren. Blaues Licht hingegen blendet die Augen in der Nacht und beeinträchtigt die Dunkeladaptation für einige Minuten. Wenn Blaulicht das Dunkel der Nacht zerreißt, löst es im Auge des Betrachters eine Alarmreaktion aus. Blaues Licht führt zu einer maximalen Engstellung der Pupillen. Wir sehen es also auch bei uns Menschen bestätigt: Rotes Licht repräsentiert Dunkelheit und Nacht, wohingegen blaues Licht für Helligkeit, Aktivierung und Tag steht.

Der Melatoninhaushalt gehorcht eben diesen Prinzipien: Dunkelrotes Licht hat einen minimalen Einfluss auf die Melatoninausschüttung, dagegen wird sie durch blaues Licht maximal gehemmt. Nun ist man unter normalen Umständen selten von reinem Blaulicht umgeben. Da weißes Licht jedoch aus einer Mischung zahlreicher Wellenlängen besteht, beinhaltet es auch Blauanteile. Wenn wir nach Sonnenuntergang von weißem Licht umgeben sind, hat dies immer auch einen hemmenden Einfluss auf unseren Melatoninhaushalt. Um es noch etwas deutlicher zu machen: Sobald wir nach Sonnenuntergang noch Farben sehen, ist der Lichtpegel für eine hormonelle Anpassung an die Dunkelheit zu hoch.

Während vor 150 Jahren die Nacht höchstens durch Kerzenlicht oder Kienspan erhellt wurde, sind die Lichtpegel, die wir heute erzeugen, um Größenordnungen höher. Dies hat dazu geführt, dass unsere Zirbeldrüsen im Vergleich zu früher erst einige Stunden später beginnen, Melatonin in die Blutbahn auszuschütten. Melatonin leitet im Organismus die Regenerationsphase ein. Wenn wir die Zeitspanne verkürzen, in der dieses Regenerationshormon wirken kann, verringern wir dadurch die Erholung und Reparatur unserer Zellen und Organe. Sprich, wenn wir nach Sonnenuntergang noch Farben sehen, verkürzen wir damit die

Spanne, in der sich der Körper normalerweise regenerieren würde. Und wenn die Regeneration zu kurz kommt, leistet dies allen *degenerativen* Prozessen Vorschub! Es gibt einige umfangreiche Untersuchungen, die einen Zusammenhang zwischen Schlafdauer, Melatonin und Krebserkrankungen zeigen konnten.[37, 38, 39] Dies wurde an großen Studienpopulationen beobachtet und legt nahe, dass es wichtig ist, nicht nur auf die Schlafdauer, sondern auch die Schlafqualität zu achten. Darüber hinaus sollten Maßnahmen ergriffen werden, die die Melatoninphase verlängern. An erster Stelle sollten in den Abendstunden Lichtbedingungen geschaffen werden, die die Melatoninausschüttung möglichst nicht hemmen. Wie das geht, werden wir am Ende dieses Kapitels sehen.

## Blau kann noch mehr

Bisher haben wir uns mit dem vegetativen Signalweg für blaues Licht von der Netzhaut bis in die zentrale Koordinationsstelle im Hypothalamus und den unterschiedlichen Wirkungen von Sonnenlicht und kaltem Kunstlicht auf hormoneller Ebene beschäftigt. Da Kunstlicht willkürlich angewandt wird, werden vor allem chronobiologische Abläufe gestört und chronischer Disstress erzeugt. Dies begünstigt die Entstehung fast aller Zivilisationskrankheiten. Blau angereichertes Licht kann jedoch noch weitere Schäden anrichten, die insbesondere Auge und Haut betreffen. Der Mechanismus beruht dabei auf der Erzeugung von Sauerstoffradikalen (ROS), die in zu hoher Konzentration das Gewebe nachhaltig schädigen und zu beschleunigten Alterungsprozessen, neurodegenerativen Erkrankungen und sogar Krebs führen können.

## Licht und Auge

Die Augen sind paarige Organe des Kopfes und bestehen aus einem optischen Apparat, der sich wie eine Kamera aus Objektiv (= Linse), Blende (= Pupille) und einer lichtempfindlichen Schicht (= Netzhaut) zusammensetzt.

Die optischen Module werden durch die innere Augenmuskulatur bewegt, sie stellen Pupillenweite und Linsenkrümmung ein. Die äußeren Augenmuskeln sind für Bewegungen von Augenlid und Augapfel zuständig. Sie sorgen zum Beispiel dafür, dass das einfallende Licht in die Stelle des schärfsten Sehens, die Makula, gebündelt wird – ihre Funktion ist vergleichbar mit einer Steady Cam, die dafür sorgt, dass ein ruhiges Bild entsteht, auch wenn sich der Kopf bewegt.

Der Augapfel bildet gewissermaßen das Kameragehäuse, in dem sowohl die optischen Funktionseinheiten als auch die Filmebene eingebaut sind. Der Abschnitt

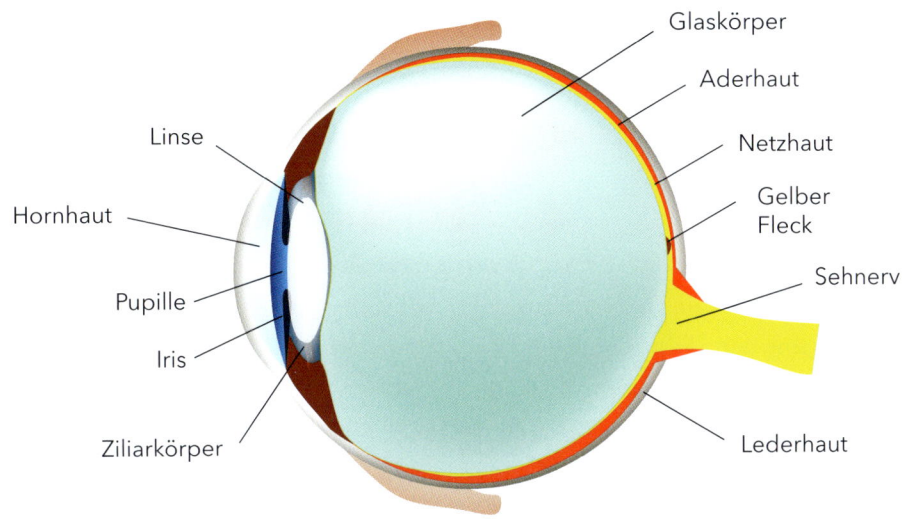

Im Schnittbild sind die inneren Strukturen und Funktionseinheiten eines menschlichen Auges zu erkennen.

vor der Augenlinse ist mit Kammerwasser gefüllt, hinter der Linse befindet sich der Glaskörper, der zu 98 Prozent aus Wasser besteht und durch seine glasartige Transparenz das einfallende Licht bis zur Netzhaut vordringen lässt. Das Wasser des Glaskörpers ist durch Hyaluronsäure und ein feines Kollagennetzwerk gebunden. Da das einfallende Licht, bevor es auf die Netzhaut trifft, den Glaskörper passieren muss, kann man sich die Anordnung wie eine Wasserkühlung vorstellen, die dafür sorgt, dass das empfindliche Nervengeflecht der Netzhaut vor thermischer Belastung geschützt wird. Die Netzhaut kleidet das Innere des Augapfels aus und wird durch den Glaskörper an Ort und Stelle gehalten. Sie stellt eine Art Vorposten des Gehirns dar und entspricht im Bild unserer Kamera der Filmebene.

Das Auge kann durch jeden Abschnitt des optischen Spektrums geschädigt werden, wenn die Strahlung nur intensiv genug ist. UV-Licht kann in erster Linie die vorderen Augenmedien in Mitleidenschaft ziehen, besonders die Hornhaut, die ähnlich wie die Haut mit einer Art Sonnenbrand reagiert. Üblicherweise treten solche Überdosierungen zum Beispiel beim elektrischen Schweißen auf, wenn man ohne Schutzbrille in den extrem hellen Lichtbogen schaut. Schädigungen der Augenlinse treten eher nach chronischer UV-Exposition auf und äußern sich beispielsweise in der Eintrübung und Gelbfärbung beim Grauen Star. Auch starke

Infrarotstrahlung schädigt die Augenlinse, als Folge kann sich ein sogenannter Glasbläserstar entwickeln.

### Die Netzhaut

Die wichtigste Struktur im menschlichen Auge ist die Netzhaut oder Retina, die wir bereits mit dem Film in einer Kamera verglichen haben. Tatsächlich handelt es sich jedoch eher um einen Computer zur Bildverarbeitung, denn die Lichtsignale, die auf die Netzhaut treffen, werden sofort einer Reihe von Berechnungen unterzogen, bevor sie als optische Information über den Sehnerv in das Gehirn gelangen. Die Retina besteht aus einem schichtartig aufgebauten Geflecht unterschiedlicher Nervenzellen, aber auch aus Stützgewebe und pigmenthaltigen Zellen (retinales Pigmentepithel, RPE). Die Netzhaut ist beim Menschen invertiert, also umgekehrt, aufgebaut – das Licht muss daher zuerst durch verschiedene Schichten hindurchgelangen, bevor es von den Photorezeptoren – den eigentlichen Lichtsensoren – aufgefangen werden kann. Erst vor wenigen Jahren haben Forscher festgestellt, dass eine bestimmte Zellsorte, die Müllerzellen, wie Lichtleiter funktionieren und das eintreffende Licht von der Oberfläche der Netzhaut durch die Zellschichten hindurch bis zu den Photorezeptoren lenkt.

Die Photorezeptoren sind spezialisierte Nervenzellen, die mithilfe von Farbstoffen (Photopigmenten) in der Lage sind, die einzelnen Photonen aufzufangen und in elektrische Nervensignale umzuwandeln. Für den Sehvorgang gibt es zwei verschiedene Arten von Photorezeptoren, die Stäbchen und die Zapfen. Die Stäbchen dienen dem Hell-Dunkel-Sehen beziehungsweise hauptsächlich dem Sehen in der Nacht und sind mit 100 bis 120 Millionen Exemplaren pro Auge wesentlich häufiger vertreten als die Zapfen. Für das Farbensehen, das erst ab einer bestimmten Umgebungshelligkeit funktioniert, gibt es in jedem Auge etwa 5 bis 7 Millionen konisch geformte, also zapfenförmige, Photorezeptoren. Diese Zapfen sind in drei unterschiedlichen Ausführungen vorhanden, nämlich als etwa 4 Millionen L-Zapfen, die für rotes Licht empfindlich sind, 2 Millionen M-Zapfen für grünes Licht und 100 000 S-Zapfen für den kurzwelligen Blau-Violett-Bereich. Die meisten Zapfen findet man in der Stelle des schärfsten Sehens, die auch als Makula bezeichnet wird. Alle Photorezeptoren tauchen mit ihrem lichtempfindlichen Ende in die unterste Zellschicht ein, die aus retinalem Pigmentepithel (RPE) besteht. Die Zellen des RPE sind sehr wichtig für scharfes Sehen, da sie durch das Melaninpigment überschüssiges Streulicht absorbieren. Außerdem spielen sie eine zentrale Rolle für die Versorgung der Photorezeptoren mit Nährstoffen und für die Entsorgung von Abfallstoffen, die beim Sehvorgang zwangsläufig entstehen.

Die gesunde Netzhaut ist bei Erwachsenen normalerweise gut vor UV-Licht und langwelligem Infrarot geschützt, da Hornhaut, Linse und Glaskörper als effektive Filter fungieren. Was der Netzhaut jedoch gefährlich werden kann, sind die Spektralanteile, die bis zu ihr vordringen, also das sichtbare Licht. Im Bereich des sichtbaren Lichts geht die größte Gefahr von der kurzwelligen Strahlung mit dem höchsten Gehalt an Quantenenergie aus, also von Violett, Indigo und Blau. Licht in diesem Bereich wird immer häufiger auch als *High Energy Visible Light* bezeichnet, abgekürzt: HEV-Licht oder HEVL. Diese Bezeichnung wird synonym zu Blaulicht verwendet, ist jedoch präziser, da sie alle problematischen Farbspektren umfasst.

## Blue Light Hazard

HEV-Licht führt bei Überdosierung nicht zu einer thermischen Verbrennung, sondern zu einer photochemischen Schädigung. Diesen Vorgang kann man auch als eine Vergiftung mit Sauerstoffradikalen beschreiben. Der medizinische Fachbegriff hierfür lautet *Photoretinitis* und beschreibt eine lichtinduzierte Entzündungsreaktion, die in vielerlei Hinsicht mit einem Sonnenbrand vergleichbar ist. Sie tritt in zwei Formen auf und bei beiden spielt die Vergiftung mit Sauerstoffradikalen die zentrale Rolle. Der Unterschied liegt hauptsächlich darin, dass einmal die UV-Überdosierung, im anderen Fall die HEVL-Überdosierung verantwortlich ist. Ein anderer, englischer Begriff für die Photoretinitis lautet *Blue Light Hazard* (Blaulichtgefährdung). Lange Zeit glaubte man, dass eine Netzhautschädigung durch kurzwellige Spektralanteile nur bei extrem hellem Licht entstehen kann, wie es entweder beim Schweißen vorkommt oder wenn jemand zu lange direkt in die Sonne blickt. Doch auch Kunstlicht mit wesentlich geringerer Intensität kann dem Auge gefährlich werden. Die ersten Netzhautschäden durch Leuchtstofflampenlicht, das eigentlich als unbedenklich galt, wurden bei Labortieren beobachtet und veranlassten weitere Untersuchungen.

Bei der Erforschung photochemischer Netzhautschäden wurden wie erwähnt zwei unterschiedliche Formen beschrieben, die jeweils nach ihrem Entdecker benannt sind. Der Typ-I-Mechanismus nach Noell spielt sich in den Photorezeptoren ab und geht sogar von dem Photopigment aus. Der Typ-II-Mechanismus nach Ham betrifft dagegen das retinale Pigmentepithel und wird durch das Lipofuszin verursacht, einem Pigment, das sich mit zunehmendem Lebensalter in den Zellen

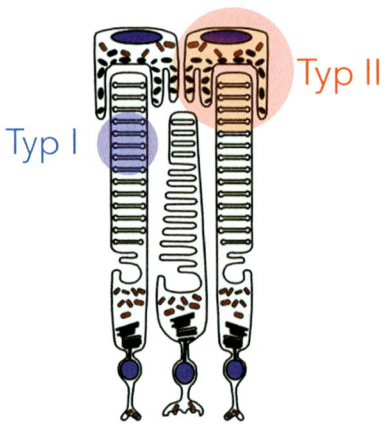

*Lichtbedingte Netzhautschäden können entweder in den Photorezeptoren (Typ I) oder in den Zellen des retinalen Pigmentepithels (Typ II) entstehen.*

des RPE einlagert. Wenn das retinale Pigmentepithel irreversibel geschädigt ist, weitet sich die Störung auf die Photorezeptoren aus, die dann nicht mehr ernährt werden können.

Wenn von Blue Light Hazard die Rede ist, handelt es sich immer um Netzhautschäden, die durch eine relativ kurze Einwirkzeit von HEV-Licht hervorgerufen werden, sodass sie innerhalb von maximal 10 000 Sekunden (ungefähr 2,7 Stunden) auftreten. Leichtere Schäden können sich unter Umständen wieder zurückbilden, aber welche Reparaturmechanismen daran beteiligt sind, ist noch nicht gut untersucht. Für nachhaltige Schädigungen gilt jedoch, dass weder die Photorezeptoren noch das retinale Pigmentepithel durch Zellteilung ersetzt werden können. Beide Zellarten zählen, wie zum Beispiel die Muskelzellen des Herzens, zu den sogenannten postmitotischen Zellen. Für solche Zellen gilt, dass wir sie am Anfang des Lebens mitbekommen und mit ihnen auskommen müssen, solange wir existieren – sie sind unersetzlich und müssen daher, so gut es eben geht, vor Schäden bewahrt werden.

## Blue Light Impairment

Man sollte im Zusammenhang mit einer chronischen HEVL-Schädigung durch Kunstlicht nicht von Blue Light Hazard sprechen. Warum? Die geltenden Vorschriften für photobiologische Sicherheit gewährleisten, dass keine Lampen auf den Markt gebracht werden dürfen, die zu akuten phototoxischen Reaktionen führen. Hierzu wäre die Analogie, dass die geltenden Vorschriften für Sonnenschutzmittel so festgelegt sind, dass man bei ordnungsgemäßer Nutzung keinen Sonnenbrand erleidet. Was aber ist mit den Langzeitschäden? Diese sind ja besonders heimtückisch, weil man, um bei unserer Analogie zu bleiben, jahrelang keinen Sonnenbrand bekommen hat und dann doch feststellen muss, dass die Haut über die Zeit sehr schnell gealtert ist oder dass sich eine Entartung gebildet hat.

Um zurück zum Auge zu kommen: Es ist klar, dass LEDs uns nicht gleich erblinden lassen, wenn wir für ein paar Minuten direkt hineinblicken – akute Prozesse sind daher meist unwahrscheinlich. Was aber unklar ist und im Rahmen der geltenden Sicherheitsregularien auch nicht untersucht wurde, ist das Risiko für chronische Schäden, wenn man über Jahre und Jahrzehnte von solchem Kaltlicht umgeben ist. Die Netzhaut wird bereits belastet, wenn wir morgens die Augen öffnen. Allerdings sind unsere Zellen darauf vorbereitet und haben Strategien entwickelt, sich von der Belastung zu erholen und Schäden zu reparieren. Die neuen Kaltlichtquellen erzeugen jedoch ein aggressiveres Licht, von dem sich das Auge schlechter erholt.

Weder die Stressfaktoren noch die Regenerationsmechanismen sind heute so gut untersucht, dass man die einzelnen Prozesse verstehen würde. Man versteht erst recht nicht, in welcher Weise sich die antagonistischen Vorgänge von Stress und Erholung in Balance halten und wie wichtig dabei zum Beispiel individuelle Gegebenheiten sind. Gibt es Risikofaktoren, die man messen kann, um besonders gefährdete Menschen besser schützen zu können? Gibt es Wellenlängen, die man weiter reduzieren sollte, um die Risiken zu minimieren? Könnte es funktionieren, LEDs mit erweitertem Spektrum zu konstruieren, um die Reparaturvorgänge im Auge zu verstärken? Alle diese Fragen drängen nach Antworten. Ein erster Schritt wäre getan, wenn die heute gültigen Sicherheitsnormen aktualisiert und chronische beziehungsweise Langzeiteffekte auf die Netzhaut mit betrachtet würden. Mein Vorschlag für die Benennung solcher chronischen Schädigungen lautet: *Blue Light Impairment,* also die allmähliche Verschlechterung der Sehfunktion durch die mittel- und langfristige Einwirkung von HEV-Licht.

## Lichtempfindlichkeit und Alter

Alle Sicherheitsnormen für künstliches Licht gehen von einem Standardmenschen im Erwachsenenalter aus. Diese Grundannahme ist problematisch, weil hierbei Babys, Kinder und Senioren nicht berücksichtigt werden. Dies wäre aber zwingend erforderlich, wenn man den Anforderungen aller Menschen gerecht werden wollte. Solange dies nicht getan wird, wendet ein Lichtplaner für Kindergärten, Schulen und Seniorenheime dieselben Beleuchtungsregeln an wie für Fabrikhallen.

Was sind nun die Besonderheiten, die für die verschiedenen Lebensalter gelten? Fangen wir mit den Kindern an. Die Augenlinsen von Kindern sind im Vergleich zu den Linsen von Erwachsenen oder gar Senioren wesentlich durchlässiger für kurzwelliges Licht. Dadurch erreichen die energiereichen HEVL-Anteile die Netzhaut praktisch ungehindert und sogar ultraviolettes Licht kann wahrgenommen werden. Kinder sind damit stärker gefährdet, wenn sie sich in HEV-Kunstlicht aufhalten.

Eine Expertengruppe der französischen Gesundheitsbehörde ANSES hat im Jahr 2011 eine sehr umfangreiche Studie veröffentlicht, die sich mit den möglichen Auswirkungen des immer weiter zunehmenden Einsatzes von LED-Beleuchtungssystemen befasst hat.[40] Die primäre Fragestellung war, ob sich LEDs auch zur Allgemeinbeleuchtung im privaten Umfeld eignen oder ob mit dieser neuen Technologie auch mögliche Gefahren verbunden sein könnten. Die Stellungnahme der Experten sorgte nach ihrer Veröffentlichung für schieres Entsetzen in der Lichtindustrie, denn die Ergebnisse waren beunruhigend. Von den getesteten handelsüblichen LEDs mussten einige Exemplare der Risikogruppe 1 und 2 für photobiologische Schädigung durch blaues Licht zugeordnet werden. Die Gruppe 0 bedeutet dabei, dass selbst bei einer Expositionszeit von mehr als 10 000 Sekunden nicht mit einer phototoxischen Netzhautschädigung gerechnet werden muss, in der höchsten Gruppe 3 hingegen können Schäden bereits nach weniger als einer Viertelsekunde auftreten. Die ANSES-Experten bewerteten die LEDs dabei nach den üblichen aktuellen Standards. Die heute geltenden Grenzwerte, die auch von SCHEER zugrunde gelegt wurden, waren ursprünglich durch Experimente an Kaninchen und Affen ermittelt und mit einem Sicherheitsfaktor von 10 multipliziert worden. Man sollte also davon ausgehen können, dass durch dieses Vorgehen ein ausreichend großer Sicherheitsspielraum vorhanden ist. Dennoch kamen die Gutachter zu dem Ergebnis, dass kein Grund zur Entwarnung besteht, da die aktuell gültigen Grenzwerte auf veralteten Messmethoden beruhen, die im Auge der Versuchstiere nur visuell erkennbare Schäden erfasst hatten. Sie regten daher an, die Schwellenwerte für Netzhautschädigungen mit aktuellen, empfindlicheren Verfahren zu untersuchen und die Grenzwerte gegebenenfalls entsprechend anzupassen. Die Experten kamen also schon ein Jahr vor der Veröffentlichung der Studie, die ich im Kontext der Befragung durch SCHEER auf Seite 140 genannt habe, zu einer vergleichbaren Einschätzung der Gefährdungslage. Die Empfehlungen der ANSES-Studie können folgendermaßen zusammengefasst werden:

- LED-Beleuchtung mit kaltweißen Lichtfarben sollte nicht in Kranken-

häusern, Kinderkrippen und Schulen verwendet werden.
- LEDs mit blauem Licht oder kaltweißen Lichtfarben sollten nicht in Bildschirmen, Kinderspielzeugen, Spielkonsolen oder Nachtlichtern verbaut werden.
- Hersteller sollten ihre Produkte im Rahmen der photobiologischen Qualitätssicherung auch in Hinblick auf die Risikogruppen qualifizieren.
- Ein einfach zu verstehendes Kennzeichnungssystem zur Information der Verbraucher sollte etabliert werden, das eine verbindliche Kennzeichnung der Risikogruppe auf der Verpackung der Produkte vorsieht.

Außerdem betonen sie, dass LED-Beleuchtung überall dort problematische Auswirkungen haben kann, wo sich Menschen aufhalten, die besonders empfindlichen Altersgruppen angehören. Dazu zählen einerseits Kinder, aber auch Senioren, die im Rahmen einer Star-Operation entweder mit farblosen Kunstlinsen-Implantaten versorgt wurden und/oder photosensibilisierende Medikamente einnehmen. Dabei handelt es sich keineswegs nur um exotische Präparate, sondern um gängige Arzneimittel, die sich im Seniorenheim auf beinahe jedem Frühstückstablett finden. Eine Liste photosensibilisierender Medikamente finden Sie auf Seite 75.

Abschließend stellten die französischen Experten fest, dass blaue und weiße LEDs im Vergleich zu allen anderen bisher üblichen Lichtquellen signifikant höhere Anteile im Violett-, Indigo- und Blau-Bereich emittieren und dass dadurch erstmals in der Menschheitsgeschichte große Teile der Bevölkerung mit solch hohen Dosierungen kurzwelligen Kunstlichts konfrontiert werden. Dabei können wichtige Fragen derzeit noch nicht abschließend beantwortet werden, zum Beispiel:

- Führt diese Langzeitbelastung verstärkt zur Makuladegeneration?
- Kommt es zu einer Verschlimmerung bei Glaukomerkrankungen (erhöhtem Augeninnendruck)?
- Werden die chronobiologischen Rhythmen in relevantem Maße gestört?

Die Forscher betonten, dass derzeit niemand diese möglichen Risiken sicher ausschließen kann, auch deshalb, weil keine Langzeiterfahrung mit chronischer, jahre- und lebenslanger LED-Lichtexposition existiert. Sie hielten dabei kumulative Effekte, also ein Art Gedächtnis der Netzhaut für Blaulichtbelastungen, für möglich und betrachteten HEV-Licht als einen Faktor, der im Laufe des Lebens auch bei niedrigen Intensitäten zu einem erhöhten Risiko für die Entwicklung einer Makuladegeneration führen kann.

## Makuladegeneration nur durch Sonnenlicht?

Viele Augenärzte und auch Lichttechniker vertreten weiterhin hartnäckig die Position, dass die HEVL-Anteile im Sonnenlicht praktisch immer stärker seien als die der stärksten LEDs. Sie ziehen damit in Zweifel, dass Kunstlicht zu Netzhautschäden wie der Makuladegeneration führen könne. Diese Argumentation lässt jedoch einen wichtigen Zusammenhang außer Acht, der die Netzhaut im Sonnenlicht für photochemische Schädigung unempfindlicher macht als unter dem Einfluss von Kunstlicht: Der phototoxische Schädigungs-Typ I nach Noell wird durch das Sehpigment selbst hervorgerufen. Wenn das Sehpigment im Photorezeptor ein Lichtquant absorbiert hat, ändert es seine Struktur und löst dadurch letztlich das Nervensignal aus. Die Änderung der Struktur macht das Sehpigment jedoch für eine bestimmte Zeit selbst zum Photosensibilisator, und zwar so lange, bis es durch Regenerationsmechanismen wieder in die ursprüngliche Form gebracht wurde. Wenn das Sehpigment vor seiner vollständigen Wiederherstellung von weiteren Lichtquanten getroffen wird, erzeugt es Sauerstoffradikale, die zu einer Schädigung der Zellen führen können.

Die Menge des Sehpigments in den Photorezeptoren verändert sich je nach Beleuchtungsstärke, die in der Umgebung vorhanden ist. In der Lichttechnik wird die Beleuchtungsstärke in der Einheit Lux angegeben. Unsere Augen können sich so weit anpassen, dass wir uns sowohl in einer sternklaren Nacht bei Neumond mit 0,001 Lux als auch im prallen Sonnenlicht bei Beleuchtungsstärken von über 130 000 Lux noch orientieren können.

Die Veränderung der Pupillengröße ermöglicht lediglich eine Anpassung der Lichtmenge, die ins Auge fällt, in der Größenordnung von 1 zu 16. Dieser Mechanismus würde daher nicht ausreichen, um die extremen Helligkeitsunterschiede zu bewältigen, die in der Natur vorkommen. Es gibt daher noch weitere Strategien, die deutlich leistungsfähiger sind. Im hellen Sonnenlicht nimmt die Konzentration empfangsbereiter Sehpigmentmoleküle sehr schnell ab, wodurch die Lichtempfindlichkeit stark herabgesetzt wird. Dies ist zum Beispiel der Grund, warum man sich erst nach einer geraumen Zeit in der Dunkelheit zurechtfindet, wenn man aus dem hellen Tageslicht in einen düsteren Raum kommt. Bei schlechten Lichtbedingungen wird in den Photorezeptoren hingegen mehr Sehpigment produziert, um die Lichtempfindlichkeit für die wenigen Photonen, die ins Auge fallen, zu erhöhen. Dieser Mechanismus der Helligkeitsanpassung über die Verän-

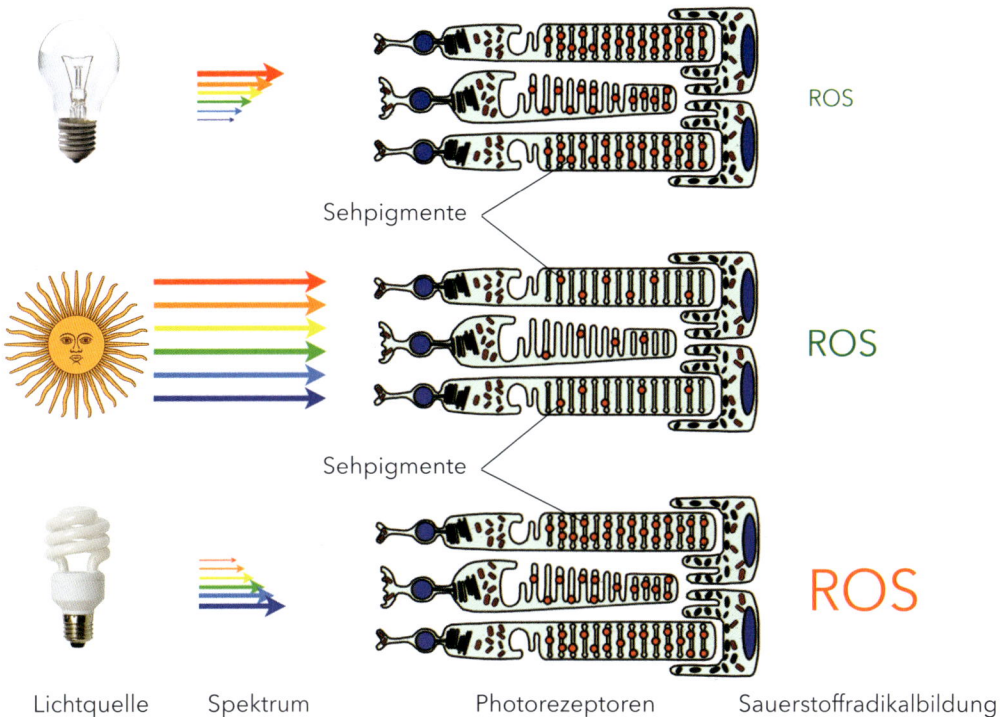

*Je nach Spektralanteilen und Helligkeit erzeugen verschiedene Lichtquellen mehr oder weniger Sauerstoffradikale in den Photorezeptoren.*

derung der Sehpigmentkonzentration wird als *chemische Adaptation* bezeichnet. Sie führt zu einer bedarfsgerechten Vergrößerung oder Verkleinerung der photochemischen Empfangsfläche und ist einer der Gründe, warum unser Auge mit den riesigen Helligkeitsunterschieden umgehen kann, die zwischen Tag und Nacht herrschen können.

Unter natürlichen Bedingungen ist Sonnenlicht die einzige Lichtquelle mit hohen Blauanteilen, jedoch führt die große Helligkeit schnell dazu, dass sich die photochemische Angriffsfläche in der Netzhaut stark verkleinert, wodurch mögliche Schäden durch Sauerstoffradikale gering bleiben. Bei geringen Lichtintensitäten, wie sie zum Beispiel von LEDs erzeugt werden (zum Beispiel 100 Lux), befindet sich in den Photorezeptoren viel mehr Sehpigment als unter dem Einfluss von Sonnenlicht. Die relativ hohen Blauanteile im LED-Licht treffen wegen der niedrigen Gesamthelligkeit daher auf eine große photochemische Empfangsfläche, wo sie demgemäß auch einen größeren

Schaden anrichten können, indem sie vermehrt Sauerstoffradikale erzeugen.

Der Unterschied in der biologischen Wirkung von hellem Sonnenlicht und kaltem Kunstlicht mit niedrigerer Intensität und höheren Blauanteilen wird zudem dadurch verstärkt, dass im Sonnenlicht auch sehr viele Spektralanteile vorhanden sind, die zellschützende Eigenschaften haben und der Wirkung von Sauerstoffradikalen entgegentreten. Im LED-Licht fehlen diese regenerativen Spektralanteile völlig, da hier weder langwelliges Rot noch Nahinfrarot enthalten ist.

### Rot regeneriert

Rot und Nahinfrarot sind im Sonnenlicht ungefähr gleich stark vertreten wie die sichtbaren Spektralanteile. Solche langwelligen Photonen sind sowohl im Auge als auch in der Haut in der Lage, Zellschäden entgegenzuwirken, Reparaturvorgänge zu beschleunigen und die Produktion von Antioxidantien zu erhöhen. Licht in diesem Spektralbereich wurde in der älteren lichtbiologischen Literatur »leuchtende Wärmestrahlen« genannt, um deutlich zu machen, dass Nahinfrarot zur Wärmestrahlung gezählt wird, obwohl es eigentlich nicht spürbar wärmt. Die effektivsten Lichtquellen, um leuchtende Wärmestrahlen zu erzeugen, sind Glühlampen, die seit den Tagen von Kellogg für Glühlichtbäder verwendet wurden. Da es technisch jedoch schwierig ist, den Nahinfrarot-Anteil von den eigentlichen, spürbaren Wärmestrahlen (IRB und IRC) abzutrennen, nahm man eine Vermischung der unterschiedlichen Effekte in Kauf.

Erst als Theodore Maiman im Jahr 1960 den ersten Laser entwickelte, war es möglich, die Wirkungen von nicht-thermischem Licht im Rot- und Nahinfrarot-Bereich getrennt von wahrnehmbarer Wärmestrahlung genauer zu untersuchen. Das Licht eines Lasers ist sehr intensiv, auf einen sehr schmalen Wellenlängenbereich konzentriert (monochromatisch) und lässt sich auf einen winzigen Punkt bündeln. Ein Laserpointer, wie man ihn heute für Präsentationen verwendet, übertrifft mit Leichtigkeit die Beleuchtungsstärke des Sonnenlichts bei klarem Himmel – deswegen ist Laserlicht für unsere Augen auch so gefährlich.

In den ersten Jahren nach der Erfindung des Lasers spotteten viele Forscher, der Laser sei die erste Lichtquelle, für die es keine Anwendung gäbe. Erst allmählich konnte sich diese neue Lichttechnik durchsetzen. Aus heutiger Sicht kann man darüber eigentlich nur den Kopf schütteln, denn der Laser ist mittlerweile unentbehrlich geworden. Sei es im Scanner an der Supermarktkasse, im Drucker oder im Bereich der Telekommunikation – der Laser ist eine der wichtigsten Schlüsseltechnologien der modernen Industriegesellschaften.

Der erste Wissenschaftler, der die biologischen Effekte von rotem Laserlicht untersuchte, war Endre Mester aus Budapest. Er wollte damals wissen, ob diese intensive, monochromatische Strahlung in der Lage wäre, Hautkrebs zu erzeugen. Also rasierte er Nagern das Rückenfell und begann, sie mit Laserlicht zu behandeln. Er konnte keinerlei schädliche Effekte auf die Haut feststellen, allerdings fiel ihm auf, dass die Haare der bestrahlten Tiere schneller nachwuchsen als die der Kontrollgruppe. Dieser ersten Beobachtung folgten weitere interessante Entdeckungen, insbesondere im Zusammenhang mit beschleunigter Wundheilung und Geweberegeneration. Hatte man bis dahin angenommen, dass der langwellige Bereich nur unspezifische positive Wirkungen hervorruft, die man sich mit einer verbesserten Durchblutung zu erklären versuchte, waren dies nun deutliche Hinweise auf spezifische nicht-thermische Effekte. Die Forschungen von Tiina Karu konnten wenig später zeigen, dass es in Mitochondrien ein bestimmtes Enzym gibt (die Cytochrom-C-Oxidase, COX), das als Empfänger für das Laserlicht fungiert. Sie entschlüsselte damit einen entscheidenden Wirkmechanismus, über den das kalte Rotlicht die Energiegewinnung in Zellen beeinflusst.[41]

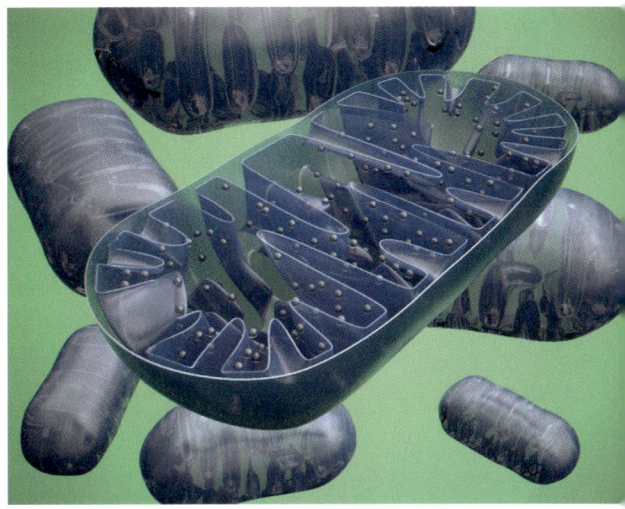

*Mitochondrien sind die kleinen Kraftwerke im Inneren von Zellen. Langwelliges Licht verstärkt hier die Energieproduktion.*

Aus den Forschungsaktivitäten entwickelte sich schließlich eine neue Form der Lichttherapie, für die es heute mehrere Namen gibt, die aber dieselben Mechanismen und Wirkungen beschreiben. Gängige Bezeichnungen sind *LLLT* und *Photobiomodulation*. LLLT stand anfänglich für *low level* laser *therapy*, also niederschwellige Lasertherapie. Mit niederschwellig ist gemeint, dass Laserstrahlung nicht so intensiv eingesetzt wird, dass zum Beispiel Gewebe erhitzt oder gar verbrannt werden könnte. Heute steht LLLT für *low level* light *therapy*, denn vergleichende Studien konnten im Laufe der Jahre zeigen, dass für die meisten positiven Wirkungen keine Laser erforderlich sind. Unabhängig von der Art der Lichtquelle wurden identische Effekte beobachtet, wenn nur Dosis und Wellenlänge vergleichbar waren. Mittlerweile bringt eine Suche nach Studien zur Methode der LLLT in der größten medizinischen Literaturdatenbank *PubMed* über 2500 wissenschaftliche Publikationen als Treffer. Zahlreiche Studien unterstützen heute die Annahme, dass die Wirkungen der aggressiven Blaustrahlung im Sonnenlicht durch die schützenden und regenerativen Effekte von rotem und nahinfrarotem Spektralanteilen wirksam kompensiert werden können. Seit 2018 ist sogar ein erstes Gerät mit FDA-Zulassung (*U.S. Food and Drug Administration*, amerikanische Behörde für Lebensmittel und Arzneimittel) auf dem Markt, mit dem die Makuladegeneration durch LLLT (Photobiomodulation) behandelt werden kann.

### Nahinfrarot ist wichtig

Macht man dank Kunstlicht die Nacht zum Tage, anstatt zu schlafen, ist der chronobiologische Rhythmus in Gefahr. Natürlich nicht schon nach einer durchgemachten Nacht, aber sicher, wenn es zur Gewohnheit wird. Es sind jedoch noch weitere Fallstricke vorhanden: Weil ultraviolettes und infrarotes Licht unsichtbar ist, fehlt dem Auge scheinbar nichts, wenn man sich im Kunstlicht aufhält. Da wir das Licht aber nicht nur über die Augen, sondern auch über die Haut aufnehmen, kann es leicht zu Mangelerscheinungen kommen, wenn der Organismus nicht das volle Spektrum zur Verfügung hat.

Durch den Siegeszug der Glühlampe wurde das Licht zunächst seiner ultravioletten Anteile beraubt. Die Abkehr von thermischen Lichtquellen führte schließlich zu einem Verschwinden der Infrarotanteile. Was von dem ursprünglichen Sonnenspektrum übrig bleibt, ist der sichtbare Bereich zwischen 400 nm und 780 nm Wellenlänge, wobei die jeweiligen Enden bei Violett und Rot etwa tausendmal stärker angeboten werden müssen, um überhaupt noch sichtbar zu sein. Untersucht man die Spektralverteilung heutiger energieeffizienter Lichtquellen genauer, so stellt man fest, dass der sichtbare Bereich weiter eingeschränkt wurde und eigentlich nur noch zwischen 450 und 640 nm liegt. Aus der Sicht der Lichttechnik ist das verständlich, denn warum sollte man Energie in die Erzeugung von Wellenlängen investieren, die das menschliche Auge kaum noch wahrnimmt? Im Sinne der Energieeffizienz ist es fast zwingend, sich auf die Bereiche zu konzentrieren, für die das menschliche Auge maximal empfindlich ist. Aus medizinisch-lichtbiologischer Sicht ist dieser Ansatz eine Katastrophe, denn damit werden alle physiologischen Effekte nicht sichtbarer Strahlung vernachlässigt. Das erste Jahrhundert mit elektrischem Licht hat viele Ärzte bereits zur Erkenntnis geführt, dass der Vitamin-D-Mangel immer größere Ausmaße annimmt. Aber nicht nur das Fehlen von Ultraviolett ist problematisch – auch ein Nahinfrarotmangel kann dem Organismus zusetzen. In den meisten Fällen machen sich weder UV- noch IR-Mangel unmittelbar bemerkbar. Vitamin-D-Mangel selbst ist keine Krankheit, er kann aber die Entstehung und Manifestation vieler Krankheitsbilder fördern. Genauso verhält es sich mit dem Nahinfrarotmangel: Er wirkt wie ein Verstärker und Katalysator für fast alle gesundheitlichen Störungen und versteckt sich oft hinter alltäglichen Symptomen, die kaum jemand ursächlich mit ihm in Verbindung bringt.

## Aufforderung zum Selbstschutz

Die möglichen Gefahren, die von Kunstlicht ausgehen, sind also zahlreich. Die Risiken sind so bedeutsam, dass man nicht warten sollte, bis sich Wissenschaftler oder EU-Komitees einig geworden sind, ob sie die Probleme ernst nehmen und uns davor schützen wollen. Immerhin gibt es viele Interessengruppen, denen überhaupt nicht an einer Aufklärung gelegen ist. Wenn der Zusammenhang zwischen Nachtarbeit und Krebserkrankungen[42, 43, 44] eindeutig bewiesen wäre, käme zum Beispiel eine Welle von haftungsrechtlichen Verfahren auf Arbeitgeber, aber auch auf Lichtplaner und Hersteller zu. Da erste Verdachtsmomente bereits vor über zwanzig Jahren öffentlich gemacht wurden, müssten sich einige Beteiligten unter anderem fragen lassen, warum sie nicht zeitnah mit risikomindernden Maßnahmen reagiert haben. Es kann also sein, dass auch in naher Zukunft keine verbindlichen Schutzmaßnahmen ergriffen werden. Damit liegt die Entscheidung beim Einzelnen, ob er sich selbst und seine Angehörigen vor den drohenden Gefahren schützen möchte.

### Lichthygiene

Es gibt eine Reihe von Möglichkeiten, um die Risiken, die von Lichtverschmutzung ausgehen, zu minimieren. Verschiedene Studien zeigten, dass die Schlafdauer von Bedeutung ist.[45] Zu wenig Schlaf sollte prinzipiell vermieden werden. Das Regenerationshormon Melatonin spielt für die Schlafqualität eine zentrale Rolle, daher sollten Sie alle Maßnahmen ergreifen, die eine ungestörte Melatoninausschüttung unterstützen. Dazu gehört eine Lebensführung mit regelmäßigen Rhythmen für die Nahrungsaufnahme und die Schlafenszeiten. Tagsüber sollte auf eine ausreichende Tageslichtexposition geachtet werden. Darunter ist immer ungefiltertes Himmelslicht zu verstehen, denn moder-

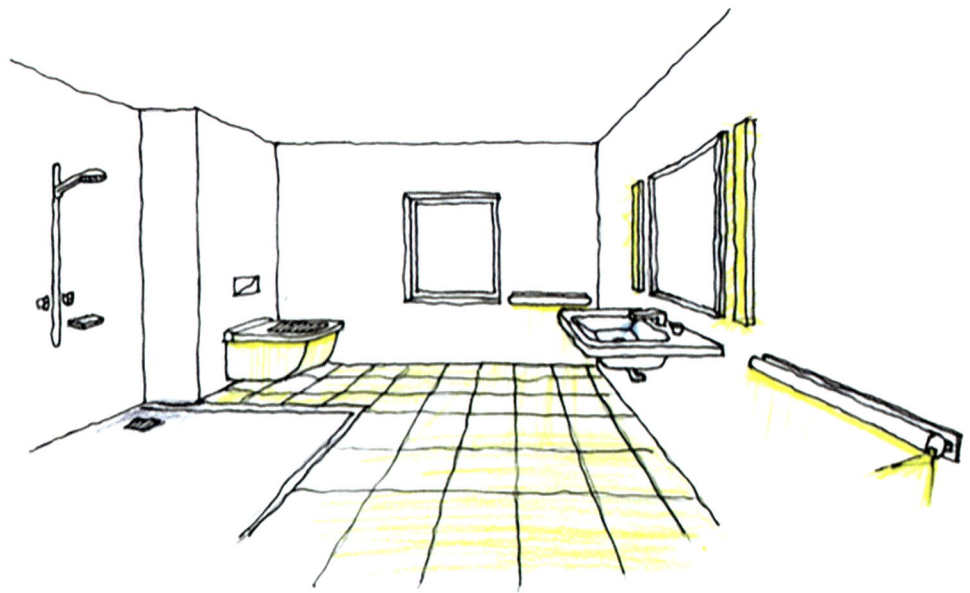

*Eine Badezimmerbeleuchtung mit gelbem LED-Licht ermöglicht die Orientierung, ohne den Melatoninhaushalt zu stören.*

ne Gebäudefenster verwandeln Tageslicht in eine Art Kunstlicht, indem sie wichtige Spektralbereiche wie das Nahinfrarot herausfiltern und außerdem die Farbwiedergabe verändern. Je ausgiebiger man sich dem Tageslicht aussetzt, umso mehr Serotonin zirkuliert in der Blutbahn. Dieses wiederum ist die Vorstufe für die Melatoninsynthese. Ausreichend Tageslicht führt also zu einer optimierten Melatoninausschüttung in der Nacht – allerdings nur, wenn die Umgebung dann auch dunkel genug ist.

Weil LED-Licht die Melatoninbildung stärker hemmt als blauarmes Licht, sollten nach Sonnenuntergang nur noch Lichtquellen verwendet werden, die im langwelligen Bereich abstrahlen. Kerzen oder Glühlampen mit niedriger Leistung (unter 40 Watt) eignen sich sehr gut als Abendbeleuchtung. Sehr effektiv ist es auch, Blaulicht-Schutzbrillen zu tragen. Diese eignen sich nicht nur für die Bildschirmarbeit, sondern leisten auch allgemein hervorragende Dienste beim Schutz des Hormonsystems vor unerwünschten Lichtwirkungen. In Lichtumgebungen, auf deren Qualität man keinen Einfluss hat, sind sie ohnehin die einzige Möglichkeit für individuellen Selbstschutz.

In den Stunden vor dem Zubettgehen ist es am besten, möglichst nur so viel Kunstlicht einzuschalten, wie für die Orientierung nötig ist. Das Schlafzimmer sollte frei von elektrischen/elektronischen Geräten sein, was auch für netzbetriebene Radiowecker gilt. Ebenso hat das Smartphone auf dem Nachttisch nichts verloren. In Badezimmer und Schlafzimmer können Nachtlichter installiert werden, die sich über Bewegungsmelder automatisch aktivieren, sobald man den jeweiligen Raum betritt.

Für die nachträgliche Installation gibt es batteriebetriebene Ausführungen, die überall leicht angebracht werden können. Leider sind die meisten Nachtlichter mit kaltweißen LEDs ausgestattet, deswegen sollte man beim Kauf darauf achten, dass der Lichtaustritt so gestaltet ist, dass man eine gelbe Farbkorrekturfolie darüberkleben kann, um die Spektralverteilung melatoninkompatibel zu machen. Beim Gang durch den Baumarkt habe ich jedoch kürzlich die ersten Nachtlichter mit bernsteinfarbenen LEDs entdeckt, die sogar damit beworben werden, dass sie den Melatoninhaushalt schützen. Im Schlafzimmer stellt man ein solches Nachtlicht mit Bewegungsmelder einfach so unter das Bett, dass es sich einschaltet, sobald die Füße auf den Boden gesetzt werden. Durch diese einfache und kostengünstige Maßnahme kann die Deckenbeleuchtung nachts ausgeschaltet bleiben, ohne dass die räumliche Orientierung darunter leidet. Neuere Fernsehbildschirme können meistens so eingestellt werden, dass die Blauanteile stark reduziert sind. Für alle Programminhalte, bei denen Farben nicht die zentrale Rolle spielen, empfiehlt sich auch hier das Tragen einer Blaulicht-Schutzbrille.

### Bildschirme richtig kaufen

Die Displays von Computern, Tablets und Smartphones sind Teil unseres Alltags. Für viele Menschen sind sie sogar die dominierenden Kunstlichtquellen, da sie in fast jeder Lebenssituation präsent sind, sei es nun am Arbeitsplatz, in der Freizeit oder im Urlaub. Während die Raumbeleuchtung meistens nur indirekt einwirkt, blickt man normalerweise direkt in den Bildschirm. Bildschirme sind aber nichts anderes als aktive Lichtquellen, deren Intensität in den letzten Jahren immer mehr zugenommen hat und ungefähr mit der Lichtleistung einer 60-Watt-Glühlampe vergleichbar ist.

Bei der Verwendung von Bildschirmen kommen mehrere potenziell schädigende Faktoren zusammen. Alle modernen Displays verwenden Kaltlicht mit hohen HEVL-Anteilen und ohne Nahinfrarot. Da die Hersteller eine hohe Farbtemperatur immer noch mit einer Tageslichtähnlichkeit gleichsetzen, werden die meisten Bildschirme bei der Fertigung so eingestellt, dass sie extrem hohe Blauanteile abstrahlen. Viele Bildschirmmodelle ver-

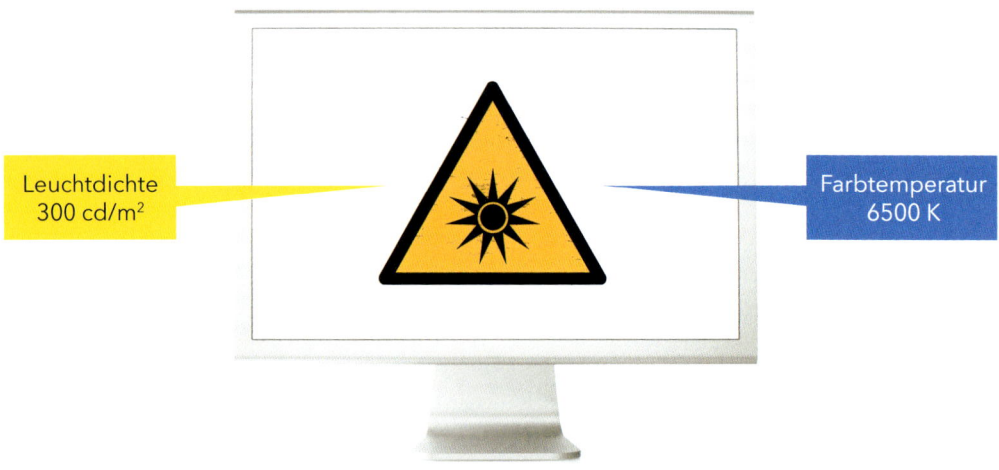

*Die Beleuchtungsstärke, die von einem Computerbildschirm oder Fernsehgerät abstrahlt, entspricht ungefähr der Lichtleistung einer Glühlampe mit 60 Watt.*

wenden außerdem für die Helligkeitsregelung eine Technik, die Pulsweitenmodulation genannt wird. Dies führt zu einem Lichtflimmern, das aber meist nicht bewusst wahrgenommen wird. Lichtflimmern erzeugt systemischen Stress, belastet die bildverarbeitenden Instanzen im Gehirn und verringert die Produktivität. Immer mehr Bildschirmhersteller haben mittlerweile erkannt, dass Blaulicht und Lichtflimmern ein Problem darstellen und bieten flimmerfreie Geräte mit Einstellmöglichkeiten zur Verringerung von HEV-Licht an. Es lohnt sich also beim Kauf, auf diese Produkteigenschaften zu achten. Je mehr Käufer sich für solche optimierten Bildschirme entscheiden, umso schneller werden diese Qualitätsmerkmale zum Standard werden.

## Bildschirmarbeit mit Pausen

Der Abstand zwischen Auge und Bildschirm bleibt bei der stationären Computerarbeit in den meisten Fällen konstant. Durch die monotonen Rahmenbedingungen ermüdet das Auge leichter. Häufig werden die Bewegungen des Augapfels verringert, es kommt zu einem starren Blickverhalten. Neben einseitigen Belastungen der Muskeln und des Skeletts, die sich im Halswirbelsäulen- oder Brustwirbelsäulensyndrom manifestieren, kann auch der Stoffwechsel und die Durchblutung im Auge beeinträchtigt werden. Die Bildinhalte und das motorische Verhalten des Betrachters weisen häufig auseinanderdriftende Aktivitätslevel auf, zum Beispiel betrachtet man einen Actionfilm, sitzt aber selbst unbeweglich vor dem virtuellen Geschehen. Da das Auge bis zu 90 Prozent aller Signale vermittelt, die uns bewusst werden, kann auch dies zu regulativen Problemen und zu systemischen Stressreaktionen führen. Die Arbeit am Bildschirm bindet oft die ganze Aufmerksamkeit, sodass Fehlhaltungen und Körpersignale nicht oder nur verzögert wahrgenommen werden. Viele Menschen halten beispielsweise unbewusst den Atem an, wenn sie sich konzentrieren. Wer tagsüber am Computer arbeitet und sich abends noch ausgiebig mit dem Smartphone oder Tablet-PC beschäftigt oder fernsieht, erreicht problemlos mehr als 10 bis 12 Stunden am Bildschirm täglich, was auf das Jahr umgerechnet die doppelte Anzahl der Sonnenstunden ergibt.

Starren Sie daher möglichst nicht für mehrere Stunden am Stück auf ein Display. Spätestens nach 50 Minuten Bildschirmarbeit sollte eine 5- bis 10-minütige Pause eingelegt werden. Dabei ist es wichtig, nicht erst auf Symptome einer Beeinträchtigung durch die Bildschirmarbeit zu warten. Diese wären beispielsweise eine verminderte Sehschärfe, Farbsinnesstörungen, Müdigkeitserscheinungen, trockene Augen, Kopfschmerzen und Schlafstörungen. Die Bildschirmpausen sollten besser nicht durch andere Tätigkeiten »gefüllt« werden, sondern auf eine Erholung der Augen ausgerichtet sein. Dabei ist es sinnvoll, das Fenster zu öffnen und ins Freie zu blicken, am besten ohne Brille. Weil die Bildschirmarbeit im Nahfeld stattfindet, sollte dazu ein Ausgleich geschaffen werden, indem man auf weit entfernte Gegenstände schaut. Gegen das konzentrierte Starren helfen Augenbewegungen, während man den Kopf möglichst nicht bewegt, sondern stattdessen der Augenmuskulatur freien »Auslauf« lässt, zum Beispiel, indem man mit dem Blick der Bahn einer gedachten liegenden Acht folgt. Dabei konzentriert man sich darauf, ruhig durchzuatmen und die Schulter- und Nackenmuskulatur locker zu lassen.

## App oder Schutzbrille?

Um die Belastung durch HEV-Licht am Bildschirm so gering wie möglich zu halten, gibt es mehrere Optionen: Entweder man trägt eine Blaulicht-Schutzbrille, die alle kurzwelligen Anteile wegfiltert, oder man verändert die Bildschirmeinstellungen. Dies kann manuell geschehen, indem man im Gerätemenü den Unterpunkt sucht, über den sich die Farbtemperatur oder der Blauanteil herunterregeln lassen. Alternativ kann man sich eine Software auf dem Computer installieren, die dafür sorgt, dass die Farbtemperatur auf geringere Werte eingestellt wird. Solche Hilfsprogramme bieten oft sogar die Möglichkeit, die Änderungen automa-

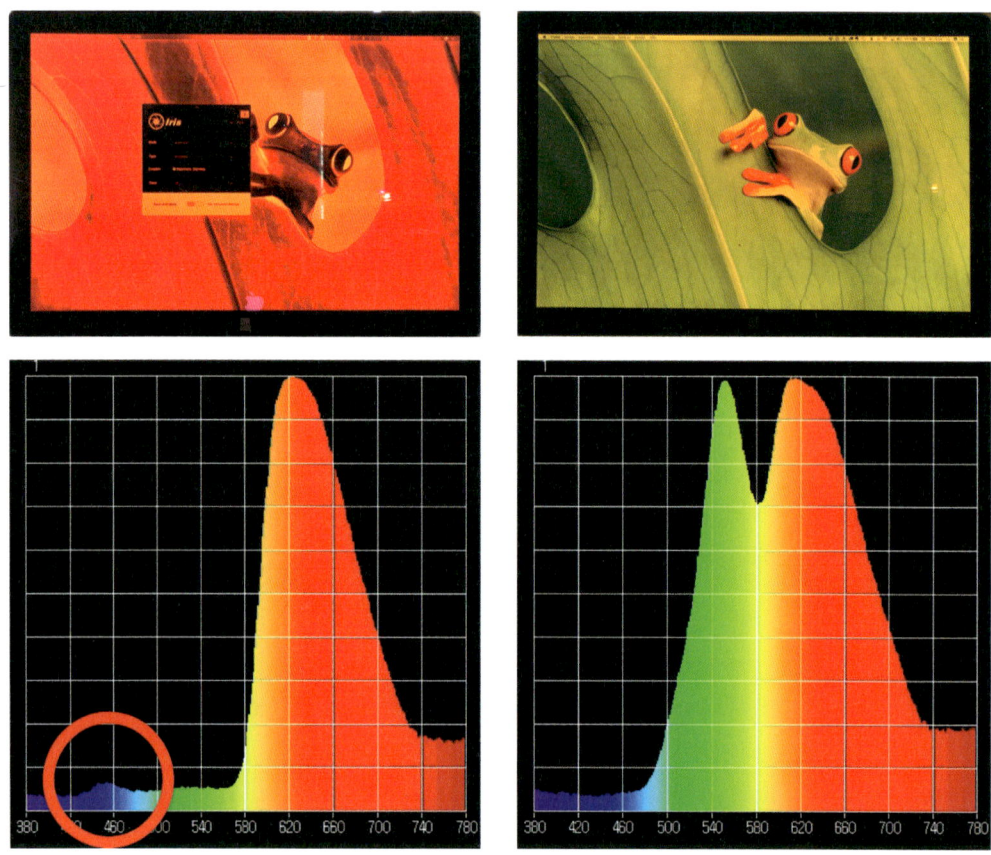

*Links oben sieht man den Bildschirm bei maximaler Blaulichtreduktion durch eine Softwarelösung. Im Spektrum darunter ist immer noch eine Blauzacke (roter Kreis) zu erkennen. Rechts oben sind die Bildschirmfarben durch eine Blaulicht-Schutzbrille nur wenig verändert. Trotzdem zeigt das Spektrum darunter eine maximale Reduktion der Blauanteile.*

tisch und abhängig von der Tageszeit vorzunehmen, sodass die Lichtfarbe zum Beispiel zum Sonnenuntergang wärmer wird und zur Zeit des Sonnenaufgangs wieder kälter. Ich empfehle jedoch, generell die Blauanteile während der Bildschirmarbeit zu reduzieren, da die Netzhaut nicht nur während der Abendstunden Lichtstress ausgesetzt ist.

Da ich mich seit Jahren mit der Entwicklung leistungsfähiger Blaulicht-Schutzbrillen befasse, führe ich regelmäßig Spektralmessungen durch, um die Wirksamkeit von Blaulichtfiltern und Schutzbrillen miteinander zu vergleichen. Die Abbildungen auf dieser Seite zeigen deutlich, dass man mit einer Softwarelösung den Blauanteil erst bei Einstellungen beseitigen kann, die zu einer erheblichen Veränderung der Farbwiedergabe führen. Die Blaulicht-Schutzbrille eliminiert die Blauanteile wirksamer und bietet trotzdem eine bessere Farbwiedergabe: Während der Farbwiedergabeindex bei vergleichbarer Blaulichtreduktion bei der Software nicht mehr messbar ist, liegt er bei der Filterbrille noch bei einem Wert von 72. Die Filterbrille gewährleistet also bei effektiverer Filterung die deutlich bessere Farberkennung.

## Dark Mode

Die ersten Computerbildschirme konnten nur Schriftinhalte darstellen, und dies auch nur in einer Weise, die man heute als Dark Mode bezeichnet: Der Hintergrund war schwarz und die Buchstaben entweder grün oder bernsteinfarben. Diese Form der Darstellung von Texten ist eigentlich optimal, denn hierbei wird so wenig Licht wie möglich aufgewendet. Und wenig Licht aus dem Bildschirm ist besser, weil es sich ja um nicht förderliche Lichtspektren handelt. Wenn wir die Lichtmenge vergleichen, die zur Darstellung einer DIN-A4-Seite mit Text verwendet wird, ist der Unterschied zwischen Hellmodus und Dark Mode gravierend. Um weiße Schrift auf einem dunklen Hintergrund darzustellen, benötigt man höchstens 5 Prozent der Lichtmenge, die für eine konventionelle Seitendarstellung verwendet wird. Vor zwei Jahrzehnten war es eine Sensation, dass Textverarbeitungssoftware eine Seite möglichst realistisch darstellen konnte und ein Schriftstück aussah wie ein bedrucktes Blatt Papier. Während bei bedrucktem Papier immer noch viel dafürspricht, schwarze Buchstaben auf weißem Hintergrund zu verwenden – allein schon, um Toner oder Tinte zu sparen –, gibt es heute immer mehr Argumente dafür, sich auf dem Bildschirm umzugewöhnen. Der Dark Mode ist überall dort zu empfehlen, wo er den Workflow bei der Bildschirmarbeit nicht beeinträchtigt. Am Abend und in der Nacht sollte dies die obligatorische Einstellung sein, um die Störung der inneren Uhr und die mögliche Netzhautschädigung so gering wie möglich zu halten.

## Dark Mode verhindert Kurzsichtigkeit

Die Kurzsichtigkeit (Myopie) hat sich mittlerweile zu einem weltweiten Problem entwickelt. Kurzsichtigkeit in der Kindheit hängt eng mit dem Bildungsstatus zusammen – je mehr ein Kind liest, umso höher ist das Risiko. Die genauen Gründe kannte man bis vor Kurzem nicht, aber es gab zum Beispiel Anhaltspunkte dafür, dass die Zeit, die sich ein Kind im Freien aufhält, das Risiko senkt. Im Juli 2018 publizierten drei

# 164 KUNSTLICHT

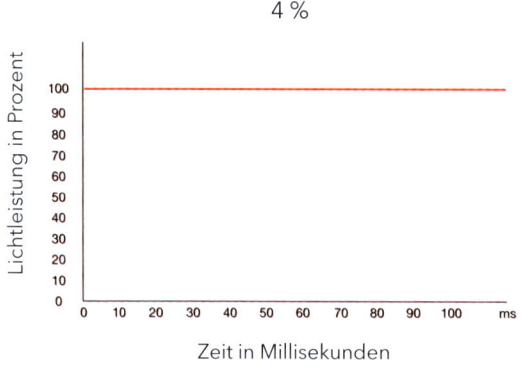

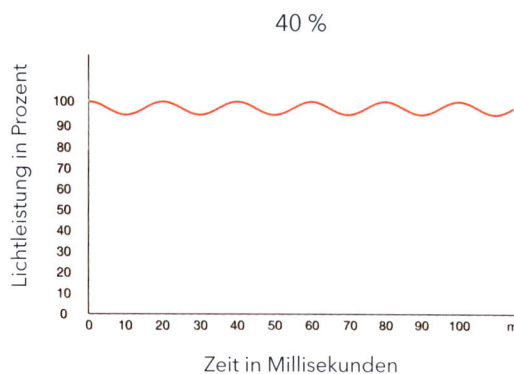

Eine Niedervolt-Halogenlampe weist im Gleichstrombetrieb eine Modulationstiefe von 0 Prozent auf, sie flimmert nicht.

Die Standardglühlampe weist im Wechselstrombetrieb eine Modulationstiefe von höchstens 5 Prozent auf.

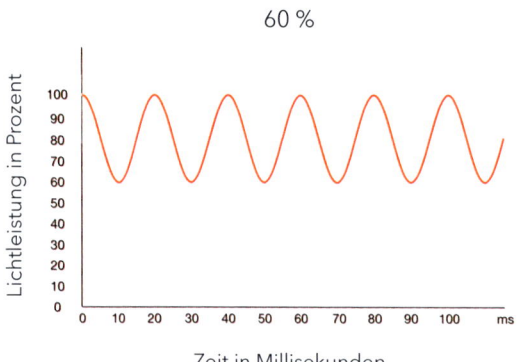

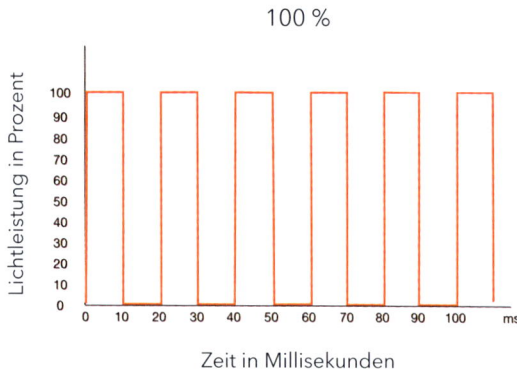

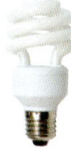

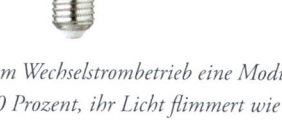

Der Lichtstrom aus Leuchtstofflampen weist je nach Vorschaltgerät eine Modulationstiefe von etwa 40 Prozent auf.

Schlechte LEDs zeigen im Wechselstrombetrieb eine Modulationstiefe von bis zu 100 Prozent, ihr Licht flimmert wie ein Stroboskopblitz.

Wissenschaftler vom Forschungsinstitut für Augenheilkunde der Universität Tübingen eine hochinteressante Studie zu diesem Thema.[46] Sie stellen der Beschreibung ihrer Experimente voran, dass in Europa bereits die Hälfte aller Studenten kurzsichtig ist und die Myopie damit die häufigste Form der Fehlsichtigkeit bei jungen Menschen darstellt. Die Forscher haben ein mathematisches Modell entwickelt, um Bildinhalte auf ihr Risikopotenzial für die Entwicklung von Kurzsichtigkeit hin zu analysieren. Mit einer Software untersuchten sie Bildmaterial von natürlichen Situationen, wie sie im Freien vorkommen, und verglichen die Ergebnisse mit Bildern von Textseiten. Dabei stellen sie fest, dass natürliche Szenarien einen neutralen Effekt auf das Auge eines Betrachters haben, wohingegen die Reizmuster-Verteilung auf Bildern mit konventioneller Textdarstellung die Entstehung einer Kurzsichtigkeit begünstigt, die Reizmuster-Verteilung auf Bildern mit Dark-Mode-Darstellung jedoch nicht. Im nächsten Schritt überprüfen sie die theoretischen Befunde an Versuchspersonen und konnten nachweisen, dass die Textdarstellung von schwarzen Buchstaben auf weißem Hintergrund tatsächlich Veränderungen im Auge hervorrufen, die eine Entstehung von Kurzsichtigkeit begünstigen. Die Mechanismen sind zwar noch nicht in allen Einzelheiten verstanden, aber die Konsequenzen sind klar: Wann immer sich die Möglichkeit ergibt, Text weiß auf schwarz zu lesen, sollten wir dies tun. Wenn Kinder die Freude am Lesen entdecken und sich zu Leseratten entwickeln, ist es bestimmt eine gute Investition, ihnen einen E-Book-Reader zur Verfügung zu stellen, der eine Textdarstellung auf dunklem Hintergrund ermöglicht. Wenn sich die Hintergrundbeleuchtung dann auch noch flimmerfrei dimmen lässt und das Lichtspektrum geringe Blauanteile hat, gehen alle Daumen hoch!

### Bitte kein Stroboskoplicht!

Lichtflimmern entsteht, wenn eine Lichtquelle mit Wechselstrom oder gepulstem Gleichstrom betrieben wird. Der Lichtstrom wird dann nicht kontinuierlich abgestrahlt. Stattdessen entstehen rhythmische Schwankungen der Leuchtdichte, das Licht wird also abwechselnd heller und dunkler. Für diesen Wert sind zwei Aspekte relevant, nämlich die Frequenz, in der die Helligkeit schwankt, und die Größe der Amplitude beziehungsweise Modulationstiefe, in der das Licht heller und dunkler wird – nur graduell oder von 100 Prozent auf 0 Prozent und zurück wie bei einem Stroboskopblitzlicht. Eine Glühlampe, die am Netzstrom betrieben wird, flimmert in der doppelten Netzfrequenz, also mit 100 Hz.

Die Modulationstiefe ist bei Glühlampen anders als bei einem Blitzlicht gering, da der Glühfaden auf die Amplitudenänderungen des Wechselstroms sehr träge reagiert. Das Plasma im Inneren von Leuchtstofflampen reagiert wesentlich flinker, was zu einem stärkeren Lichtflimmern mit höherer Modulationstiefe führt. LEDs reagieren noch flinker auf geringste Schwankungen in der Stromversorgung. Es hängt daher entscheidend von der Elektronik ab, ob eine LED-Lichtquelle flimmert oder nicht. Betreibt man sie mit reinem Gleichstrom, ist die LED flimmerfrei, an einem minderwertigen Vorschaltgerät angeschlossen mutiert sie hingegen zu einem Stroboskopblitz. Wenn eine LED gedimmt werden soll, greifen Lichttechniker gern zur bereits erwähnten Pulsweitenmodulation. Dabei wird die LED in schneller Folge ein- und ausgeschaltet und das Verhältnis zwischen dem Lichtpuls und der Dunkelpause verändert. Das Licht einer so gedimmten LED erscheint dem Auge zwar dunkler, in Wirklichkeit leuchtet die Lam-

## INFO

## LICHTFLIMMERN AUFSPÜREN

Wenn Sie herausfinden möchten, ob eine Lichtquelle flimmert, können Sie sie mit einer Smartphone-Kamera testen. Filmen Sie die eingeschaltete Lichtquelle aus kurzer Distanz mit der Zeitlupeneinstellung und sehen Sie sich das Ergebnis an. Kommt es zu sichtbaren Schwankungen der Helligkeit, flimmert das Licht.

Als weitere Methode lässt sich eine Lichtquelle auch anhand des Stroboskopeffekts überprüfen, mit dem man früher zum Beispiel die Drehgeschwindigkeit von Plattenspielern eingestellt hat. Dieser stroboskopische Effekt wird auch als *Wagenradeffekt* bezeichnet, den man aus alten Westernfilmen kennt. Dabei scheinen sich die Speichenräder von Kutschen entweder verlangsamt oder entgegen der eigentlichen Rotationsrichtung zu drehen. Besorgen Sie sich für diesen Test einen Handkreisel oder Fidget Spinner mit Speichen, der ungefähr so aussieht wie in der Abbildung.

Versetzen Sie den Kreisel in Rotation und beobachten Sie die zu prüfende Lichtquelle durch die Speichen hindurch. Wenn Lichtflimmern vorhanden ist, können Sie sehen, dass sich die Speichen scheinbar langsam drehen,

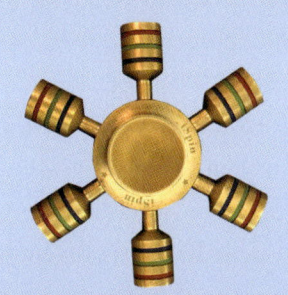 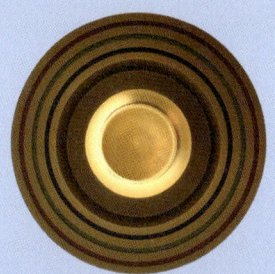 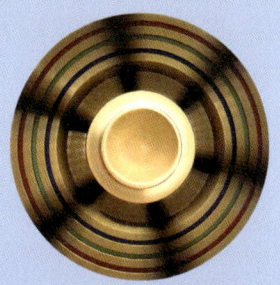

*Dies ist ein ruhender sechsarmiger Handkreisel aus Messing, der auch »Fidget Spinner« genannt wird.*

*In flimmerfreiem Licht rotiert der Handkreisel ohne erkennbare Bewegung, wobei die sechs Arme scheinbar »verschwinden«.*

*Wenn die Lichtquelle flimmert, entstehen beim rotierenden Handkreisel stroboskopische Phänomene, die Arme werden sichtbar.*

dann allmählich stehenbleiben, um schließlich die Drehrichtung zu ändern. Bis der Kreisel aufhört, sich zu drehen, wiederholt sich dieser Ablauf mehrfach. Sollten solche Phänomene auftreten, haben Sie das Flimmern der Lichtquelle entlarvt! Je deutlicher dieser Effekt in Erscheinung tritt, desto stärker ist das vorhandene Lichtflimmern. Um sicherzugehen, dass Sie den Wagenradeffekt tatsächlich beobachtet haben, können Sie eine Gegenprobe mit Tageslicht machen, indem Sie durch den rotierenden Kreisel hindurch in den Himmel blicken – hier sollten keine Anzeichen von Lichtflimmern auftreten.

pe jedoch im Wechsel entweder bei voller Helligkeit oder ist inaktiv. Diese digitale Form der Dimmung ist eine Art optischer Täuschung, denn sie macht sich dieselbe Eigenschaft zunutze, die uns ab zwanzig Bildern in der Sekunde glauben lässt, wir würden einen flüssigen Bewegungsablauf sehen, zum Beispiel im Kino.

Lichtflimmern kann auf zwei unterschiedliche Arten in Erscheinung treten, nämlich als Stroboskopeffekt und als Perlschnureffekt. Der *Stroboskopeffekt* entsteht, wenn man mit unbewegtem Auge auf die Lichtquelle blickt. Empfindsame Menschen können dabei Flimmerfrequenzen bis maximal 300 Hz erkennen. Der *Perlschnureffekt* tritt dagegen bei Frequenzen bis etwa 2000 Hz auf, wenn sich die Lichtquelle oder die Augen des Betrachters schnell bewegen. Dabei entsteht

## DIE GLÜHLAMPE – DAS DOMESTIZIERTE FEUER

Die Glühlampe ist als Temperaturstrahler neben offenem Feuer die einzige Lichtquelle, die ein wirklich kontinuierliches Spektrum erzeugt, das hauptsächlich aus Licht und Wärmestrahlung besteht. Sie verdient somit als einzige elektrische Lichtquelle die Bezeichnung »Vollspektrumlicht«, da ihr Spektrum alle Frequenzanteile von Infrarot bis Ultraviolett enthält. In einer Glühlampe wird ein Faden aus Wolfram-Metall, die Glühwendel, durch Stromenergie fast bis zur Weißglut erhitzt. Die Intensitätsverteilung der abgegebenen Strahlung hängt von der Temperatur des Glühdrahts ab: je heißer der Draht, desto weißer das Licht. Da Wolfram bei 3422 Grad Celsius schmilzt, könnte der Glühfaden in der Theorie maximal eine Farbtemperatur von 3695 K erreichen. In der Praxis erreichen normale Glühlampen eine Farbtemperatur von höchstens 2700 K. Dieser Wert liegt deutlich unter dem des Sonnenlichts, weshalb die Lichtfarbe einer Glühlampe in den langwelligen Bereich des Spektrums verschoben ist: Die infraroten, roten und orangenen Anteile überwiegen die blauen und violetten Anteile deutlich.

Je heißer der Draht glüht, desto besser ist der Wirkungsgrad und umso mehr Licht wird emittiert. Allerdings verdampft das Metall dann schneller und schlägt sich als schwärzende Schicht am Glaskolben nieder. Dadurch werden Brenndauer und Effizienz einer Glühlampe begrenzt, weshalb immer ein Mittelweg zwischen möglichst weißem Licht und Lebensdauer angestrebt wird. Es wurden daher verschiedene Methoden entwickelt, das leicht gelbliche Licht weißer zu machen, ohne die Lebensdauer der Glühlampe zu verkürzen.

### Energieeffizientere und hellere Glühlampen durch Halogen

Irving Langmuir entdeckte 1911, dass die Lebensdauer des Wolfram-Fadens durch Edelgas im Kolben erhöht werden kann. Die Halogenlampe stellt eine weitere Verbesserung dieser Idee dar, wobei anstatt des Edelgases geringe Mengen eines Elementes aus der Halogenreihe, zum Beispiel Jod oder Brom, in den Kolben eingebracht werden. Dadurch entsteht im Inneren der Halogen-Glühlampe ein Kreisprozess, bei dem das verdampfende Metall von den Halogenatomen aufgenommen wird, bevor es sich an der Innenseite des Glaskolbens niederschlagen kann. Die Metallatome werden von den Halogenatomen zur Glühwendel zurücktransportiert und dort wieder angelagert. Außerdem verhindert der Halogenzusatz die Metallabscheidung und somit die Schwärzung auf der Innenseite des Glaskolbens. Durch diese Kunstgriffe ist es ab 1959 zuerst General Electric gelungen, die Temperatur des Glühfadens und die Brenndauer deutlich zu erhöhen.

Beim Betrieb von Halogenlampen gibt es jedoch ein paar Dinge zu beachten: Damit der Kreisprozess in Gang kommt, ist es wichtig, dass eine bestimmte Mindesttemperatur erreicht wird. Aus diesem Grund weisen Halogenlampen im Vergleich zu normalen Glühlampen deutlich kleinere Kolben aus temperaturstabilem Quarzglas auf, in denen die Temperatur leichter gehalten werden kann. Was man bei den ersten Halogenlampen erst lernen musste: Quarzglas ist für UV-Licht so durchlässig, dass man nach einigen Stunden am Schreibtisch einen leichten »Sonnenbrand« bekommen konnte. Daher bestehen heutige Halogen-Glühlampen entweder aus einem speziellen UV-undurchlässigen Quarzglas oder sind mit einem weiteren Schutzkolben beziehungsweise einer Schutzscheibe aus Fensterglas versehen, um die UV-Strahlung zurückzuhalten. Wenn man Halogenlampen mit Dimmern betreibt, sinkt die Temperatur im Inneren ab und der Kreisprozess kann zum Stillstand kommen. Um eine vorzeitige Alterung zu verhindern, sollten gedimmte Halogenlampen ab und zu bei voller Intensität betrieben werden, um sie zu regenerieren.

Aufgrund der Strahlungsgesetze führt die höhere Betriebstemperatur bei Halogenlampen zu einer besseren Lichtausbeute und damit zu einer optimierten Energieeffizienz. Noch energieeffizienter werden sie, wenn der Quarzglaskolben mit einer lichtdurchlässigen Filterschicht versehen wird, der einen Teil der Wärmestrahlung auf die Glühwendel zurückreflektiert. Durch diese Infrarot-Rückgewinnung wird bei gleicher Lichtleistung weniger elektrische Energie benötigt, um den Metallfaden auf Betriebstemperatur zu halten. Aktuelle Halogenlampen sind dadurch etwa doppelt so effizient wie frühere konventionelle Standard-Glühlampen.

## Das beste Kunstlicht

Die optimale elektrische Lichtquelle für die Raumbeleuchtung ist vom lichtbiologischen Standpunkt aus betrachtet eine Halogenlampe mit Infrarot-Rückgewinnung, die über ein Netzgerät mit einer Niederspannung von 12 Volt betrieben wird. Dadurch kann die Glühwendel klein und kompakt gehalten werden, was eine Lichtlenkung durch Reflektoren effizienter macht. Da der Glühdraht im Vergleich zu einer Hochvolt-Glühlampe auch deut-

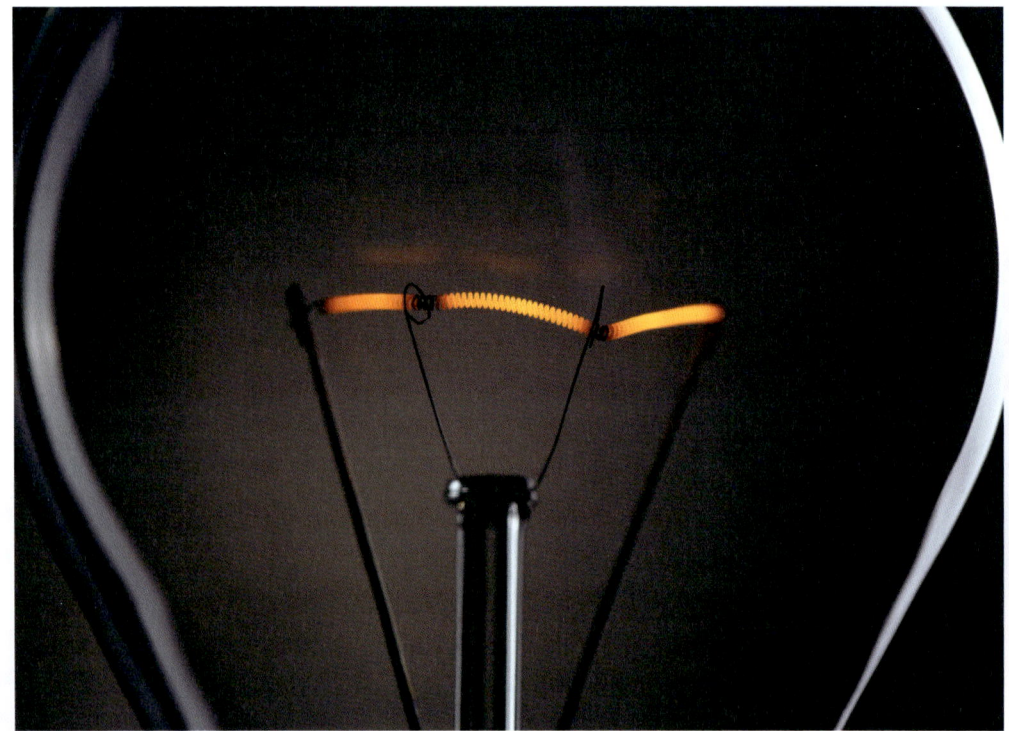

*Der Metallfaden einer Glühlampe sendet fast dieselben Wellenlängen aus wie Feuer.*

lich dicker ist, ist die Lebensdauer einer 12-Volt-Halogenlampe etwa doppelt so lang und erreicht mehr als 4000 Stunden.

Da Glühlampen prinzipiell sowohl mit Wechselstrom als auch mit Gleichstrom betrieben werden können, bieten Halogenlampen für Niederspannung einen weiteren großen Vorzug: Vorhandene Wechselstromtransformatoren, die oft auch noch einen schlechten Wirkungsgrad haben, können meist problemlos gegen moderne, energieeffiziente Gleichstrom-Netzteile ausgetauscht werden. Durch den Gleichstrombetrieb werden elektromagnetische Wechselfelder und Störstrahlungen eliminiert, ein Aspekt, der besonders für elektrosensible Personen und Kinder wichtig ist. Zusätzlich wird durch diese Maßnahme jegliches Lichtflimmern zuverlässig beseitigt. Eine Umrüstung auf Gleichstrombetrieb sollte zum Beispiel bei vorhandenen Halogen-Seilsystemen und bei Schreibtisch- und Nachttischleuchten in Betracht gezogen werden, da sie von einem Elektriker meist ohne großen Aufwand durchgeführt werden kann.

dann der Eindruck, die flimmernde Lichtquelle sei vielfach vorhanden und wie die Perlen einer Kette aneinandergereiht. Obwohl die meisten Menschen das Lichtflimmern bei höheren Frequenzen nicht mehr bewusst wahrnehmen können, wurde durch EEG-Untersuchungen gezeigt, dass Flimmerfrequenzen bis 300 Hz in der Hirnstromkurve erkennbar sind, sobald die untersuchte Person in eine solche Lichtquelle hineinschaut. In zahlreichen Untersuchungen wurde mittlerweile festgestellt, dass Lichtflimmern auch dann zu gesundheitlichen Beeinträchtigungen führt, wenn es nicht bewusst wahrgenommen wird. Bei vorbelasteten Personen ist es ein Auslöser für epileptische Anfälle oder Migräne und kann autistisches Verhalten sowie systemischen Stress verstärken. Bei gesunden Menschen ist unbemerktes Lichtflimmern häufig die Ursache von Kopfschmerzen, Augenproblemen und Sehstörungen, außerdem beeinträchtigt es die Leistungsfähigkeit und das Wohlbefinden. Durch den Einsatz von flimmerfreier Beleuchtung kann die Produktivität in der Größenordnung von 10 Prozent gesteigert werden und die Stimmung verbessert sich um mehr als 30 Prozent.

Daher sollte eine Lichtquelle idealerweise überhaupt nicht flimmern. Wenn dies aus bestimmten Gründen nicht umsetzbar ist, können Vorschaltgeräte verwendet werden, die mit Frequenzen über 3000 Hz arbeiten. Übrigens: Die meisten Farblichtspiele und bunten Lichtbänder auf LED-Basis, die heute gern zur Erzeugung von Stimmungslicht verwendet werden, arbeiten mit der Pulsweitenmodulations-Technik bei niedrigen Frequenzen und erzeugen beim Farbwechsel ein wahres Blitzlicht-Gewitter. Sie sollten daher besser gemieden werden, selbst wenn die Farben noch so schön aussehen – sie sind *Trojanische Pferde*.

## Welches Kunstlicht kann man verwenden?

Nach allen Ausführungen der vorangegangenen Abschnitte stellt sich natürlich die drängende Frage, welche Möglichkeiten überhaupt noch bleiben, um gesundheitliche Probleme durch Kunstlicht zu vermeiden. Derzeit gibt es noch keinen vollwertigen Ersatz für die Glühlampe. Man ist daher gut beraten, solange es geht an ihr festzuhalten. Aber irgendwann wird der Moment kommen, da sind auch die letzten Vorräte verbraucht. Ich vermute, dass sich die Glühlampen immer mehr zu einem Luxusgut entwickeln werden, das bald nur noch für Sammler und Liebhaber »echten Lichts« verfügbar ist. Man wird daher in immer mehr Lebensbereichen auf die LED-Technik ausweichen müssen, wenn man nicht im Dunkeln sitzen will. Im folgenden Abschnitt sind daher die wichtigsten Vorschläge und Tipps zu finden, wie man aus dem fast unüberschaubaren Angebot verschiedener LEDs die besten aussuchen kann, um eine gesunde Lichtumgebung im eigenen Heim zu schaffen. Natürlich können die Ratschläge nur eine Richtschnur sein und sich auf den Status quo der Lichttechnik im Jahr 2019 beziehen. Ich kenne mittlerweile Lampenhersteller, denen meine Kritikpunkte so sehr einleuchten, dass sie mit der Entwicklung von LEDs begonnen haben, die sogar ich uneingeschränkt empfehlen würde.

Es wäre schön gewesen, an dieser Stelle entsprechende Empfehlungen geben zu können, aber leider ist die Entwicklung noch nicht marktreif. Die ersten Prototypen gehen jedoch in eine erfreuliche Richtung und man kann hoffen, dass schon in naher Zukunft LEDs erhältlich sein werden, die ein weitgehend natürliches und flimmerfreies Spektrum erzeugen.

Aktuelle Informationen zum Stand dieser Entwicklung finden Sie auf der Website www.diekraftdeslichts.info.

## Qualitätsmerkmale guter Beleuchtung

Grundsätzliche Gütemerkmale für Beleuchtungsanlagen wurden von der Lichttechnik folgendermaßen definiert: ausreichendes Beleuchtungsniveau, gleichmäßige Helligkeitsverteilung, Vermeidung von Blendung, gute Farbwiedergabe, Flimmerfreiheit und Integration von Tageslicht. Während ich bei den letzten vier Punkten uneingeschränkt zustimme, rate ich bei der gleichmäßigen Helligkeitsverteilung und bei dem ausreichenden Beleuchtungsniveau zur Vorsicht.

Die existierenden Richtlinien sind so formuliert, dass die Lichttechnik seit Jahrzehnten einen Freibrief hat, das Beleuchtungsniveau, also die Helligkeit, höher zu setzen, als es für das Sehen erforderlich wäre. Diese Strategie ist jedoch problematisch, da es einen unerlaubten Eingriff in die körperliche Unversehrtheit darstellt, die Produktivität durch das Auslösen von Lichtstress zu erhöhen. Man sollte sich immer vor Augen halten, dass helles Licht für die Augen auf Dauer genauso problematisch werden kann wie laute Musik für die Ohren: Chronisch starke Reize können das betreffende Sinnesorgan schädigen. Kunstlicht sollte daher immer nur so hell sein, wie es für die Sehaufgabe erforderlich ist. Außerdem sollten mögliche Alternativen in Betracht gezogen werden. Für feine Präzisionsarbeiten zum Beispiel kann es effektiver und gesünder sein, eine Lupenbrille zu tragen, statt die Helligkeit zu erhöhen.

Einer gleichmäßigen Helligkeitsverteilung steht entgegen, dass diese schnell eine monotone Lichtsituation in der Arbeitsumgebung erzeugt. Monotonie führt jedoch zur schnelleren Ermüdung, wodurch die Produktivität sinkt und die Fehlerquote zunimmt. Dagegen hilft dann wieder helleres Licht mit höheren Blauanteilen!?

Wenn wir Kunstlicht so verwenden wollen, dass es unsere Gesundheit fördert, muss das erste Gebot lauten: *Kunstlicht darf vor allem keinen Schaden anrichten.* Diese Grundregel (lateinisch: primum nil nocere) findet sich schon im Eid des Hippokrates, der vor fast 2500 Jahren formulierte: »Krankheiten befallen uns nicht aus heiterem Himmel, sondern entwickeln sich aus täglichen Sünden wider die Natur. Wenn sich diese gehäuft haben, brechen sie unversehens hervor.« Wir sollten uns diese Feststellung zu Herzen nehmen und noch genauer beobachten, was in der Natur mit dem Licht passiert.

## Licht in der Natur

Indem man die verschiedenen Lichtbedingungen in der Natur analysiert, kann man sehr viel über den *bio-logischen* Einsatz von Kunstlicht lernen. Liest man hingegen Empfehlungen von Lichttechnikern, bekommt man eher den Eindruck, dass sie dem Kunstlicht auch noch die letzten verbliebenen Spuren Natürlichkeit austreiben wollen. In der Natur ist Licht zum Beispiel nicht gleichmäßig verteilt. Licht in der Natur ist niemals homogen, sondern verändert sich ständig in Richtung, Lichtfarbe und Intensität. Unser Organismus hat nicht nur gelernt, mit diesem ständigen Wechsel der Lichtparameter umzugehen, er erwartet sie sogar und bezieht aus den Lichtveränderungen wertvolle Informationen, die ihm dabei helfen, sich optimal an die äußeren Verhältnisse anzupassen. So, wie eine einseitige Bewegung zu muskulären Verhärtungen oder Gelenkproblemen führen kann, bergen auch monotone Lichtbedingungen die Gefahr einer einseitigen Überlastung. Man sollte daher natürliche Lichtverhältnisse ganz genau beobachten und prinzipielle Dinge übernehmen, wenn die künstliche Beleuchtung ihr volles salutogenetisches, also die Gesundheit förderndes, Potenzial entfalten soll.

In der Natur strahlt uns helles, intensives Licht zum Beispiel immer aus der Richtung des Firmaments entgegen. In den Abendstunden und in der Nacht hingegen ändert sich die Richtung, aus der das Licht kommt. Natürlich steht in vielen Nächten auch der Mond am Himmel, aber mit einer deutlich geringeren Helligkeit. Kunstlicht sollte daher in den Abendstunden nicht mehr in hoher Intensität von oben herunterstrahlen, sondern anders, zum Beispiel schräg oder indirekt, ausgerichtet sein. Seit vielen Jahrtausen-

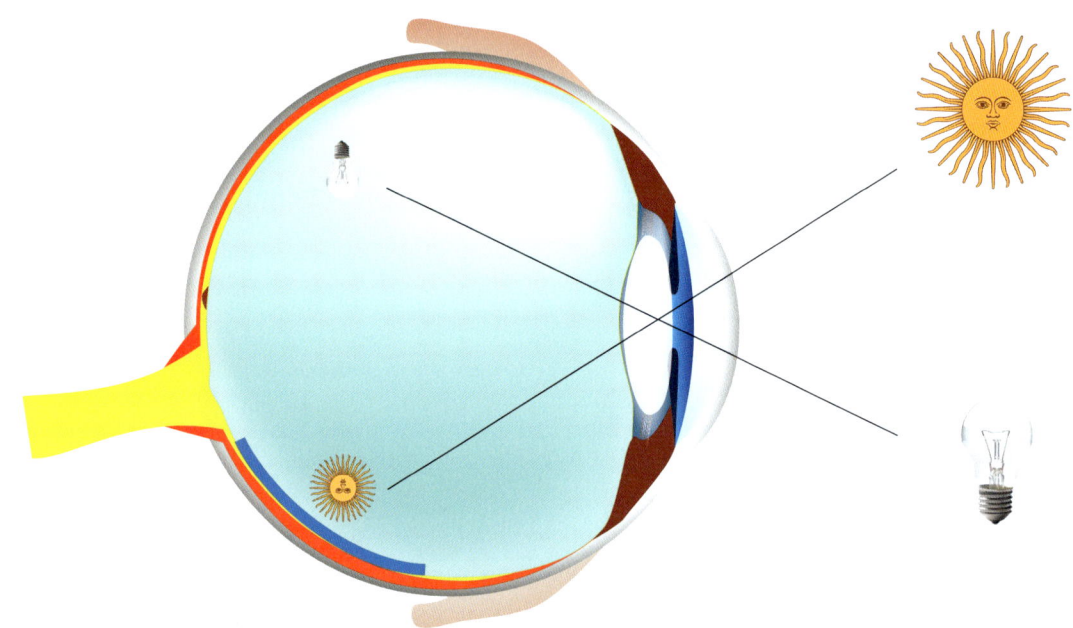

*Wenn blauhaltiges Licht von oben kommt, behindert es die Melatoninproduktion am stärksten.*

den haben sich unsere Vorfahren daran gewöhnt, dass der Feuerschein entweder aus Richtung der Blickebene, wie von einer Wandfackel oder einem Ofen, oder vom Boden her, wie bei einer Feuerstelle, strahlte. Man nimmt heute sogar an, dass die Rezeptoren in der Ganglienzellschicht der Netzhaut, die für den Blaulicht-Empfang verantwortlich sind, so im Auge verteilt sind, dass in erster Linie die Himmelsstrahlung damit vermessen wird.[47] Die Abbildung oben zeigt den Strahlengang für Sonnenlicht, das von oben kommt, und für Glühlicht, das von unten kommend auf die Netzhaut trifft. Da sich die meisten melanopsinhaltigen Ganglienzellen in dem unteren Netzhautbereich, der hier blau dargestellt ist, befinden, unterdrückt das Himmelslicht die Melatoninbildung am intensivsten. Licht von oben hat somit eine stärkere vegetative und chronobiologische Wirkung als Licht, das von vorn oder von unten ins Auge scheint.

Neben der Richtung ändern sich in der Natur auch die Lichtfarben ständig. Am Tage herrschen je nach Witterung kühlere Lichtfarben vor, wohingegen zwischen Sonnenuntergang und Sonnenaufgang eher wärmere Lichtfarben dominieren. Durch die rasante Entwicklung von LED-Lichtquellen für die Allgemeinbeleuchtung ist es heute möglich, mit Kunstlicht nicht nur alle Lichtfarben zu reproduzieren, wie sie in der Natur vorkommen, sondern diese auch nach Belieben zu verändern. Dabei sollte jedoch bedacht werden, dass Veränderungen der Lichtfarbe in der Natur immer mit Veränderungen anderer Parameter, wie zum Beispiel Umgebungstemperatur, Luftfeuchtigkeit oder Windgeschwindigkeit, einhergehen.

Es ist also etwas anderes, wenn sich in der Natur im Zuge eines Wetterumschwungs auch die Farbstimmung des Himmelslichts verändert oder im Großraumbüro die Lichtfarbe der dynamischen Beleuchtungsanlage umprogrammiert wird und dabei alle anderen Umgebungsparameter gleichbleiben. Aus medizinischer Sicht sind solche dynamischen Lichtsysteme ohnehin abzulehnen, da sie in das Hormonsystem und andere Körperfunktionen eingreifen, ohne auf individuelle Gegebenheiten Rücksicht zu nehmen. Derartige Beleuchtungsanlagen führen zu einer Kollektivbehandlung, die aus ärztlicher Sicht immer unethisch ist. Besser wäre es, wenn für öffentliche Bereiche und Arbeitsplätze nur Kunstlicht eingesetzt würde, das so wenig wie möglich in die vegetativen Funktionen eingreift, denn nur dann wäre gewährleistet, dass niemand geschädigt wird.

## Wo gutes Kunstlicht besonders wichtig ist

In allen Räumen, in denen unser Organismus mit vegetativen Aufgaben beschäftigt ist, müssen besonders hohe Ansprüche an die Lichtqualität gestellt werden. In der Küche werden nicht nur Speisen zubereitet, sondern oft auch verzehrt. Das Auge isst mit, deswegen sollte man sowohl in der Küche als auch im Esszimmer auf eine möglichst natürliche Farbwiedergabe Wert legen. Hier kommen idealerweise echte Glühlampen zum Einsatz. Gleiches gilt auch für das Badezimmer, in dem man sich auch unbekleidet aufhält und dadurch der ganze Körper über die Haut großflächig mit dem Raumlicht in Kontakt kommt. Schlaf- und Kinderzimmer werden mit Lichtquellen ausgestattet, die möglichst geringe Blauanteile im Spektrum haben, damit die Qualität des Nachtschlafs verbessert wird. Kleine Kinder bringen ihre Eltern oft dazu, ein Nachtlicht eingeschaltet zu lassen, obwohl das für den Melatoninhaushalt natürlich sehr nachteilig ist. Wenn es also partout nicht funktionieren sollte, das Kinderzimmer in der Nacht komplett zu verdunkeln, sollte man darauf achten, hier nur sehr schwache, flimmerfreie Lichtquellen zu verwenden, die frei von blauem Licht sind. Die Leuchte in der folgenden Abbildung erzeugt zum Beispiel ein weiches,

## LEBENDES LICHT

**INFO**

In der Natur finden wir eine Lichtqualität, die für alle Menschen gut ist: Chlorophyll-Licht. Wenn Tages- oder Sonnenlicht auf Blattgrün trifft, entsteht eine einzigartige Spektralverteilung, die sich positiv auf unseren gesamten Organismus auswirkt. Bereits in der Antike war bekannt, dass grüne Farbe den Augen sehr guttut, und Auguste Rollier ließ die Schulbücher für seine *Schule in der Sonne* aus demselben Grund auf grünem Papier drucken.

Unter einem dichten Blätterdach im Wald ist es sehr unwahrscheinlich, einen Sonnenbrand zu bekommen, da der grüne Pflanzenfarbstoff alle problematischen Wellenlängen im kurzwelligen Spektrum absorbiert.

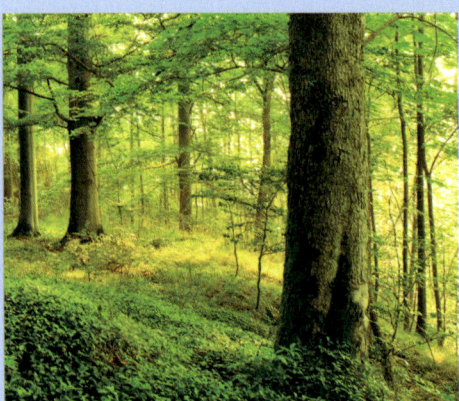
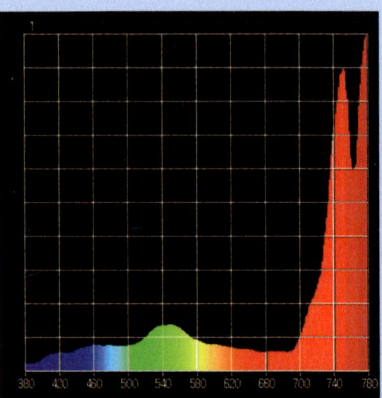

*Grüne Blätter erzeugen ein heilsames Lichtspektrum mit hohen Nahinfrarotanteilen, die für die Regeneration besonders wertvoll sind.*

Die für die Regeneration wertvollen Nahinfrarotanteile werden dagegen fast vollständig von den Blättern durchgelassen. Dies macht das Licht in der grünen Vegetation zu einem kostbaren Elixier für alle, die auf der Suche nach ganzheitlicher Normalisierung sind. Licht, das von grünen Pflanzen gefiltert wird, ist heilsam für Körper, Seele, Geist und Augen. Nicht immer hat man jedoch die Gelegenheit für einen Waldspaziergang – holen

> Sie sich daher Pflanzen in den Raum und verwandeln sie diese in lebende Lichtquellen! Grünpflanzen auf der Fensterbank verändern das Spektrum des einfallenden Tageslichts auf ganz natürliche Weise sehr positiv und Pflanzen im Raum tragen als Lichtreflektoren und biologische Farbfilter zu einem ganz besonderen, hochwertigen Raum- und Lichtklima bei.

flimmerfreies Licht ohne Blauanteile und kann durch den Akkubetrieb ohne elektromagnetische Störstrahlung betrieben werden. Sie eignet sich daher ideal als Nachtlicht im Kinderzimmer (die Bezugsquelle finden Sie auf der Website www.diekraftdeslichts.info). Leuchtende Weltkugeln mit kaltweißen LEDs im Inneren sind im Kinderzimmer dagegen tabu!

Ab einem gewissen Lebensalter arbeitet unser Hormonsystem nicht mehr so effektiv wie in jüngeren Jahren, daher ist es nicht nur für Kinder, sondern auch für Senioren ratsam, in einer möglichst dunklen Umgebung zu schlafen. Wenn Mondlicht nachts ins Fenster scheint, kann man das tolerieren, aber das Licht von Straßenlaternen muss draußen bleiben. Am Schreibtisch und zum Lesen sollten zur Augenpflege nach Möglichkeit flimmerfreie Niedervolt-Halogenlampen verwendet werden. In den Abendstunden ist es vorteilhaft, die Deckenbeleuchtung ausgeschaltet zu lassen und stattdessen Lichtinseln in gemütlichen, warmen Lichtfarben zu schaffen. In allen Durchgangsbereichen, Fluren, Treppenhäusern und Abstellkammern können problemlos LEDs verwendet werden, sofern sie flimmerfrei sind und geringe Blauanteile emittieren. Auch hier sollte man daran denken, dass schon wenige Minuten im Flur in kaltweißem Licht, zum Beispiel beim Verabschieden von Gästen, dafür sorgen, dass die Melatoninausschüttung beeinträchtigt wird. Für alle Bereiche im privaten Umfeld sind warmweiße Lichtfarben (< 2700 K) die beste Wahl.

## Checkliste für gutes Kunstlicht

Zum Abschluss dieses Kapitels fassen wir also noch einmal zusammen: Eigentlich gibt es aktuell noch keine vollwertige Alternative für die Glühlampen. Daher kommen in der Rangliste für gutes Kunstlicht drei Mitglieder dieser Gattung auf das Siegertreppchen:

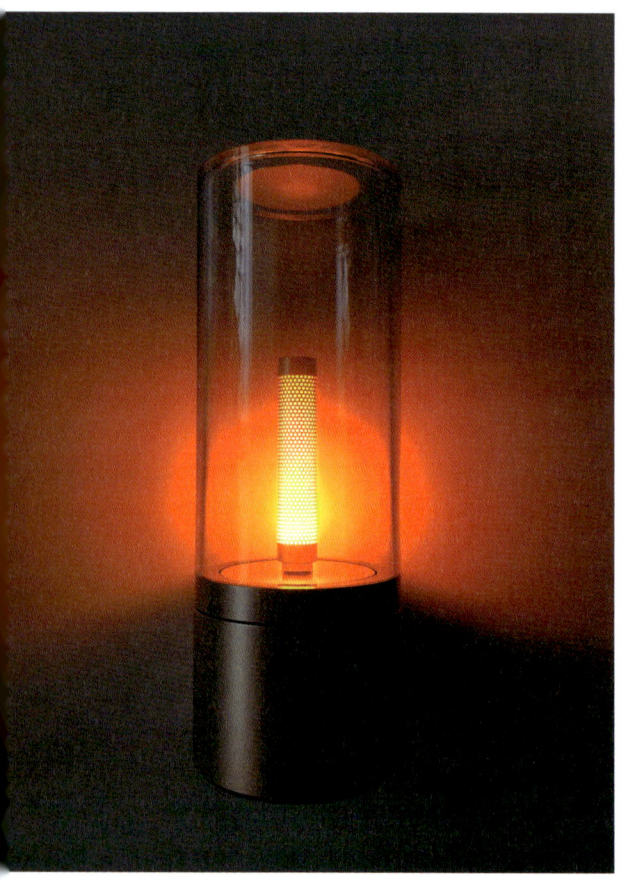

*Diese Leuchte erzeugt ein flimmerfreies, bernsteinfarbenes Licht und ist als Stimmungslicht am Abend sehr gut geeignet.*

LEDs gibt, die auf den ersten Blick wie die klassischen Glühlampen aussehen, tatsächlich aber keine sind.

Auf dem vierten Platz folgen dann:

4. flimmerfreie LEDs mit warmer Lichtfarbe (Farbtemperatur < 2700 K) und einer Farbwiedergabe $R_a$/CRI > 95.

Manchmal wird bei der Farbwiedergabe zusätzlich der Wert für R9 angegeben, der für die Wiedergabequalität von gesättigtem Rot steht. Je höher dieser Wert ist, umso mehr längerwellige Anteile (> 630 nm) sind im Spektrum vorhanden, was sich günstig auf die Regenerationsprozesse in der Netzhaut auswirkt. Grundsätzlich gilt für den Farbwiedergabeindex: Je höher, desto besser.

Übrigens nehmen es nicht alle Hersteller mit der Angabe »flimmerfrei« so genau. Es gibt sogar professionelle Messgeräte, die erst ab einer bestimmten Flimmerintensität ansprechen, anstatt anzuzeigen, welche Bedingungen tatsächlich gegeben sind. Wenn Sie also die Möglichkeit haben, das Flimmern selbst zu prüfen (zum Beispiel wie auf Seite 166/167 beschrieben), dann sollten Sie dies auch tun – Vertrauen ist gut, Kontrolle ist besser.

Sie werden auf der Suche nach optimalen LED-Lichtquellen möglicherweise feststellen, dass die Hersteller, die früher

1. gleichstrombetriebene Niedervolt-Halogenlampen, die an einem geerdeten Netzteil betrieben werden,
2. Hochvolt-Halogenlampen, denn sie haben eine bessere Energieausbeute als die konventionellen Allgebrauchsglühlampen sowie
3. Allgebrauchsglühlampen. Aber bitte achten Sie darauf, dass es immer mehr

die besten Glühlampen fertigten, bei LEDs nicht mehr in der Führungsposition sind. Man sollte sich daher nicht blind auf den guten Markennamen verlassen, sondern wirklich alle Angaben zur Lichtqualität prüfen, auf die ich hingewiesen habe. Auf der Website www.diekraftdeslichts.info finden Sie weiterführende Informationen, hilfreiche Links und Produktempfehlungen.

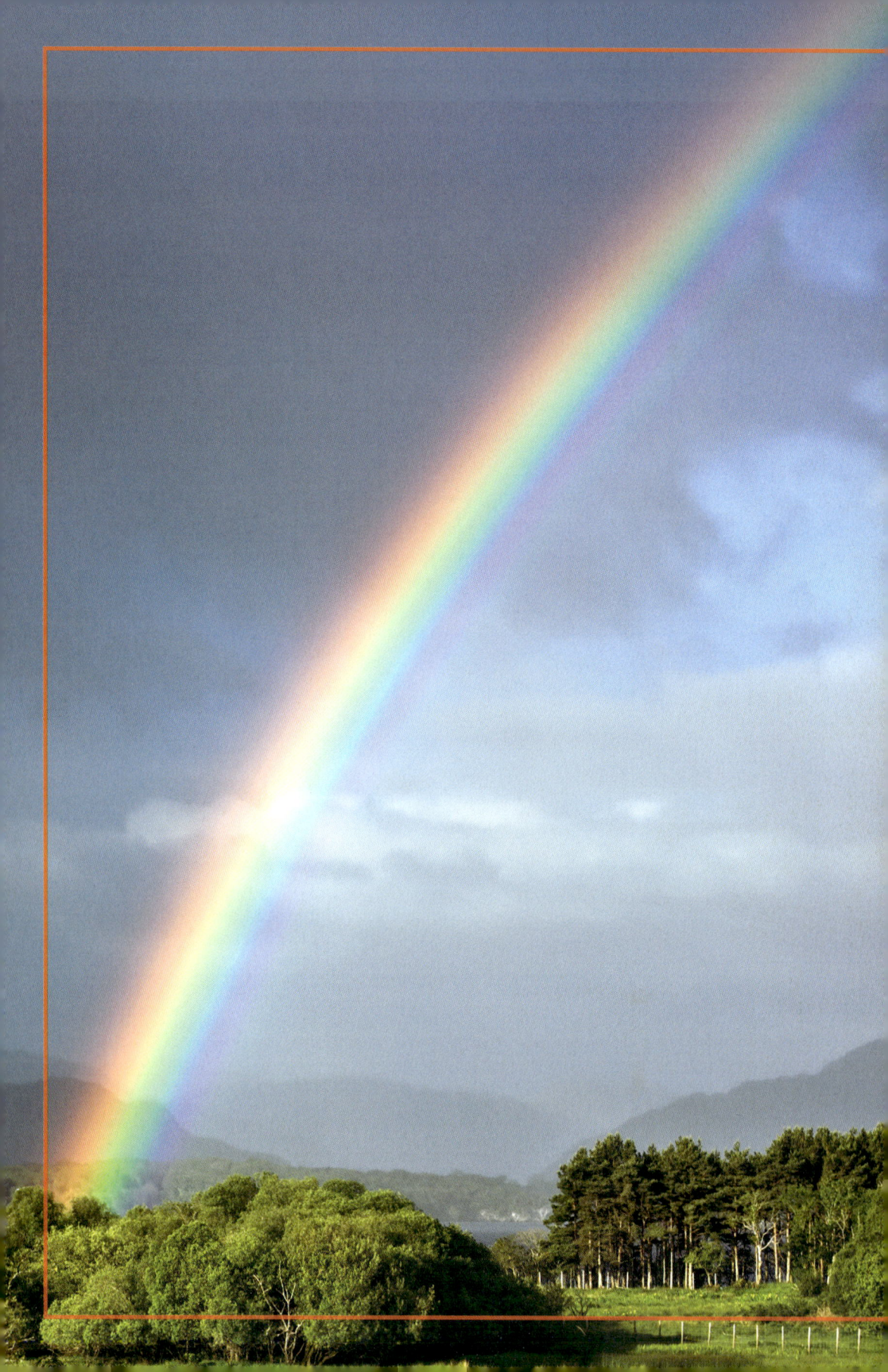

# FARBEN – QUINTESSENZ DES LICHTS

~~~

Wir existieren inmitten eines unendlichen Ozeans aus elektromagnetischer Strahlung. Nur ein winziger Teil davon befindet sich in dem Bereich, den unsere Augen im Zusammenspiel mit dem Gehirn als Farben erkennen. Im Regenbogenspektrum stellt uns die Sonne über 40 Prozent ihrer gesamten Energie zur Verfügung. Farben sehen zu können, ist ein unschätzbarer Evolutionsvorteil und sicherte unseren Vorfahren das Überleben. Farben therapeutisch und diagnostisch zu nutzen, ist angewandte Quantenmedizin.

## Über Umwege zu den Farben

Als ich vor dreißig Jahren mit meinem Medizinstudium fertig war, musste ich die Entscheidung treffen, wie meine Zukunft in der Medizin aussehen sollte. Der bequemere Weg wäre sicher gewesen, der evidenzbasierten Schulmedizin zu folgen. *Evidenzbasiert* bedeutet, die Behandlung der Patienten auf der Grundlage statistisch nachweisbarer Wirkungen durchzuführen. Die Statistik kann jedoch nie etwas über den Einzelfall aussagen, obwohl doch jeder Mensch ein Individuum ist. Mein damaliges Interesse ging stattdessen in die Richtung einer individualisierten Heilkunst, die zuerst nach den Ursachen einer Erkrankung fragt, anstatt nur die Symptome mit standardisierten Medikamenten aus der Apotheke zu behandeln. Daher bevorzugte ich schon damals das Gespräch und nahm mir für die Erhebung der Krankengeschichte oder *Anamnese* viel mehr Zeit als die meisten meiner Kollegen.

Darüber hinaus war ich auf der Suche nach sanften biophysikalischen Behandlungsverfahren, denn wenn man ohne Spritzen, Pillen und Tröpfchen auskommen will, braucht man natürlich Alternativen. Der Bereich der Schwingungsmedizin, der im englischen Sprachraum auch als *vibrational medicine* bezeichnet wird, erregte schließlich mein Interesse. Dabei fühlte ich mich nicht zu den schwer greifbaren Methoden hingezogen, sondern wollte den wissenschaftlich nachweisbaren Aspekten nachgehen. Wir leben in einem unendlichen Ozean von Frequenzen und Schwingungen. Viele davon treten mit unserem Organismus in Wechselwirkungen, sie wirken jedoch nicht immer nur zu unserem Vorteil. Insbesondere die künstlich erzeugten Frequenzen, die mit der Verwendung von Elektrizität einhergehen, stehen seit vielen Jahrzehnten im Verdacht, unsere Körperfunktionen in negativer Weise zu beeinflussen. Zahlreiche technische Errungenschaften der letzten 150 Jahre sind zwar sehr praktisch und scheinen unser Leben zu erleichtern. Sie sorgen jedoch auch dafür, dass unsere Schwingungsumgebung immer künstlicher wird und wirken wie Störsender, die es unserem Organismus immer schwerer machen, sich optimal an seine Umgebung anzupassen. Mein Ziel war es daher, die gesündesten Frequenzabschnitte für eine integrative Heilkunst zugänglich zu machen. Aus dem unendlichen Ozean der Frequenzen wählte ich daher die Bereiche aus, die wir mit unseren Sinnen erfahren können, also die Töne und Rhythmen der Musik, die über Ohren und Haut auf uns wirken, sowie die Frequenzen des Lichts, die ihre Wirkungen über Augen und Haut entfalten.

## Schwingungsmedizin für Gehirn und Sinne

Ich begann schließlich damit, eigene elektromedizinische Geräte zu entwickeln, bei denen es immer auf die eine oder andere Art um Frequenzen ging. Das erste Produkt meiner Forschung war ein Medizingerät zur sanften Stimulation des Gehirns, das kleiner war als ein tragbares Abspielgerät für Musikkassetten und den Namen *Brainman* trug. Die elektromagnetischen Impulse wurden über kleine Elektroden auf die Ohrläppchen übertragen. Von Weitem sah es so aus, als würde man einen Kopfhörer tragen. Der Brainman erzeugte verschiedene Frequenzen, die unterschiedliche Wirkungen im Gehirn hervorrufen, wie zum Beispiel Entspannung, Anregung, Schmerzlinderung oder Schlafbedürfnis. Auch im Drogenentzug war das Gerät bei vielen Anwendern sehr beliebt. Die meisten Kunden setzten den Brainman jedoch im Rahmen der Selbstoptimierung ein, insbesondere zur Verbesserung von Lernleistungen. Sie verwendeten das Gerät für das Feintuning ihrer Gehirnfrequenzen, ähnlich wie ein Klavierstimmer für den optimalen Zusammenklang der einzelnen Saiten in einem Flügel sorgt.

Während die Impulse aus dem Brainman höchstens in Form eines leichten Kribbelns an den Ohrläppchen spürbar waren, zielte meine nächste Entwicklung darauf ab, die Klänge und Schwingungen von Musik körperlich so intensiv erlebbar zu machen, als würde man bei einem Livekonzert direkt vor einem großen Basslautsprecher stehen. Wenn Töne und Rhythmen auf den gesamten Körper einwirken statt nur über die Ohren, geht die Wirkung der Musik buchstäblich unter die Haut. Meine nächste Station auf dem Weg zu den Farben war daher die Entwicklung einer Klangliege, mit der ich den Körperschall in Form von Bassfrequenzen auf die Liegefläche bringen konnte, **ohne** die hörbare Musik so laut machen zu müssen, dass die Trommelfelle flattern. Diese Form der Ganzkörper-Klangmassage war so angenehm, dass die meisten meiner Klienten nach wenigen Minuten in einen tranceartigen Entspannungszustand versetzt wurden, von dem sie fast nicht genug bekommen konnten. Da sich der Organismus nur im Ruhezustand nachhaltig regenerieren kann, war ich mit der Klangliege auf einem guten Weg, der Ursache vieler Zivilisationskrankheiten, nämlich dem chronischen Stress, wirksam begegnen zu können.

Meine überaus positiven Erfahrungen mit therapeutisch wirksamen Frequenzen führten mich schließlich zu den Farben, denn ich wollte neben den Schwingungen, die auf das Gehirn, die Hautoberfläche und die Ohren wirken, auch noch

## HEILEN MIT DEM PRINZIP DER RESONANZ

Wenn man Frequenzen im Rahmen der Schwingungsmedizin gezielt einsetzen will, sollte man sich eingehend mit dem Prinzip der *Resonanz* beschäftigen. Dieses bildet die Grundlage für die Übertragung von Energie und Information auf die verschiedenen Organe und Systeme im Körper. Die gesamte Materie schwingt in bestimmten Frequenzen, sobald die Umgebungstemperatur auch nur ein klein wenig wärmer als minus 273 Grad Celsius, also 0 Kelvin, ist. Da der absolute Nullpunkt nirgends erreicht wird, finden wir Frequenzen oder Oszillationen überall: Im *Makrokosmos* kreisen zum Beispiel Planeten mit sehr langsamen Frequenzen um ihre Sonnen, im *Mikrokosmos* hingegen flitzen Elektronen in hohen Frequenzen um ihre Atomkerne, die selbst noch in viel höheren Frequenzen vibrieren. Zwischen dem Makrokosmos und dem Mikrokosmos liegt der Bereich des *Mesokosmos*, der für uns Menschen durch Anschauung erfahrbar ist. Im Mesokosmos finden wir zum Beispiel große Moleküle, Kristalle und lebende Zellen. Die Oszillationen in der Sphäre des Mesokosmos sind in den meisten Fällen keine Rotationen leichterer Strukturen um ein Massezentrum, sondern Hin- und Herbewegungen, also ähnlich wie bei einem Pendel. Bereits in lebenden Zellen gibt es Bläschen, die in bestimmten Frequenzen pulsieren und dem Transport von Flüssigkeiten dienen. Auch Herzen und Lungen oszillieren wie Pendel zwischen Ausdehnung und Zusammenziehung hin und her, und wenn wir einen Menschen beim Gehen beobachten, stellen wir fest, dass sich die Beine dabei auch wie zwei gegenläufige Pendel verhalten.

Im Physikunterricht wird das Resonanzprinzip häufig anhand von zwei Wanduhren gleicher Bauart demonstriert, die in einem Raum an derselben Wand hängen. Auch wenn sich die Pendel zunächst unabhängig voneinander bewegen, stellt man nach kurzer Zeit fest, dass sie sich synchronisieren und im Gleichtakt schwingen. Der Energiebetrag, den die Wanduhren dabei über die Vibrationen der Wand und den Luftschall austauschen, ist äußerst gering. Auch beim Radioempfang, der ebenfalls auf dem Resonanzprinzip beruht, ist die Energie der Funkwellen viel zu niedrig, um selbst den Lautsprecher zu aktivieren: Der Empfänger benötigt eine eigene Energiequelle. Weil im Radio aber ein Schwingkreis existiert, der dieselbe Frequenz wie die Funkwelle hat, kann das schwache Signal über die Antenne aufgefangen und verstärkt werden, sodass wir schließlich Musik aus dem Lautsprecher hören. Beim

Resonanzprinzip werden die Energievorräte im Empfängersystem dazu verwendet, die Informationen aus dem Sendersystem zu verstärken.

Was aber hat die Resonanz mit Medizin zu tun? Immer dann, wenn wir eine Frequenz im Inneren des Körpers finden, können wir mit derselben Frequenz von außen darauf Einfluss nehmen, und dies sogar, ohne viel Energie einzusetzen. Die richtige Information, die in einer Frequenz verschlüsselt ist, genügt. Ein gutes Beispiel dafür ist die Musik. Sie ist dadurch gekennzeichnet, dass sich die Töne nach einem zeitlichen Muster ändern, dem *Takt*. Je nachdem, ob die Töne langsam oder schnell aufeinanderfolgen, ändert sich der Takt oder das *Tempo* der Musik. Die Einheit für das Tempo wird in Schlägen pro Minute angegeben, sie stimmt also mit der Einheit, in der die Pulsfrequenz des menschlichen Herzens gemessen wird, überein. Dabei ist nicht nur die Einheit identisch, sondern auch der Frequenzbereich: Auf jedem Metronom, das ein Musiker beim Üben zur Tempokontrolle verwendet, beginnt die Skala für die langsamsten Musikstücke, deren Geschwindigkeit mit *Largo* bezeichnet wird, bei 40 Schlägen in der Minute und endet für die schnellsten Stücke, die mit Prestissimo bezeichnet werden, bei 208 Schlägen in der Minute.

Auch das Herz des Menschen arbeitet mit 40 bis 200 Schlägen pro Minute, wobei das gesunde Optimum natürlich nicht bei diesen Extremwerten liegt. Die Übereinstimmung der Frequenzbereiche von Herzschlag und Musiktempo ist jedoch der Grund, warum bereits das Hören von Musik eine Veränderung von Herz-Kreislauf-Parametern wie Herzfrequenz, Blutdruck und Atmung bewirken kann. Das Prinzip dieser Wechselwirkung zwischen innerer und äußerer Oszillation ist die Resonanz. Es hat einen universellen Charakter und funktioniert daher nicht nur für den Frequenzbereich der Musik. Das Resonanzprinzip gilt auch für sehr langsame Frequenzen wie die 24 Stunden des Tages, die im Rahmen der chronobiologischen Anpassung unserer Körperfunktionen wichtig sind, und die extrem hohen Frequenzen des Lichts.

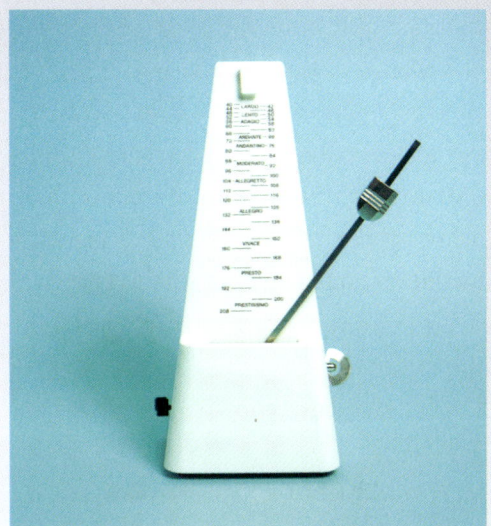

*Die Taktangaben auf einem Metronom decken den Bereich zwischen 40 und 208 Schlägen pro Minute ab.*

das wichtigste Sinnesorgan des Menschen bedienen – unsere Augen. Mir schwebte ein Therapieraum vor, in dem alle Sinne auf angenehme und sanfte Weise angesprochen werden, und ich machte mich daher auf die Suche nach einer geeigneten Lichtquelle, mit der ich die Farben des Regenbogenspektrums erzeugen könnte.

## Erster Kontakt mit SpektroChrom

Im Laufe meines Medizinstudiums hatte ich selbstverständlich gelernt, dass die Farbtherapie eine »unwissenschaftliche« Therapieform ist, von der sich ein seriöser Mediziner fernhalten sollte. Aber schon die Art und Weise, wie ich mit Brainman und Klangliege meine Klienten in veränderte Wachbewusstseinszustände versetzen konnte, ging mit den Grundsätzen der Schulmedizin nicht mehr konform. Ich war daher bereit, die Welt der Farben zu erkunden, obwohl es sich für einen »richtigen« Mediziner nicht schickt. Auf meiner Suche nach einem geeigneten Farbsystem erzählte mir ein guter Freund von der SpektroChrom-Methode des Inders Dinshah P. Ghadiali. Mit einem Griff in sein Bücherregal händigte er mir ein Buch mit dem Titel »Es werde Licht« aus, in dem ich alle Details über SpektroChrom finden sollte.[52]

Die Art, wie die Farben und ihre Wirkungen dort dargestellt werden, überzeugte mich auf Anhieb. Der Autor wählte eine wissenschaftliche Herangehensweise, die mir sehr sympathisch war. So wird zum Beispiel großer Wert auf die Reproduzierbarkeit der Farben gelegt und die Technik der Anwendung ausführlich beschrieben. Dabei geht es, anders als ich ursprünglich erwartet hatte, nicht in erster Linie um die Bestrahlung der Augen mit farbigem Licht, sondern der Hautoberfläche. In einem Kapitel fand ich detaillierte Bestrahlungspläne für über 300 verschiedene Krankheitsbilder. Außerdem wird der Leser immer wieder aufgefordert, die Methode selbst auszuprobieren, um sich einen eigenen Eindruck zu verschaffen. Ein weiteres Kapitel des Buchs enthält eine Anleitung zum Selbstbau eines Farblichtprojektors und gibt genaue Angaben zu den Spezifikationen der optimalen Farbfilter. Ich zögerte nicht lange und setzte die Anregungen um, sodass ich mich wenige Tage später mit farbigem SpektroChrom-Licht bestrahlen konnte.

## Die Kraft der Farben

Die ersten Selbstversuche mit der SpektroChrom-Methode führten dazu, dass ich mit dem Rauchen aufhörte. Das hatte ich zwar überhaupt nicht beabsichtigt, ich stellte aber fest, dass mir nach Bestrahlungen mit der Farbe Gelbgrün die Zigaretten einfach nicht mehr schmeckten. Eine Verbrennung, die ich mir in der Werkstatt am Lötkolben zugezogen hatte, behandelte ich, den Anweisungen im Buch folgend, sofort mit einer Indigo-Bestrahlung und war verblüfft, dass die Schmerzen nach wenigen Minuten wie weggeblasen waren. Nicht nur das, auch den Heilungsverlauf konnte ich auf wenige Tage verkürzen, indem ich danach die Stelle mehrmals täglich für einige Minuten mit Türkis bestrahlte. Diese erfreulichen Ergebnisse veranlassten mich, im nächsten Schritt gleich zehn Projektoren zu bauen und mit Farbfilter-Sets auszustatten. Diese verteilte ich im Familien- und Freundeskreis, denn ich wollte wissen, ob die Effekte nur bei mir so positiv ausfielen oder ob die Farbwirkungen auch bei anderen »Versuchskaninchen« zu beobachten waren. Letzteres war in der Tat der Fall und ich bekam zahlreiche positive Rückmeldungen.

Weil das Buch »Es werde Licht« nur in den USA erhältlich war, bestellte ich einige Kisten und ließ mir auch alle anderen verfügbaren Schriften aus Dinshahs Feder zuschicken. Besonders spannend fand ich die Lektüre der »Spectro-Chrome Metry Encyclopedia«, dem englischsprachigen Lehrbuch von Dinshah P. Ghadiali.[53] Gleich auf den ersten Seiten stieß ich auf einen Abschnitt, in dem es um verschiedene Methoden der Wahrheitsfindung geht. In der indischen Logik gibt es demnach sechs unterschiedlich starke Tests zur Gewinnung von Erkenntnis (*Pramana*), wobei der Wahrheitstest mit der höchsten Aussagekraft der *direct proof* (*Pratyaksha Pramana*) ist, also der direkte Beweis durch eine selbst gemachte Erfahrung. Ich erkannte sofort, dass dies eine der Stärken der SpektroChrom-Methode ist: Man kann sie gefahrlos an sich selbst ausprobieren, um einen direct proof, einen direkten Beweis ihrer Wirkung zu erhalten. Evidenzbasierte Studien, die von der heutigen Schulmedizin herangezogen werden, um die Wirksamkeit eines Medikaments zu belegen, können diese höchste Stufe des direkten Beweises nie erreichen, da sie auf Fremdbeobachtungen und weniger zuverlässigen Methoden der Wahrheitsfindung beruhen. Der direkte Beweis bezieht sich immer auf das einzelne Individuum, eine evidenzbasierte Aussage jedoch auf die statistische Masse.

## Die heilende Wirkung von SpektroChrom

Jedes Mal, wenn ich SpektroChrom einsetzte, konnte ich mich erneut davon überzeugen, wie außerordentlich wirksam die Methode ist. 1997 suchte mich eine Patientin auf, die sich am Abend zuvor beim Kaffeekochen eine starke Verbrennung oberhalb des Handgelenks zugezogen hatte. Ich schlug ihr vor, die Brandverletzung mit Farblichtanwendungen

# 188 FARBEN – QUINTESSENZ DES LICHTS

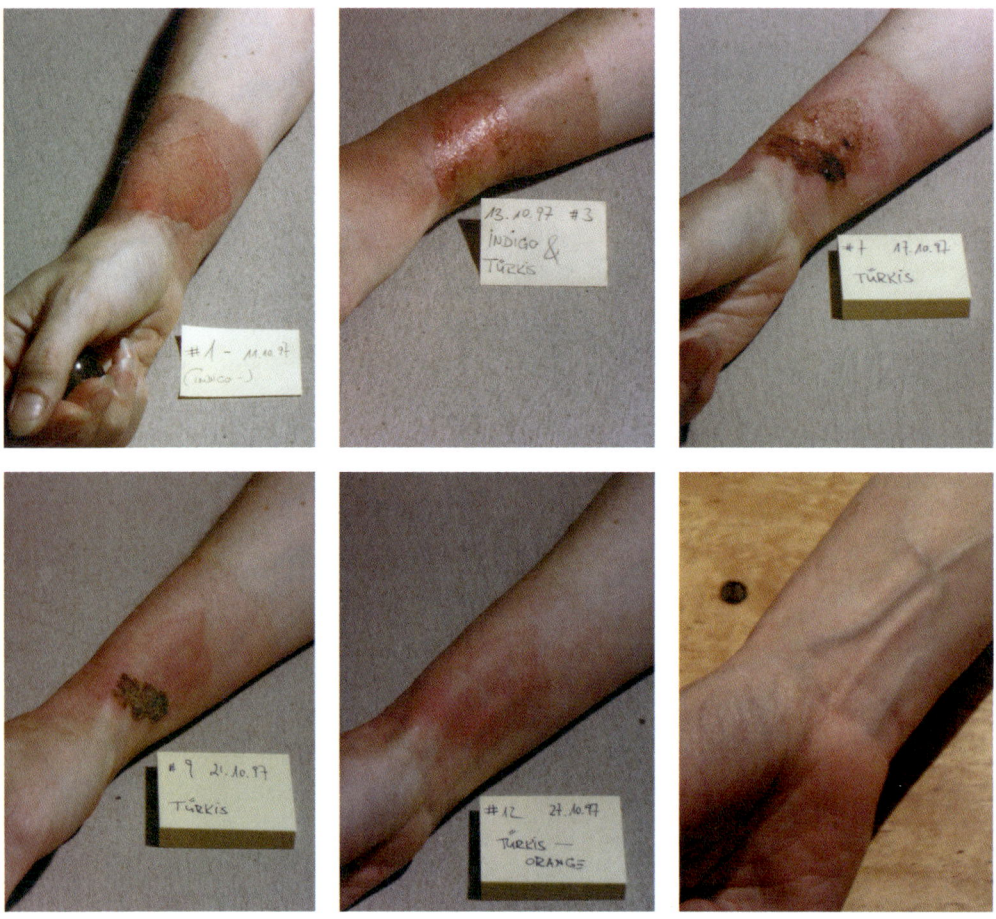

*Diese Hautverbrennung ist in zwei Wochen vollständig abgeheilt. Das Bild unten rechts wurde sechs Jahre später aufgenommen. Die Haut zeigt keinerlei Narbenbildung oder Pigmentstörungen.*

zu behandeln, und gab ihr ein kleines batteriebetriebenes Gerät mit Farbfilterset mit nach Hause. Sie sollte die betroffene Stelle mehrfach am Tag für 20 Minuten mit entsprechendem Farblicht bestrahlen und sich am Folgetag wieder bei mir vorstellen. Meine Farbverordnungen wurden täglich an die Fortschritte im Heilungsverlauf angepasst. Die Wunde wurde nur mit SpektroChrom-Farblicht behandelt und heilte innerhalb von zwei Wochen vollständig und ohne Komplikationen ab. Die verbrannte Stelle war wieder vollständig mit gesunder Haut bedeckt. Bei einer Begegnung mit der Patientin sechs Jahre nach der Verbrennung hatte ich die Gelegenheit, das Handgelenk nochmals in Augenschein zu nehmen und zu fotografieren: Es waren keinerlei Narben oder Störungen der Pigmentierung zurückgeblieben!

Ich habe seither bei zahlreichen Vorträgen Fotos des Heilungsverlaufs (Seite 188) gezeigt, da sie ein perfektes Beispiel für die Behandlung eines *akuten* Geschehens sind, bei dem eine konventionelle Therapie nur in den seltensten Fällen zu einem vergleichbar schönen Ergebnis führt. SpektroChrom wirkt jedoch nicht nur auf der Hautoberfläche und auch nicht nur bei akuten Ereignissen, sondern lässt sich bei den meisten Krankheitsbildern nutzbringend anwenden. Ich hatte in den letzten 25 Jahren so oft die Gelegenheit, mich von dem therapeutischen Wert dieser Methode zu überzeugen, dass sie für mich zu einem treuen Begleiter sowohl im privaten als auch im beruflichen Umfeld geworden ist. Es gibt zwar noch zahlreiche weitere Farbtherapie-Systeme, die sicherlich alle ihre Berechtigung haben – ich hatte jedoch seit meiner ersten Begegnung mit SpektroChrom noch nie die Veranlassung, ein anderes Verfahren auszuprobieren. Daher will ich mich im Rahmen dieses Buches darauf beschränken, nur die Inhalte darzustellen, bei denen ich selbst auf die höchste Stufe der Plausibilitätsprüfung zurückgreifen kann, nämlich den *direct proof*, sprich, meine persönliche Erfahrung. Bevor ich jedoch zu den Einzelheiten von SpektroChrom komme, möchte ich einige Grundlagen zum besseren Verständnis des Phänomens *Farbe* voranstellen.

## Die Bedeutung der Farbwahrnehmung

Das Wort *Farbe* geht auf das althochdeutsche *farawa* zurück und bedeutete ursprünglich so viel wie *Eigenschaft, Charakter, Gestalt* oder *Aussehen*. Das englische Wort *colour* hat seinen Ursprung dagegen im Altlatein, wo die beiden verwandten Begriffe *colos* für *Deckschicht* und *celare* für *geheimhalten, verbergen* oder *verdecken* stehen. Das Wort Farbe beschreibt daher die Bedeutung dieses Phänomens für unser Leben in viel anschaulicherer Weise, denn sie ist eine Wahrnehmungsqualität, die uns eine Fülle von zusätzlichen Informationen über die Eigenschaften unserer Umwelt schenkt.

Die Fähigkeit der menschlichen Netzhaut, das Gesehene nicht nur nach Form und Helligkeit, sondern auch nach Farbe zu differenzieren, findet sich bereits bei unseren stammesgeschichtlichen Vorfahren. Die Netzhaut vieler Primaten, einschließlich der des Menschen, ist prinzipiell gleich aufgebaut. Im Abschnitt über die Netzhaut (Seite 146) haben Sie bereits gelesen, dass es zwei verschiedene Arten von Photorezeptoren für die visuelle Wahrnehmung gibt: Stäbchen

# FARBEN – QUINTESSENZ DES LICHTS

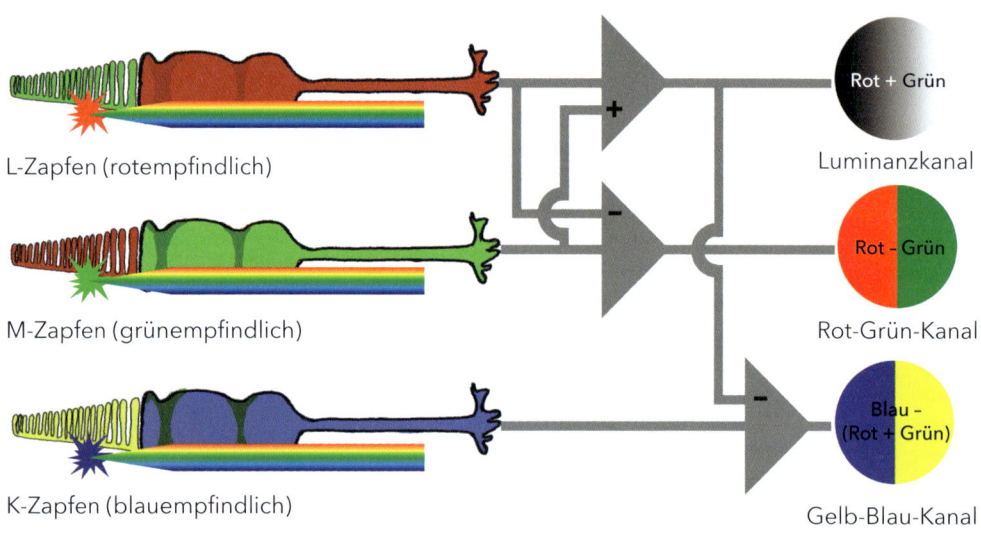

*Die RGB-Signale der farbempfindlichen Zapfen werden in der Netzhaut in zwei Gegenfarbenkanäle und einen Luminanzkanal umgerechnet.*

und Zapfen. Während die Stäbchen sehr lichtempfindlich und für die Hell-Dunkel-Unterscheidung bei Nacht zuständig sind, ermöglichen die Zapfen das Farbensehen am Tag. Obwohl es nur spezialisierte Zapfentypen für die drei Farben Rot, Grün und Blau/Violett (RGB) gibt, kann der Mensch Tausende von Farbabstufungen unterscheiden. Dies ist möglich, weil die Signale der drei Zapfensorten bereits in der Netzhaut und auch im weiteren Verlauf im Gehirn in all die Zwischenfarben umgerechnet werden, die wir schließlich sehen.

Über einen langen Zeitraum wussten die Wissenschaftler zwar, dass die Zapfen für Rot, Grün und Blau empfindlich sind, aber sie konnten damit zum Beispiel nicht erklären, warum man nach dem längeren Betrachten eines roten Punkts ein grünes Nachbild sieht, wenn man auf eine weiße Fläche schaut. Diese und andere optischen Täuschungen können nur entstehen, wenn ein anderes System als RGB vorhanden ist. Heute wissen wir, dass spezialisierte Nervenzellen bereits in der Netzhaut die Signale der Zapfen von Rot-, Grün- und Blauwerten (RGB) in zwei Gegenfarbenkanäle und einen Luminanzkanal umwandeln. Die Gegenfarbenkanäle verarbeiten die Informationen für Rot/Grün und Gelb/Blau, während der Luminanzkanal die Helligkeitswerte und Graustufen überträgt. Damit werden aus den drei Primärfarben RGB bereits vier Grundfarben, nämlich Rot, Gelb, Grün und Blau/Violett erzeugt, noch bevor die Signale über den Sehnerv ins Gehirn geleitet werden. Diese vier Farben werden auch als *psychologische Grundfarben* bezeichnet.

Sieht man von Farbsinnesstörungen ab, ist dieser Mechanismus der Farbwahrnehmung bei Makaken, Schimpansen, Gorillas sowie beim Menschen identisch. Beim Menschen spielt es dabei keine Rolle, ob er kaukasischer, asiatischer oder afrikanischer Abstammung ist, denn unabhängig von Geschlecht oder Herkunft ist die Anatomie und neuronale Verschaltung der Netzhaut absolut identisch. Die Farbwahrnehmung ist daher ein objektiver »Messvorgang«, der unabhängig vom kulturellen oder erlernten Kontext funktioniert.

Worin aber liegt der Vorteil des Farbensehens und warum hat es sich entwickelt? Da die meisten Primaten Vegetarier sind, geht ein Teil der Wissenschaftler davon aus, dass die Fähigkeit, Farbinformationen unterscheiden zu können, ein Evolutionsvorteil bei der Erkennung von Früchten und Blättern war. Tatsächlich helfen Farben ungemein bei der Entschlüsselung visueller Informationen. Die folgenden Bilder zeigen deutlich, dass erst in der farbigen Darstellung alle relevanten Details erkennbar werden.

## Farben und Emotionen

Es gibt jedoch noch eine weitere sehr schlüssige Hypothese, die ich etwas ausführlicher vorstellen möchte. Farben sind sehr starke Reize für das menschliche Ge-

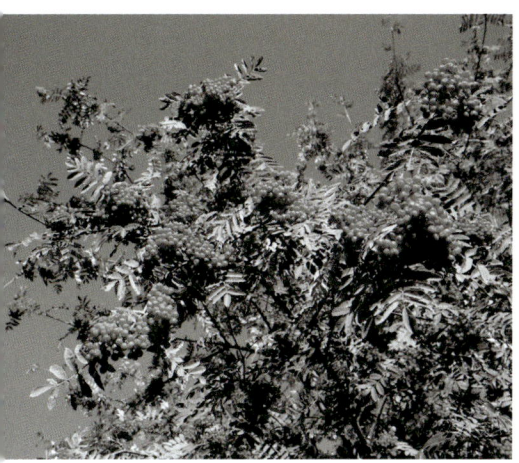
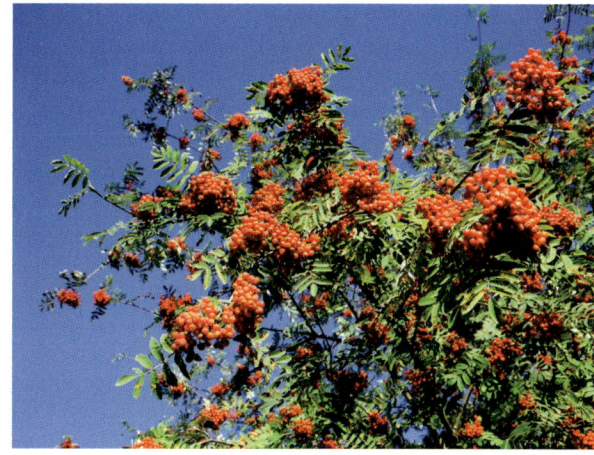

*Farben helfen uns dabei, die Signale aus der Umwelt besser und eindeutiger zu verstehen.*

fühlserleben: Sie sind neben der Musik eine weitere »Muttersprache« der Emotionen. Woher kommt das? Praktisch alle starken Gefühle verändern wichtige Funktionen des Herz-Kreislauf-Systems, wie zum Beispiel Herzleistung, Pulsfrequenz und Blutdruck. Intensive Gefühle wie Scham, Erregung oder Angst sind praktisch immer auch auf der Haut sichtbar. Dabei handelt es sich um eine universelle Ausdrucksform der emotionalen Zustände, die durch Erröten, fahle Blässe und Ähnliches zum Ausdruck kommen – einer Art zwischenmenschlicher, non-verbaler Interaktion. Die Haut ist in der Lage, innere Stimmungen in Farbsignale zu übersetzen. Dabei spielen der Grad der Durchblutung und die Sauerstoffsättigung eine entscheidende Rolle. Über die Veränderung dieser beiden Parameter kann die menschliche Haut jede Farbschattierung der Regenbogenfarben erzeugen. Dies ist ein aktiver Vorgang, an dem zahlreiche Körperfunktionen wie Atmung, vegetative Grundregulation und gezielte Veränderungen im Kapillargefäßsystem der Haut beteiligt sind. Auch einige Stoffwechselerkrankungen zeigen sich über Farbänderungen der Hautoberfläche, wie zum Beispiel Funktionsstörungen der Leber. Ob es uns nun bewusst wird oder nicht, unsere Augen scannen die Personen, denen wir begegnen, ständig ab und geben uns dadurch auch Informationen über den Gesundheitszustand und die Gefühlsregungen unserer Mitmenschen.

## Keine Leinwand ohne Betrachter

Die hier beschriebenen Farbveränderungen der menschlichen Haut, insbesondere im Gesicht und an den Ohrmuscheln, sind hochspezifische Leistungen unseres Organismus. Ähnlich wie das farbige Federkleid den Erpel für die Enten interessant macht oder die prachtvollen Körperfarben eines männlichen Chamäleons nicht nur zur Tarnung eingesetzt werden, sondern auch, um bei der Brautwerbung die Aufmerksamkeit der Chamäleondamen zu erregen, so ergeben Farbänderungen der Hautoberfläche beim Menschen nur dann einen Sinn, wenn die ausgesandten Signale des Individuums auch von anderen empfangen werden können. Die hochentwickelten Farbmodulationen der menschlichen Haut und die Fähigkeit unserer Augen, diese Veränderungen wahrnehmen zu können, stehen in einem Zusammenhang, der seit vielen Jahren wissenschaftlich erforscht wird.[54, 55]

Bei den Altweltaffen, die sich im menschlichen Stammbaum befinden, hat sich die soziale Kommunikation über Körpergerüche (Pheromone) vor etwa 23 Millionen Jahren zurückgebildet und wurde durch die Fähigkeit zur Kommunikation emotionaler Inhalte über Farben ersetzt. Unsere Vorfahren büßten zunehmend Haare im Gesicht und auf den Ohren ein, sodass immer mehr nackte Haut sichtbar wurde. Gleichzeitig entwickelte sich die Fähigkeit des Farbensehens durch die Nutzung der drei Zapfentypen in der Netzhaut. Erinnern wir uns: Farben zu sehen, ist ein aufwendiger Vorgang und wurde daher im Laufe der Evolution immer dann (weiter-)entwickelt, wenn es der jeweiligen Spezies dienlich war. Koboldmakis, also Halbaffen, die ausschließlich in der Nacht aktiv sind, brauchen sehr empfindliche Augen, die eher Lichtsammelapparaten gleichen, aber kein Farbensehen ermöglichen müssen. Erst als sich die Aktivitäten unserer Säugetier-Vorfahren auf den Tag verlegten, gewannen die Farben an Bedeutung. Bei Nacht sind bekanntlich alle Katzen grau; wer sich jedoch aus dem Schutz der Nacht in das Licht des Tages begibt, wird dadurch auch leichter angreifbar. Der Wechsel zur tagaktiven Lebensweise ging daher auch mit einem Wandel der sozialen Gegebenheiten einher. Viele tagaktive Säugetiere leben in großen Gruppen, da diese viel bessere Überlebenschancen für das einzelne Individuum bieten. Je mehr Individuen sich jedoch zu einer Herde zusammenscharen, umso schwieriger wird die Kommunikation über Körperdüfte. Die geringe Reichweite von Duftsignalen

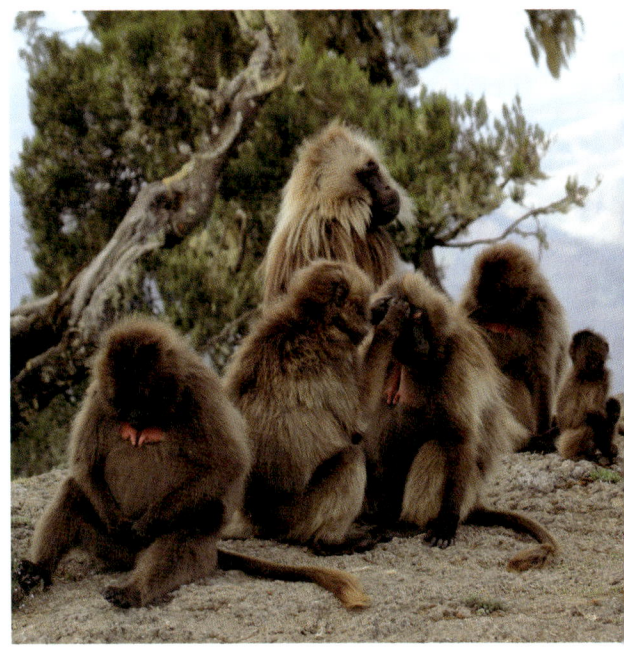

*Dscheladas sind ein gutes Beispiel für die Farbkommunikation in großen Gruppen von Primaten.*

limitiert die Gruppengröße, weshalb ein Rudel Wölfe selten mehr als 30 Individuen umfasst. Nun ist der Wolf ein Raubtier, die Gruppengröße als Schutzfaktor spielt bei ihm eine geringere Rolle. Seine potenziellen Beutetiere hingegen profitieren von einer größeren Herde.

Um wieder auf unsere tagaktiven Vorfahren zurückzukommen: Einige Arten, zum Beispiel Dscheladas, die auch Brustpaviane genannt werden, leben in Gruppen von 300 bis über 500 Mitgliedern zusammen. Dies erfordert enorme Fähigkeiten zur sozio-sexuellen Kommunikation. In diesen Größenordnungen funktionieren Duftsignale nicht mehr zuverlässig, da sich die Gerüche vermischen und über längere Distanzen nicht mehr verlässlich wahrgenommen werden können. Die Farbsignale, die von exponierten Hautzonen ausgesendet werden, erfüllen die Aufgabe der Kommunikation dagegen sehr viel präziser, denn sie lassen sich immer dem betreffenden Individuum zuordnen und sind erkennbar, so weit das Auge reicht. Da Dscheladas oft auf dem Boden sitzen, haben sie zusätzlich zu der »Projektionsfläche« für Farbänderungen im Gesicht eine gut sichtbare signalgebende Zone auf der Brust entwickelt.

## Farbsignale aus der Umwelt

Die Farbwahrnehmung dient jedoch nicht nur der Kommunikation sozio-sexueller, gesundheitlicher und emotionaler Informationen. Farben spiegeln auch den Charakter unserer belebten und unbelebten Umgebung wider. Sonnenstand, Tages- und Jahreszeiten, klimatische Bedingungen sowie die Art von Pflanzenbewuchs teilen sich unserem Organismus visuell über charakteristische Farbsignaturen mit. All diese Informationen sind für das Überleben essenziell. Stoffwechselfunktionen sowie vegetative Anpassungen regulieren sich maßgeblich über die von der Netzhaut übermittelten Farbwerte, die von der direkten Umgebung ausgesendet werden. Bisher haben wir in erster Linie die Bedeutung der Blauanteile betrachtet, aber auch die anderen Farben des Regenbogenspektrums geben uns auf unbewusster und bewusster Ebene wichtige Informationen: Befindet sich der Organismus im Frühjahr, Sommer, Herbst oder Winter? Ist es »draußen« Tag oder Nacht? Ist er in der Wüste oder im Wald, im Blütenmeer oder im Karstland? Jede Landschaft, jede Jahreszeit hat ihre dominierenden Farben und diese dienen dem Organismus seit ewigen Zeiten dazu, sich optimal an die Umgebung anzupassen. Nicht nur die innere Uhr, sondern alle rhythmischen Veränderungen in unserem Körper folgen den Licht- und Farbmodulationen in der Außenwelt und ermöglichen damit überhaupt erst unsere Existenz.

## Die Ästhetik der Farben

Während uns der Einfluss von Farben auf die vegetativen Funktionen des Organismus oft nicht bewusst ist, gibt es viele Situationen, in denen ihr Anblick unseren Sinn für Schönheit nährt. Dabei berühren uns die Wirkungen der Farben auf bewusster Ebene. Der strahlend blaue Himmel über einer Schneelandschaft in den Bergen oder ein Sonnenuntergang über dem Meer hinterlässt bei den meisten Menschen ebenso ein Wohlgefühl wie

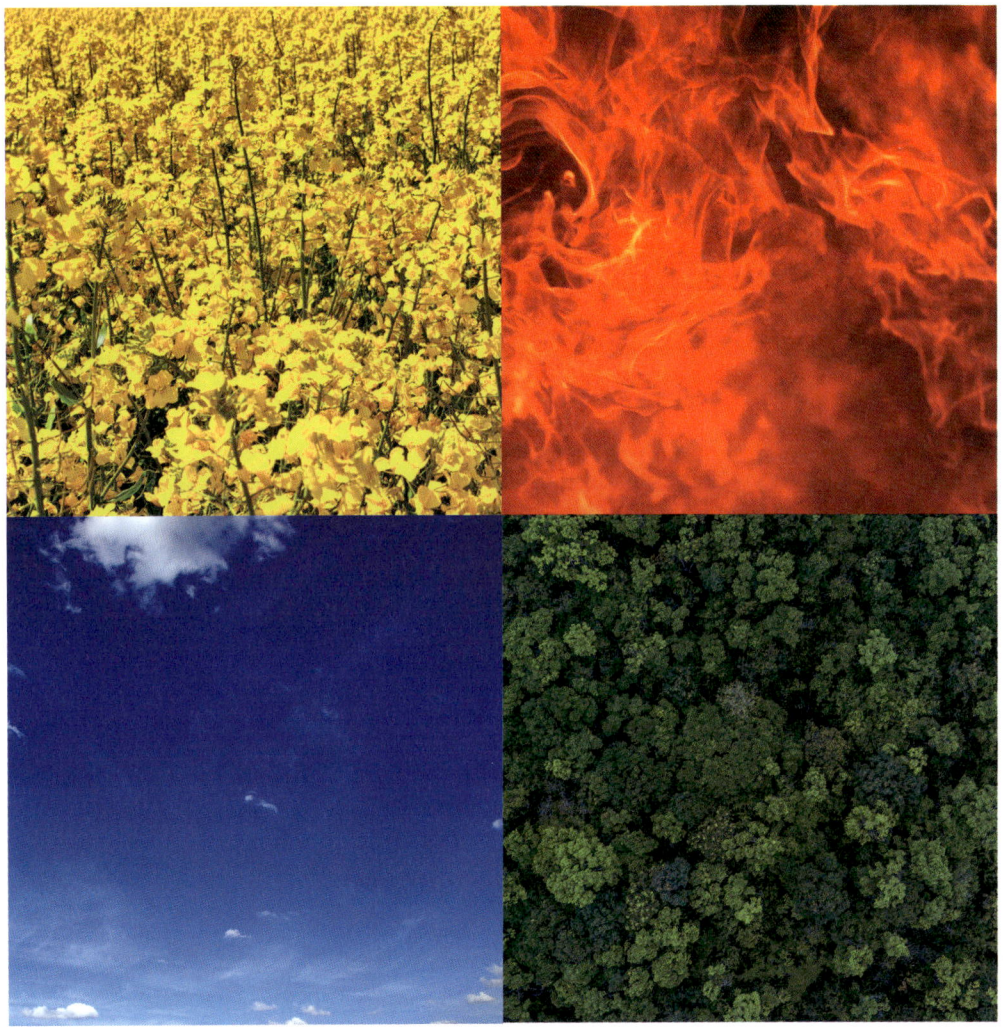

*Die vier psychologischen Grundfarben in der Natur: Jede Szene vermittelt durch ihre Färbung eine andere atmosphärische Stimmung.*

ein Rapsfeld, das in voller Blüte steht, oder der saftig grüne Wald im Spätfrühling. Kirchenfenster, durch die die Sonnenstrahlen fallen und den Raum in ein Meer von Farben tauchen, können uns ebenso tief beeindrucken wie die Farben, die ein Künstler auf die Leinwand gebracht hat. Farben können unsere Gefühlswelt mit positiven Impulsen bereichern und auch auf psychisch-emotionaler Ebene durch ihre Ästhetik heilsam sein.

Während vieler Jahrtausende waren die kräftigen, satten Farben entweder der Natur vorbehalten oder aber den Herrschern. Seit der Antike war es das Vorrecht der Elite, sich in purpurfarbene Gewänder zu kleiden. Die kräftigen Farben der alten Ägypter bestanden aus edlen Materialien wie Gold, Türkis oder Lapislazuli. Reine, gesättigte Farben waren über die längste Zeit der menschlichen Geschichte kostbar und selten. Erst in der Neuzeit gelang es, haltbare Farben für alle Menschen verfügbar zu machen, als die chemische Industrie aus dem Steinkohlenteer immer mehr organische Verbindungen isolieren konnte, die farbige Eigenschaften aufwiesen. Heute sind praktisch alle Arten von Farben problemlos verfügbar, was einerseits Vorteile bietet, aber leider auch schnell zu einer Abstumpfung führen kann, wenn man sich zum Beispiel das nächtliche Farbengewitter in den Zentren von Metropolen vor Augen führt. Durch diese Überdosis an bunter Beliebigkeit riskieren wir, dass uns das Gespür für die Magie der Farben, der sich unsere Vorfahren kaum entziehen konnten, verloren geht.

## Die Grundlagen von Farbe verstehen

Wir sehen anhand dieser Beispiele, dass Farben auf sehr vielen Ebenen auf unseren Organismus einwirken. Dies lässt sich natürlich auch therapeutisch nutzen. Bevor wir uns jedoch mit dem gezielten Einsatz von Farben in der Therapie befassen können, müssen noch einige Grundlagen erörtert werden. Das Thema Farben bietet nämlich aus verschiedenen Blickwinkeln betrachtet auch immer das Potenzial für Missverständnisse.

Ein berühmtes Beispiel finden wir bei Goethe und Newton, zwei Schlüsselfiguren der Farbenlehre. Newton hatte in seinem Grundlagenwerk »Opticks« aus dem Jahr 704 gezeigt, dass sich das weiße Licht aus den einzelnen Farben des Regenbogens zusammensetzt. Für Goethe hingegen stellte Licht eine untrennbare Einheit dar und er betrachtete Farbe als ein Phänomen verschiedener Qualität. Beide hatten mit Lichtbrechung experimentiert, kamen jedoch zu unterschiedlichen Ergebnissen, weil Newton einen engen Lichtstrahl durch sein Prisma schickte und Goethe stattdessen den Übergang zwischen Licht- und Dunkelflächen, und damit Kantenspektren, untersuchte.

Die Anordnung Newtons, bei der idealerweise ein scharfer weißer Lichtstrahl im Prisma gebrochen wird, führt zu einer eindeutigen Trennung der einzelnen Wellenlängen, die im Licht vorhanden sind, und damit zu einem Regenbogenspektrum. Goethe hingegen erzeugte mit seinem experimentellen Ansatz farbige Flächen, die sich überlagern und dadurch auch Farben

# Die Grundlagen von Farbe verstehen

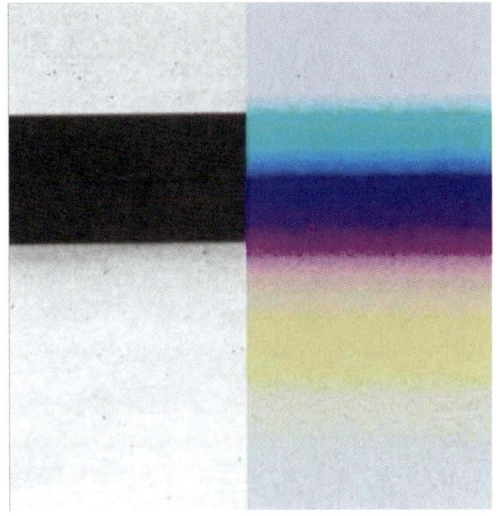 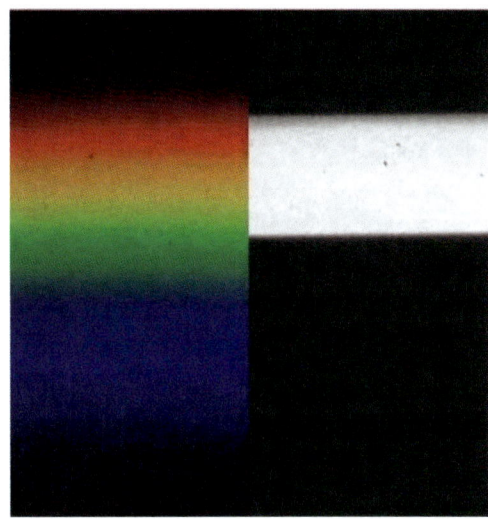

*Links ist ein Kantenspektrum nach Goethe, rechts ein typisches Regenbogenspektrum nach Newton zu sehen.*

erzeugen, die im klassischen Regenbogenspektrum nicht vorkommen. Da er bei seinen Experimenten immer wieder auf Widersprüche zu den Erkenntnissen von Newton stieß, versuchte er Zeit seines Lebens, dessen Theorie als Irrtum zu entlarven.

Es gibt aus heutiger Sicht zahlreiche Gründe für die unterschiedlichen Anschauungen und Ergebnisse, zu denen diese beiden großen Forscher gelangt sind. So interessierte sich Newton hauptsächlich für die physikalischen Eigenschaften von farbigem Licht. Goethe hingegen legte einen Schwerpunkt auf die Wahrnehmung von Farben und experimentierte nicht nur mit Licht, sondern auch mit farbigen Pigmenten. Wenn man diese unterschiedlichen Betrachtungsweisen mit einbezieht, lassen sich die meisten Widersprüche erklären und auflösen, wie in den folgenden Beispielen geschildert wird.

## Lichtfarben und Körperfarben

Ich kann mich gut an ein Symposium zum Thema Farbe und Gesundheit erinnern, bei dem ich im Auditorium hinter einer Referentin saß, während Karl Ryberg, ein bekannter schwedischer Farblicht-Therapeut und Buchautor, auf der Bühne stand und einen Vortrag über die gesundheitlichen Wirkungen von *monochromatischem* (einfarbigem) Licht hielt. Bei nahezu jeder von Karls Aussagen über bestimmte Farben schüttelte die Farbexpertin vor mir den Kopf oder flüsterte:

»Das ist doch total falsch.« Was passierte hier, warum waren sich diese beiden Fachleute sogar bei grundlegenden Farbwirkungen so uneins? Als die Referentin später ihren Vortrag hielt, begann ich zu verstehen, warum sie den Aussagen von Karl Ryberg nicht zustimmen wollte. Er berichtete nämlich über die Wirkungen von farbigem Licht, wohingegen sie auf die Anwendung gefärbter Seidentücher spezialisiert war, die auf bestimmte Akupunkturpunkte geklebt werden. Bei dieser Methode, der *Farbmeridiantherapie nach Christel Heidemann*, wird kein farbiges Licht verwendet, sondern mit Farbpigmenten gearbeitet. Diese beiden Farbwelten unterscheiden sich in manchen Punkten wie Tag und Nacht.

Strahlt zum Beispiel grünes Licht auf den Körper, dann handelt es sich dabei um Photonen der Wellenlängen um 530 nm. Legt man hingegen ein grünes Seidentüchlein auf dieselbe Stelle des Körpers, passiert physikalisch etwas ganz anderes. In den Pigmentmolekülen, die dem Trägerstoff sein farbiges Aussehen verleihen, werden alle Wellenlängen außer Grün absorbiert, also festgehalten und in eine Resonanzschwingung überführt. Lediglich die Photonen um 530 nm herum werden nicht verschluckt und können daher der »Pigmentfalle« wieder entfliehen. Das Tuch sieht grün aus, da wir immer nur die Wellenlängen sehen, die wieder losgelassen werden. Seine Pigmente schwingen jedoch im kurzwelligen und langwelligen Bereich, also bei Violett und Rot. Ein Pigment zerlegt weißes Licht in Komplementärfarben, wobei die Anteile, die festgehalten werden, mit den Anteilen, die wir sehen können, zusammen wieder weißes Licht ergeben würden. Die Abbildung auf Seite 199 macht die Zusammenhänge anschaulich, wobei der linke Pfeil immer für das weiße Licht steht, das sich aus allen Farben zusammensetzt. In dem Rechteck sind die Farben dargestellt, die von dem jeweiligen Pigment absorbiert werden. Der Schaft des rechten Pfeils setzt sich aus den Wellenlängen zusammen, die der »Pigmentfalle« wieder entkommen sind, und die Pfeilspitze zeigt die Farbe an, die man schließlich bei der Betrachtung sieht. Die sechs Buchstaben »RGBYCM« in der Abbildung repräsentieren dabei Rot, Grün, Blau, Yellow (für Gelb), Cyan und Magenta.

Zwei Beispiele sollen das Prinzip nochmals verdeutlichen: Gelbes und blaues Licht ergeben zusammen Weiß. Wollte man eine Resonanzschwingung, die dem gelben Licht entspricht, über das Seidenläppchen auf die Hautzone bringen, müsste man ein Pigment verwenden, das blau aussieht, also ein Molekül, das den gelben Anteil festhält und die blauen Anteile wieder loslässt. Eine Blaulicht-Schutzbrille, die blaues Licht ausfiltert, sieht aus die-

# Die Grundlagen von Farbe verstehen

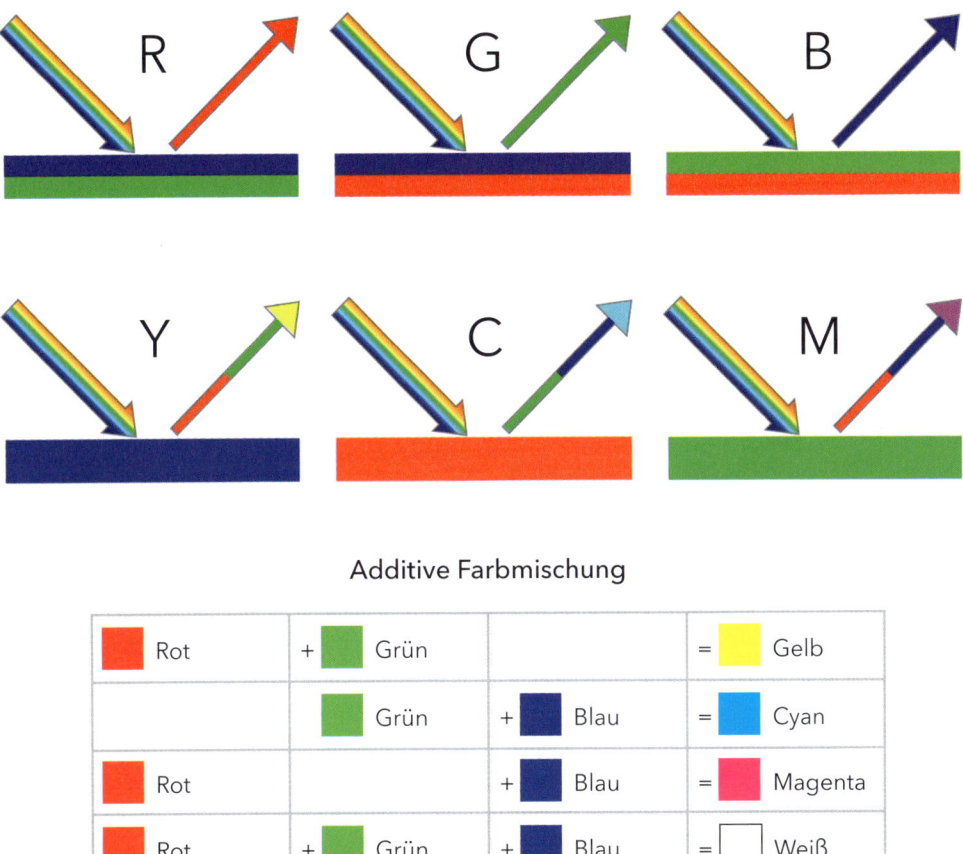

*Hier wird gezeigt, welche Farben von verschiedenen Pigmenten absorbiert und welche vom Beobachter gesehen werden.*

sem Grund gelb aus, weil sie nur mit dem Anteil, den sie absorbiert, in Resonanz tritt und den Rest ungehindert passieren lässt.

Während in einem Pigment immer komplementäre Aktivitäten vonstattengehen, ist die Angelegenheit beim farbigen Licht eindeutig: Hier gibt es auf der Bestrahlungsfläche nur die Information der Farbe, die man sieht, aber nicht die Resonanzschwingungen der Komplementärfarben. Hätte die Expertin für Farbmeridiantherapie diese physikalischen Zusammenhänge gekannt, wären die Aussagen zur Wirkung von farbigem Licht zu einer Bestätigung ihrer eigenen Therapieerfahrungen geworden – durch einfache Umkehrung.

## Farbmischung bei Newton und Goethe

Eine weitere potenzielle Hürde zum Verständnis von Farben und Licht ist ihr Verhalten bei der Farbmischung. Mischt man farbiges Licht, dann ergeben alle Regenbogenfarben zusammen weißes Licht. Mischt man hingegen verschiedene Farbpigmente, dann werden alle Wellenlängen des auftreffenden Lichts absorbiert, was Schwarz ergibt. In der Welt des Lichts gelten die Regeln der *additiven* Farbmischung, bei Pigmenten die Gesetzmäßigkeiten der *subtraktiven* Farbmischung.

Es lohnt sich auch hier, diese Unterschiede zu beachten, denn Rot, Gelb und Blau sind nach Goethe zwar Grundfarben, aus denen man alle anderen Farbtöne mischen kann – das gilt aber nur für die Welt der Pigmente. Daher findet man in heutigen Druckern, die mit subtraktiver Farbmischung arbeiten, Farbpatronen mit Magenta, Gelb und Türkis/Cyan, wohingegen sich die Pixel eines Bildschirms, für den die additive Farbmischung gilt, aus roten, grünen und blauen Untereinheiten zusammensetzen. Wenn wir nochmals zu Newton und Goethe zurückkehren, dann hatte sich Newton nur mit den Farben des Lichts befasst, der Dichterfürst hingegen versuchte das Phänomen der Farben als eine Einheit zu betrachten, weshalb er Beobachtungen aus beiden Welten, der Welt der Pigmente und der Welt des Lichts, nicht so streng auseinanderhielt.

Die Naturwissenschaft hat die Erkenntnisse von Newton bis heute in vollem Umfang integriert, wohingegen sie die Farbenlehre von Goethe, die dieser für sein wichtigstes Werk erachtete, schon früh ablehnte. Trotzdem hat Goethe für das Ver-

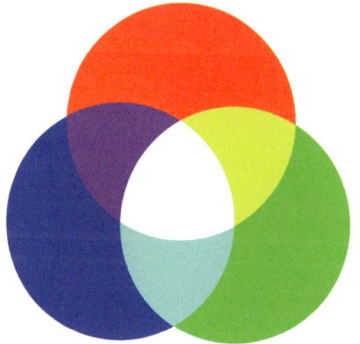 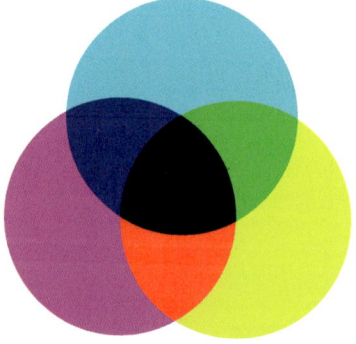

*Links führt die additive Farbmischung zu weißem Licht, während rechts die subtraktive Mischung der Farben Schwarz ergibt.*

ständnis von Farben einen großen Beitrag geleistet, denn seine Erkenntnisse zur Psychologie der Farben sind auch in der heutigen Zeit unbestritten von hohem Wert. Ich empfehle daher jedem, der die Farben im Sinne der Gesundheit einsetzen möchte, sich mit beiden Herangehensweisen vertraut zu machen. Wir leben in einer Zeit, in der die psychosomatischen Erkrankungen immer mehr auf dem Vormarsch sind. Um diese zu diagnostizieren und zu behandeln, reicht das mechanistische Weltbild nicht aus, denn funktionelle Störungen kann man zum Beispiel nicht mit einem Röntgenbild oder Laborbefund dingfest machen. Daher sollte man nicht nur die naturwissenschaftlich-physikalischen Grundlagen beherrschen, sondern auch die seelischen und psychologischen Zusammenhänge berücksichtigen. Oder in anderen Worten: Newton und Goethe haben beide ganz wesentliche und aus ihren unterschiedlichen Weltanschauungen resultierende Aspekte zum Verständnis des Phänomens Farbe beigetragen. Ein umfassendes Verständnis ergibt sich erst dann, wenn man beide Prinzipien zusammenführt. Dazu verfügt jeder Mensch über die erforderliche Ausstattung, denn wir alle besitzen zwei Großhirnhälften für die antagonistische Sicht der Dinge und dazwischen den *Balken* (Corpus callosum), der als anatomische Struktur die Aufgabe übernimmt, die beiden Hemisphären miteinander zu verbinden …

## Die Geschichte der Chromotherapie

Die Anwendung von Farben zu therapeutischen Zwecken wird als *Chromotherapie* bezeichnet. Wann die Menschen begannen, Farben für medizinische Zwecke einzusetzen, lässt sich nicht sicher sagen. Auch ich habe in früheren Artikeln zur Chromotherapie geschrieben, dass es zum Beispiel im alten Ägypten Heilräume gegeben haben soll, die in unterschiedlichen Farben gehalten waren, um darin verschiedene Krankheiten zu behandeln. Leider gibt es für solche Vermutungen keine zuverlässigen Quellen, die derartige schwärmerische Vorstellungen unterstützen würden. Auch wenn es naheliegt, dass unsere Vorfahren schon in vorgeschichtlicher Zeit die Kraft der Farben nicht nur erkannten, sondern auch gezielt nutzten, fehlen uns dafür bis heute die entsprechenden Beweise. Andererseits zeigt das Buch »The Crystal Sun« von Robert Temple auf überzeugende Weise, dass Generationen von Historikern alte Texte über die Existenz von optischen Linsen und Apparaten fehlgedeutet und daher auch falsch übersetzt haben, einfach weil sie es nicht für möglich hielten, dass man im Altertum bereits Linsen schleifen konnte. Selbst namhafte Archäologen waren durch ihre Voreingenommenheit so blockiert, dass sie Artefakte, bei denen es sich eindeutig um optische Linsen handelt, nicht als solche erkannten.[56] Wir können daher nicht ausschließen, dass farbige Pigmente, Edelsteine und Gläser bereits vor Tausenden von Jahren therapeutisch eingesetzt wurden.

Erste dokumentierte Hinweise für einen ärztlichen Einsatz von Farben im Rahmen der Diagnose und Therapie finden sich im »Kanon der Medizin«, dem systematischen Lehrbuch des berühmten persischen Arztes und Universalgelehrten Avicenna aus dem 10. Jahrhundert. Avicenna beschrieb für viele Krankheitsbilder, dass sie typische Farbveränderungen von Haut und Gewebe hervorrufen. In der Dermatologie spielt diese Form der Blickdiagnose auch heute noch eine wichtige Rolle. Außerdem setzte Avicenna Farben gezielt zur Beeinflussung von Körperfunktionen ein und war damit einer der ersten Chromotherapeuten in der Geschichte der Medizin – allerdings für lange Zeit auch der letzte. Im Abschnitt zur Geschichte der Lichttherapie haben Sie bereits erfahren, dass für die Zeit des Mittelalters keine Hinweise mehr auf eine medizinische Nutzung von Licht und Farben vorliegen. Erst mit dem Zeitalter der Aufklärung begannen sich die Naturforscher wieder mit dem Licht und damit auch mit den Farben zu beschäftigen. Auf Seite 49 wurde bereits erwähnt, dass die Anregung für Ärzte, farbiges Licht zu therapeutischen Zwecken einzusetzen, auf eine Veröffentlichung des Chemieprofessors Johann Wolfgang Döbereiner zurückgeht, der sich eingehend mit der Farbenlehre von Goethe vertraut gemacht hatte.

## Begründer der Chromotherapie

Ein einflussreicher Pionier der Anwendung von farbigem Licht war der amerikanische General Augustus Pleasonton. Er stellte zuerst an Pflanzen fest, dass blaues Licht einen stimulierenden Einfluss auf deren Wachstumsverhalten hat. Heute gilt er als der eigentliche Begründer einer neuzeitlichen Chromotherapie. Seine Erkenntnisse publizierte er 1876 in einem Buch.[57]

Die Abbildung auf Seite 203 zeigt ein Gewächshaus, in dem Pleasonton Weintrauben anbaute. Auf jeweils drei farblose Fenster folgte ein blaues Fensterglas, wodurch der Blauanteil des einfallenden Lichts erhöht wurde. Durch diese Veränderung in der Spektralverteilung erzielte Pleasonton ein deutlich stärkeres Pflanzenwachstum und einen größeren Ernteertrag, was ihn zu weiteren Experimenten an Nutztieren und später auch an Menschen veranlasste. Die Methode fand nicht nur in Amerika ziemliche Verbreitung, sondern war auch in europäischen Fachkreisen bekannt. Sogar der Nobel-

# Die Geschichte der Chromotherapie 203

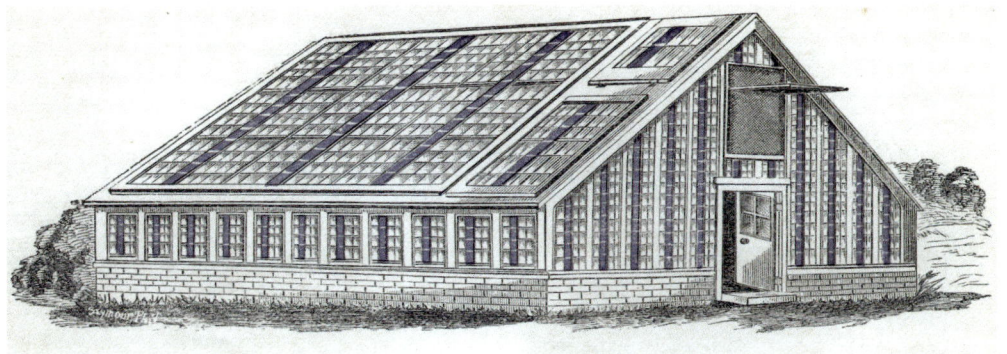

*Im Gewächshaus von General Pleasonton wurde der Ertrag von Weintrauben durch die Erhöhung des Blauanteils deutlich gesteigert.*

preisträger Niels Finsen hatte sich mit den Arbeiten von Pleasonton beschäftigt und äußerte sich in seiner Abhandlung »Das Licht als Incitament« dazu wie folgt:

»Der General, der sein Interesse für das blaue Licht, theils durch die Betrachtung, dass der Himmel blau ist, diese Farbe daher gewiss viel Bedeutung für Pflanzen und Thiere habe, theils durch seine Kenntnis zu den starken chemischen Wirkungen der blauen Strahlen, ist unbedingt auf dem rechten Weg gewesen, aber wegen einer sehr mangelhaften Begründung und seiner Neigung, das blaue Licht als Universalmittel für Pflanzen, Thiere und Menschen zu betrachten, welches allein aus dem Titel des Buches hervorgeht, misslang es ihm dem blauen Licht die Stellung in der Biologie zu schaffen, welche zweifellos demselben gebührt. Das Buch des Generals ist auf blauem Papier gedruckt und in einem blauen Band eingebunden; schon hierdurch wird unwillkürlich der Verdacht hervorgerufen, dass auch der Inhalt gefärbt ist«.[58]

Ein Jahr, nachdem Pleasonton sein Werk über die Wirkungen von blauem Licht veröffentlicht hatte, erschien ein Buch des amerikanischen Arztes Dr. Seth Pancoast mit dem Titel »Blue and Red Light, or, Light and Its Rays as Medicine«.[59] Wie schon aus dem Titel hervorgeht, setzte Dr. Pancoast die beiden Enden des sichtbaren Spektrums zu therapeutischen Zwecken beim Menschen ein, wobei er Rot für die Stimulation und Blau für die Beruhigung des Nervensystems empfahl. Sein Ziel war es, durch die Auswahl der jeweiligen Be-

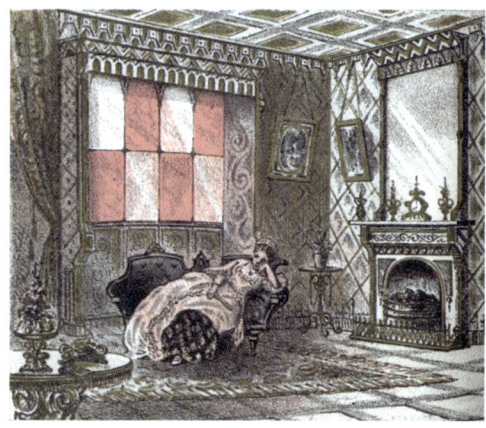 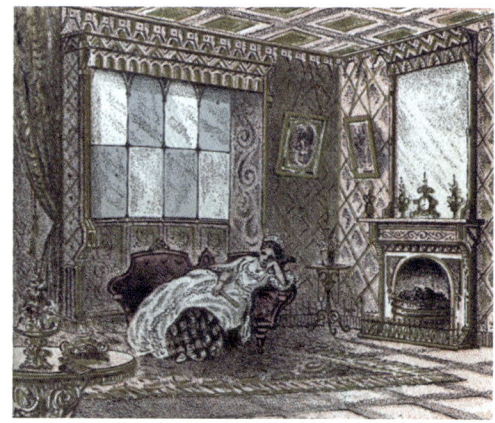

*Die Abbildungen zeigen, wie Dr. Pancoast eine Patientin mit rotem oder blauem Licht behandelte.*

handlungsfarbe einen Ausgleich im Organismus des Kranken herbeizuführen und dessen vegetative Funktionen wieder in Harmonie zu bringen.

Die Abbildungen auf dieser Seite zeigen, dass für die Anwendungen Sonnenlicht durch farbige Fensterscheiben gefiltert wurde, wobei durch die Anordnung und das Verhältnis der Filtergläser verschiedene Behandlungsintensitäten erreicht wurden. Hätte Finsen auch Zugang zu Dr. Pancoasts Buch gehabt, hätte er es vermutlich als befremdlich empfunden, dass der Text auf allen Seiten in blauer Schrift gedruckt und von einem roten Rahmen eingefasst ist. Pancoast war ein Mitbegründer der *Theosophischen Gesellschaft*, somit ist es nicht verwunderlich, dass seine Arbeit eindeutig mystische und okkulte Bezüge hat. Wen dies nicht stört, der kann die Originalarbeit zum Beispiel bei archive.org einsehen und in verschiedenen Formaten kostenlos herunterladen.[60]

Im Jahr 1878 veröffentlichte der amerikanische Arzt Edwin Dwight Babbitt einen weiteren Klassiker der Chromotherapie mit dem Titel »The Principles of Light and Color«.[61] In diesem sehr aufwendig gestalteten und 560 Seiten umfassenden Buch wurde erstmals ein Farblicht-Therapiesystem vorgestellt, das fast alle Farben des Regenbogens miteinbezog. Babbitt verwendete, anders als Pleasonton und Pancoast, sowohl Sonnenlicht als auch Kunstlicht aus Gaslampen und Petroleumlampen, das durch geeignete Vorrichtungen gebündelt und gefiltert wurde. Zur lokalen Anwendung hatte er ein Gerät mit der Bezeichnung *Chromo-Disc* konstruiert, das mit Linsen ausgestattet war, um das schwächere Kunstlicht um den Faktor 4 zu intensivieren. Für die

Ganzkörperanwendung gab es das *Chromolume*, bestehend aus einem Rahmen aus Walnussholz, der wie ein Kirchenfenster in Zonen mit verschiedenen Farbgläsern unterteilt war. Das Chromolume wurde auf die Fensterbank gestellt und am oberen Bereich mit einer Kordel so fixiert, dass das durchfallende Sonnenlicht ein Farblichtbad ermöglichte, wenn die zu behandelnde Person sich in einem Schaukelstuhl oder Lounge-Sessel entsprechend positionierte. Ein weiteres Gerät, das er zum Patent angemeldet hatte, nannte er *Chromo-Lens*. Es handelte sich dabei um eine Glasflasche, deren Bauch wie eine bikonvexe Linse geformt war. Wurde die Flasche mit Wasser gefüllt, konnte das Sonnenlicht nicht nur konzentriert, sondern auch gekühlt werden – eine Technik, der sich Jahre später auch Finsen bediente. Die Chromo-Lens war in drei verschiedenen Glasarten erhältlich: indigoblau, gelb-orange und farblos. Das Modell aus farblosem Glas konnte mit verschiedenen Salzlösungen gefüllt werden, um die gewünschte Therapiefarbe zu erhalten. Diese Methode ist auch heute noch die präziseste Art, bestimmte Farbtöne zu reproduzieren, denn eine definierte Konzentration eines farbigen Salzes in wässriger Lösung ergibt stets denselben Farbton. Die Ausführungen aus farbigem Glas hatten laut Babbitt ebenfalls einen Vorteil. Diese wurden vor der Verwendung statt mit einer Salzlösung mit Trinkwasser gefüllt, das während der Bestrahlung automatisch mit der Farbinformation »aufgeladen« und danach wie ein Medikament löffelweise eingenommen wurde. Somit konnten sich Patienten auch unabhängig von Sonnenstand und Tageszeit zusätzlich zu den Bestrahlungen mit dem so angefertigten Farbwasser weiterbehandeln. Auch empfahl er, zum Beispiel Zucker oder Milch in der Chromo-Lens aufzuladen und unterstrich diese Vorgehensweise durch einige Fallschilderungen.

In der Vorstellung von Babbitt entsprachen die Farben den verschiedenen chemischen Elementen. Anstatt nun diese chemischen Verbindungen als Medikamente einzunehmen, verwendete er stattdessen die korrespondierenden Farben. Die beschriebene Auflagung von Wasser mit Farbinformationen repräsentierte dabei eine weitere Verfeinerung der Naturkräfte, die in den Farben des Lichts zum Ausdruck kommen. So verwundert es kaum, dass Babbitt in seinem Buch auch Bezüge zu der Lehre von *Samuel Hahnemann*, dem Begründer der Homöopathie, herstellte.

Zusammenfassend lässt sich sagen, dass Babbitt mit seinem Werk eine sehr weitreichende Darstellung vorlegte, die sich ausführlich mit den verschiedensten Facetten von Licht und Farben auseinandersetzt. Auch hier gebührt den Betreibern des Internetarchivs archive.org großer Dank, dass sie das gesamte Buch in guter Auflösung für alle Interessierten zugänglich gemacht haben.⁶²

## Dinshah P. Ghadiali: Begründer der SpektroChrom-Methode

Der wichtigste Repräsentant der Chromotherapie im 20. Jahrhundert war der Inder Dinshah P. Ghadiali. Dinshah, wie er sich selbst gern nannte, wurde im November 1873 als Sohn orthodoxer parsischer Eltern in Bombay, Indien, geboren.

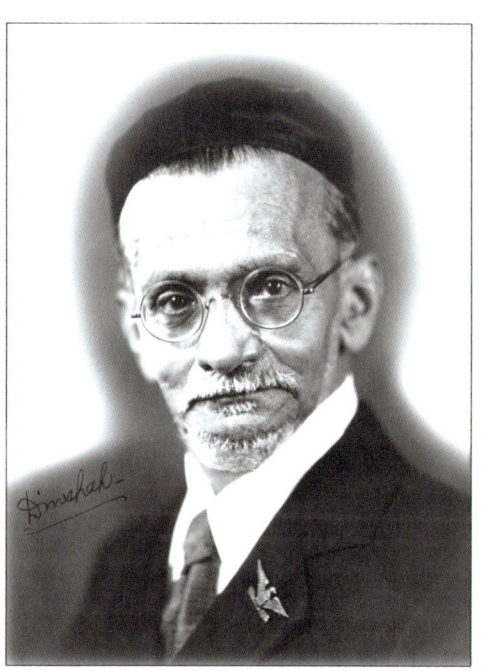

Dinshah P. Ghadiali begründete die Spektro-Chrom-Methode.

Er war wohl so etwas wie ein Wunderkind, das schon mit zweieinhalb Jahren zur Schule ging. Die Oberschule besuchte er mit acht Jahren und im Alter von 13 absolvierte er ein Universitätsexamen in Bombay.

Ein Jahr später begann er das Studium der Medizin. Er beschäftigte sich sehr früh mit der Elektrizität und elektrischem Licht. Während seiner ersten Vortragsreise in die USA kam er mit Pionieren der Elektrizität wie Thomas Alva Edison und Nikola Tesla in Kontakt. Ein Zeitungsartikel der New York Times, erschienen am 11. März 1896, bezeichnete Dinshah als den »parsischen Edison« und berichtete ausführlich über seinen Vortrag zum Thema der kurz zuvor entdeckten Röntgenstrahlen.⁶³

Nach Indien zurückgekehrt, baute sich Dinshah im Jahr 1897 eine komplementärmedizinische Praxis auf, in der er alternative Behandlungskonzepte verfolgte. Im Rahmen dieser Tätigkeit war er eines Tages mit einer Patientin konfrontiert, deren Fall sein weiteres Leben nachhaltig beeinflussen sollte. Die junge Nichte eines Freundes aus der Theosophischen Gesellschaft, deren Mitglied er seit 1891 war, litt an einer entzündlichen Darmerkrankung (Colitis mucosa) und befand sich bereits in einem beängstigend schlechten Zustand. Da alle vorhergegangenen Therapieversuche nicht gewirkt hatten und sich der Zustand immer weiter verschlechterte, entschloss sich Dinshah, die todgeweihte Patientin mit der Methode nach Babbitt zu behandeln. Er ließ das Licht einer Kerosinlampe durch eine indigofarbene Glasflasche auf die Patientin scheinen und gab ihr außerdem Milch zu trinken, die durch eine Bestrahlung mit Sonnenlicht mit der indigoblauen Information aufgeladen worden war. Durch diese Maßnahmen besserte sich der Zustand der Patientin zusehends, sodass die kritische Phase nach drei Tagen überwunden war und sie erstmals wieder das Bett verlassen konnte.

Diese Heilung durch Anwendung von farbigem Licht beeindruckte Dinshah so sehr, dass er sein weiteres Leben in den Dienst der Chromotherapie stellte. Bevor er allerdings mit der von ihm entwickelten SpektroChrom-Methode an die Öffentlichkeit ging, sollten noch weitere 23 Jahre verstreichen. In den Jahren zwischen 1900 und 1908 gründete Dinshah in Indien zwei Gesellschaften für Elektromedizin und physikalische Therapieformen, heiratete und engagierte sich in sozialen Projekten. Schließlich verließ er Indien für weitere Vortragsreisen nach Europa, die auch der Vermarktung seiner Erfindungen dienen sollten. 1910 wanderte er mit seiner Frau und seinen zwei Kindern in die USA aus, wo er 1917 als amerikanischer Staatsbürger eingebürgert wurde. 1919 wurde er zum Leiter der Fliegerschule der New Yorker Stadtpolizei ernannt und flog die erste Polizei-Luftpost von New York nach Philadelphia. Der Heilkunde blieb er weiterhin verbunden und wurde zum Vizepräsidenten zweier medizinischer Gesellschaften. Eine davon war die *Nationale Vereinigung der arzneimittelfrei Praktizierenden*, was uns einen Hinweis darauf gibt, dass bereits vor 100 Jahren Therapeuten nach Alternativen zu der immer stärker werdenden Pharma-Medizin Ausschau hielten.

### Aufstieg der SpektroChrom-Methode und Hindernisse

Ab 1920 begann Dinshah damit, das Wissen um die von ihm entwickelte SpektroChrom-Methode zu verbreiten, Vorträge zu halten und Ausbildungskurse zu unterrichten. Bis 1924 veranstaltete er in verschiedensten Orten der USA 26 SpektroChrom-Ausbildungskurse mit über 800 Teilnehmern. Seine Methode fand nicht nur Zuspruch bei Laien, sondern auch bei Medizinern der unterschiedlichsten Fachrichtungen.

Eine seiner glühendsten Anhängerinnen war die Chirurgin Dr. Kate Baldwin, damals Oberärztin am Frauenhospital in Philadelphia. Nachdem sie bei Dinshah einen Kurs absolviert und sich ein SpektroChrom-Gerät angeschafft hatte, konnte

## DER FLEXNER-REPORT

Im Jahr 1910 erschien unter der Schirmherrschaft der Carnegie-Stiftung ein Bericht über die medizinische Ausbildung in den Vereinigten Staaten und Kanada, der von dem Pädagogen Abraham Flexner verfasst worden war. Er hatte alle 155 medizinischen Hochschulen des Landes besucht und die Ausbildungsbedingungen mit den Studiengängen in England, Frankreich und Deutschland verglichen. Abgesehen von der *Johns Hopkins School of Medicine* in Baltimore konnte ihn keine amerikanische Hochschule wirklich überzeugen. In den meisten Fällen konstatierte er, dass die wissenschaftlich begründeten Lehrfächer unterrepräsentiert waren. Stattdessen wurden an vielen medizinischen Schulen des Landes Fächer gelehrt wie die Elektromedizin, Magnetfeldtherapie, Lichttherapie, Naturheilkunde oder Homöopathie. Nach Flexners Einschätzung stellten diese Disziplinen Quacksalberei und Scharlatanerie dar und entbehrten jeglicher wissenschaftlichen Grundlage. In seinem Report prangerte er daher die schlechten Ausbildungsstandards für Mediziner in Nordamerika an und machte eine Reihe von Vorschlägen, wie das Medizinstudium verbessert und auf einen internationalen Standard angehoben werden könnte.

An der Umsetzung der vorgeschlagenen Maßnahmen war Flexner als Wissenschaftsorganisator mit Unterstützung der Rockefeller-Stiftung auch selbst beteiligt. Die Rockefeller-Stiftung stellte in diesem Kontext einen Fonds in Höhe von 100 Millionen Dollar zur Verfügung, aus dem nur diejenigen Universitäten und Krankenhäuser gefördert wurden, die sich den neu gesetzten Regularien unterstellten. Im Rahmen dieser Ausbildungsreform wurden alle komplementärmedizinischen Methoden aus dem Curriculum verbannt.

Obwohl heute die Wirkmechanismen vieler elektrotherapeutischer oder lichttherapeutischer Maßnahmen weitgehend aufgeklärt sind, wirkt der Flexner-Report immer noch nach. Zahlreiche biophysikalische Therapien haben es weiterhin schwer, eine Zulassung der FDA zu bekommen, da bestimmte Qualitätskriterien schwer zu erfüllen sind. So ist zum Beispiel die *placebokontrollierte Doppelblindstudie* eine zentrale Komponente der Wirksamkeitsprüfung in der evidenzbasierten Medizin. Bei Arzneimittelprüfungen ist das Placebo-Präparat visuell nicht von seinem wirksamen Gegenstück zu unterscheiden, da beide in einer identisch aussehenden Kapsel oder Tablette stecken. Wie aber sieht zum Beispiel eine Placebo-Akupunkturnadel aus? Auch die Anwendung von farbigem Licht ist im Rahmen einer Doppelblindstudie wesentlich schwieriger zu untersuchen …

sie sich im Rahmen ihrer klinischen Tätigkeit regelmäßig von der Wirksamkeit der Methode überzeugen. Im Jahr 1924 erschien in der Fachzeitschrift der AMA (*American Medical Association*) jedoch ein abschätziger Artikel über die Chromotherapie (Flexner lässt grüßen…), der dazu führte, dass Dr. Baldwin die Ausübung der Chromotherapie trotz ihrer therapeutischen Erfolge von der Krankenhausleitung untersagt wurde. Obwohl man ihr anbot, weiterhin ihre Privatpatienten im Krankenhaus mit SpektroChrom behandeln zu dürfen, beendete sie schließlich ihr Arbeitsverhältnis und eröffnete eine Privatpraxis, in der sie elf Bestrahlungsgeräte im Einsatz hatte. Weitere Geräte verlieh sie an ihre Patienten für die Heimanwendung. Von ihr stammt das Zitat: »Wenn ich SpektroChrom nicht benutzen könnte, würde ich meine Praxis noch heute schließen und sie nie wieder öffnen.«

Jedoch nicht nur Kate Baldwin wurde in der Ausübung ihrer Tätigkeit eingeschränkt: Im Zuge der Reformen der medizinischen Ausbildung geriet auch Dinshah ins Visier der FDA. Ihm wurde in zahlreichen Gerichtsprozessen vorgeworfen, betrügerisch zu handeln und Scharlatanerie zu betreiben. In wenigen Prozessen konnte er sich behaupten, in den meisten Fällen verlor er jedoch und wurde entweder zu Geldstrafen (zwischen 25 und 20 000 Dollar) oder zu Haftstrafen (zwischen zwei Monaten und fünf Jahren) verurteilt, von denen er insgesamt 18 Monate absitzen musste. Dinshah ließ sich dadurch jedoch nicht beirren und ließ nichts unversucht, um seine Methode weiter voranzubringen. So änderte er beispielsweise 1941 die Art der Firmierung, indem er das SpektroChrom-Institut in eine gemeinnützige Gesellschaft umwandelte. Am 2. Januar 1945 wurde das Hauptgebäude seines Instituts durch ein verheerendes Feuer vollständig zerstört, wodurch er neben den wissenschaftlichen Geräten und seinem persönlichen Besitz auch die Bibliothek und alle Krankenakten verlor. Infolgedessen konnte er sich in einem Gerichtsprozess, den die FDA 1947 gegen ihn anstrengte, nicht mehr substanziell verteidigen und wurde neben einer Geldstrafe zu fünf Jahren Haft auf Bewährung verurteilt. Außerdem musste er sämtliche Bücher, die sich auf SpektroChrom bezogen, zur Vernichtung abliefern. Nach Ablauf der Bewährungsfrist gründete er 1953 erneut eine gemeinnützige Gesellschaft, wobei er die Verwendung der Bezeichnung SpektroChrom sowohl im Institutsnamen als auch auf den Farblichtprojektoren vermied. Obwohl die Geräte mit einer Warnung versehen waren, mit der darauf hingewiesen wurde, dass sie nach geltender medizinischer Überzeugung keinen therapeutischen Wert hätten, setzte die FDA 1958 eine gerichtliche Dauerverfügung gegen Dinshah durch, die bis zum heutigen Tag Gültigkeit besitzt. Damit hatte er letztlich keinerlei Spielraum mehr, sich für die Verbreitung seiner Methode einzusetzen. Am 30. April 1966 verstarb Dinshah P. Ghadiali in seinem 93. Lebensjahr.

Drei seiner Söhne führten ab diesem Zeitpunkt die Arbeit ihres Vaters fort, kamen jedoch 1975 zu dem Entschluss, dass die geltenden gerichtlichen Verfügungen eine Weiterführung der Arbeit im bisherigen Rahmen praktisch unmöglich machten. Sie gründeten daher im selben Jahr die Dinshah Health Society (DHS), eine Vereinigung zur Förderung der Verbreitung von Wissen über Methoden zur Wiederherstellung und Bewahrung der Gesundheit. Zwei Jahre später wurde die DHS von der amerikanischen Steuerbehörde als gemeinnützige, wissenschaftliche und pädagogische Organisation anerkannt und ist seither von der Steuer befreit.

1985 erschien in erster Auflage ein Lehrbuch zur SpektroChrom-Methode mit dem Titel »Let There Be Light«, das seit 1989 auch in deutscher Übersetzung unter dem Titel »Es werde Licht« erhältlich ist. Der Autor dieser beiden Bücher, der 1927 geborene Darius Dinshah, ist seit 1976 auch Präsident und Kurator der Dinshah Health Society.

## Der SpektroChrom-Farbkreis

Das SpektroChrom-Farbsystem umfasst zwölf Farben, die den Farbkreis symmetrisch aufteilen wie die Stundeneinteilung auf dem Zifferblatt einer Uhr. Die zwölf Farben wurden aufgrund ihrer physiologischen Wirkungen definiert und sind in dieser Hinsicht äquidistant. Dies führt zum Beispiel dazu, dass jede Farbe, die im Farbkreis zwischen zwei anderen gelegen ist, einen Teil der Wirkungen ihrer beiden Nachbarn in sich trägt (*Nachbarschaftsregel*). Ausgehend von den drei Primärfarben Rot (R), Grün (G) und Violett (V) entwickelte Dinshah durch additive Farbmischung die drei Sekundärfarben Gelb/Yellow (Y), Blau (B) und Magenta (M), die jeweils aus der Kombination von zwei Primärfarben entstehen. Durch die Mischung jeweils einer Primär- und einer benachbarten Sekundärfarbe entstehen die sechs Tertiärfarben Orange (O), Gelbgrün/Lemon (L), Türkis (T), Indigo (I), Purpur (P) und Scharlach (S).

Neun dieser Farben liegen auf dem Regenbogenspektrum, wobei die Primärfarben die beiden Enden sowie die Mitte besetzen. Grün liegt genau in der Mitte des Regenbogens und wirkt ausgleichend auf alle körperlichen Funktionen. Das Rot am langwelligen Ende des Spektrums repräsentiert eine maximale Stoffwechselaktivität. Am anderen Ende des Spektrums liegt Violett, das auf die metabolischen Prozesse maximal hemmend wirkt. Rot und Violett sind antagonistische Prinzipien, die nicht nur Sympathikus und Parasympathikus des vegetativen Nervensystems repräsentieren, sondern auch Wärme und Kälte sowie Energie und Information. Rot hat einen Organbezug zur Leber, Violett dagegen zur Milz. Die Leber übernimmt Aufgaben im Rahmen des Stoffwechsels, der Entgiftung, Verbrennung, Wärmeerzeugung sowie Energiebereitstellung und spielt eine wichtige Rolle für rote Blutkörperchen, Sauerstofftransport, Blutplättchen und die Blutgerinnung. Die Milz ist daher eine Art Gegenpol zur Leber, denn hier findet keine (rote) Blutbildung, sondern der Abbau roter Blutkörperchen statt. Sie ist eine wichtige Station der anderen Instanz in unserem Blut, die sich im Mikroskop farblos-weiß beziehungsweise fluoreszierend-violett zu erkennen gibt, den weißen (violetten) Blutkörperchen. Die Milz ist ein Organ des lymphatischen Systems und übernimmt wichtige Aufgaben für das Immunsystem. Hierbei geht es in erster Linie um die Handhabung zellulärer Informationen, Antigen-Antikörper-Reaktionen, Abspeichern und Abrufen von Erkennungsmerkmalen. Bei einem gesunden Organismus befinden sich die energiebezogenen Leistungen der Leber und die informationsassoziierten Ak-

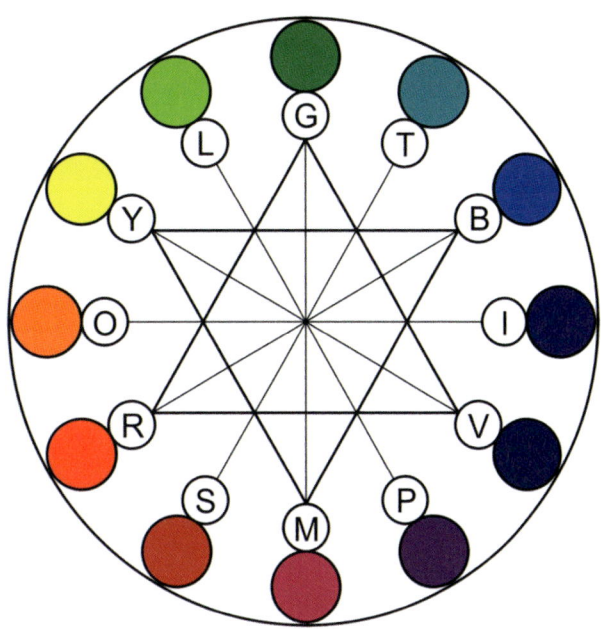

*Der SpektroChrom-Farbkreis setzt sich aus zwölf genau definierten Farben zusammen.*

tivitäten der Milz im Gleichgewicht: Das Pendel der Gesundheit hat damit seinen Mittelpunkt genau zwischen den beiden Extremen von Rot und Violett, nämlich beim Grün.

### Grün schafft Balance

Bevor ein guter Uhrmacher sein Werkzeug auspackt und das Uhrwerk auseinandernimmt, wird er sich zunächst der Einstellung des Ruhepunktes widmen, indem er das Gehäuse zurechtrückt und nachprüft, ob die Feder aufgezogen ist. In vielen Fällen erübrigt sich danach eine weitere Reparatur.

## DAS PENDEL ALS MODELL FÜR HARMONISCHE KÖRPERFUNKTIONEN

Der gesamte Organismus schwingt in den verschiedensten Frequenzen. Die meisten Oszillationen, die wir im Körper beobachten können, lassen sich mit der Funktion eines Pendels vergleichen, das um einen Mittelpunkt herum schwingt. Wenn ein Uhrmacher eine Wanduhr installiert, achtet er zunächst darauf, dass das Gehäuse so positioniert ist, dass die Spitze des ruhenden Pendels genau auf die Mitte des Weges zeigt, auf dem sich das schwingende Pendel später bewegt. Zu diesem Zweck haben viele Pendeluhren eine Skala, die diesen Ruhepunkt angibt. Wird die Uhr schließlich in Gang gesetzt, sollte sich das Pendel in beide Richtungen möglichst gleich weit von diesem Mittelpunkt oder Ruhepunkt entfernen, die Schwingungsweite oder *Amplitude* der Pendelbewegung wäre damit in beide Richtungen gleich groß. Ob die Wanduhr richtig aufgehängt wurde, kann man daran erkennen, dass sie ein völlig regelmäßiges »tick - tack - tick - tack« erzeugt. Ob die Feder genügend aufgezogen wurde, erkennt man dagegen an der Größe der Amplitude, also daran, wie weit das Pendel in die eine oder andere Richtung schwingt. Wenn der Ruhepunkt des Pendels nicht stimmt, klingt das Ticken nicht mehr gleichmäßig, sondern eher so: »tickk - taak - tickk - taak«, die Amplituden haben dann nicht mehr das Verhältnis 50:50, sondern zum Beispiel 30:70. Die richtige Einstellung des Ruhepunktes ist von höchster Bedeutung - ist dieser nämlich zu stark verschoben, bleibt die Uhr selbst dann stehen, wenn die Feder voll aufgezogen ist.

Zahlreiche Körperfunktionen folgen den gleichen Gesetzmäßigkeiten wie das Pendel einer Uhr. Unsere Atmung funktioniert zum Beispiel dann optimal, wenn wir genau so viel Luft einatmen, wie wir anschließend wieder ausatmen. Ein angespannter Muskel muss sich erst entspannen, bevor er sich erneut zusammenziehen kann. Jedes Organ hat eine Aktivitätsphase, in der es dem Organismus seine Leistungen zur Verfügung stellt, danach folgt eine Zeit der Regeneration, in der das Organ vom Organismus geschont wird. Unser Körper funktioniert immer dann optimal, wenn sich Aktivität und Regeneration die Waage halten, wenn also das Pendel gleichmäßig zwischen den beiden Zuständen hin- und herschwingt. Dabei hängt es von der jeweiligen Funktion oder dem Organ ab, wo der optimale Ruhepunkt des Pendels liegt: Beim Atemrhythmus liegt er ungefähr bei 1:1, beim Schlaf-Wach-Rhythmus hingegen eher bei 1:2, da die meisten Menschen ungefähr acht Stunden schlafen und 16 Stunden aktiv sind.

Bezogen auf die therapeutischen Wirkungen von Farben entspricht die Einstellung des Ruhepunktes der Anwendung von Grün. Jede ursächliche Behandlung verfolgt immer auch das Ziel, die vegetativen Funktionen von Sympathikus und Parasympathikus wieder in einen Ausgleich zu bringen. Stress und Regeneration, Leistung und Erholung müssen langfristig in eine Balance gebracht werden, um die Gesundheit zu erhalten. Grün steht im Regenbogenspektrum genau in der Mitte zwischen den Extremen Rot und Violett. Es wirkt auf körperlicher Ebene ausgleichend, indem es die verschiedenen Instanzen im Körper wieder in ihre Mitte bringt. Diese zentrale Bedeutung stellte Dinshah dadurch heraus, dass er alle Regenbogenfarben, die kurzwelliger als Grün sind, als *Ultragrün-Farben* bezeichnete und alle langwelligeren als *Infragrün-Farben*.

## Einsatz der Farben je nach Körpertemperatur

Dinshah wusste, dass es zwei grundsätzlich unterschiedliche Formen von Krankheiten gibt: solche, die mit einer Erhöhung der Körpertemperatur einhergehen, und andere, bei denen es zu einer Absenkung der Körpertemperatur kommt. Das plötzliche Ansteigen der Körpertemperatur steht meistens mit einer akuten *Entzündung* in Zusammenhang, die entweder durch Energieeinwirkung von außen oder durch Krankheitserreger hervorgerufen wurde. Die klassischen fünf Anzeichen der Entzündung (lateinisch: *inflammatio*) wurden bereits von Galenus von Pergamon, einem griechischen Arzt und Anatom, definiert. Diese sind *rubor* (Rötung), *tumor* (Schwellung), *calor* (Überwärmung), *dolor* (Schmerz) und *functio laesa* (eingeschränkte Funktion). Es ist leicht zu erkennen, in welche Richtung sich der

Ruhepunkt unseres Pendels bei diesen Anzeichen verschieben würde, nämlich weg von Grün und hin zum Rot. Eine akute Entzündung nimmt somit einen *infragrünen* Charakter an. Da die Farbanwendung im SpektroChrom-System immer einen Ausgleich anstrebt, wird ein Gegengewicht benötigt, das den Ruhepunkt des Pendels wieder näher zur Mitte bringt. Für die Therapie kommen daher alle *Ultragrün-Farben* in Betracht, die sich beruhigend und kühlend auf den überhitzten Stoffwechsel auswirken. In der ersten Phase einer akuten Erkrankung, zum Beispiel bei einer Erkältung, beginnt sich das Pendel erst allmählich in die infragrüne Richtung zu verlagern. In diesem Stadium genügt ein sanftes »Zurechtrücken«, indem man mit der schwächsten Ultragrün-Farbe behandelt, also Türkis. Je stärker der Ruhepunkt des Pendels jedoch hin zum Rot drängt, wie beispielsweise bei einer akuten Verbrennung, desto kräftiger kühlend muss die ultragrüne Farbe sein, also entweder Indigo, oder noch stärker: Violett. In allen akuten Fällen gilt, dass mit der Anwendung so schnell wie möglich begonnen werden sollte.

Auf der Abbildung sind die vier SpektroChrom-Farben links vom Grün mit roten

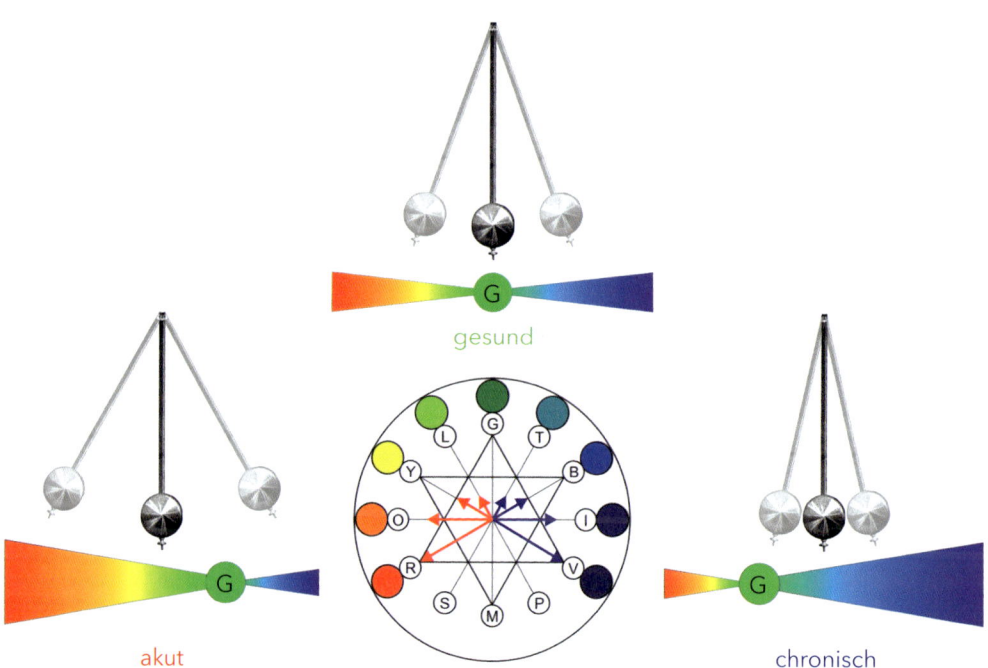

*Die SpektroChrom-Farben ermöglichen eine präzise Korrektur der Körperfunktionen bei akuten und chronischen Störungen.*

Pfeilen versehen, um zu zeigen, dass sie der stufenweisen Anregung von Stoffwechselvorgängen dienen. Die vier Farben rechts der grünen Mitte sind blauen Pfeilen unterschiedlicher Länge zugeordnet, um zu symbolisieren, dass sie die Stoffwechselvorgänge beruhigen. Neben den Positionen von Rot, Grün und Violett sind außerdem drei Pendel abgebildet, die eine unterschiedliche Schwingungsweite aufweisen. Die Farbstrahlen unter den Pendeln zeigen an, in welche Richtung der Ruhepunkt bei akuten und chronischen Erkrankungen verlagert ist: Bei akuten Zuständen schlägt das Pendel zu stark in die Richtung einer Temperaturerhöhung aus, bei chronischen Störungen verlagert es sich auf die Seite einer Abkühlung und Dämpfung der Stoffwechselvorgänge.

Für die Wirkung der neun Spektralfarben gibt es einen idealen Vergleich: Stellen Sie sich ein Klimagerät vor, das anheizen oder abkühlen kann. Stellen Sie sich weiter vor: Das Gerät besitzt einen Drehregler mit neun Stufen. Die mittlere Stellung bcdeutet »neutral«, hier befindet sich das Grün, das generell einer Harmonisierung dient. Die vier Schalterstellungen links davon sind die »Heizstufen«, also Gelbgrün, Gelb, Orange und Rot. Die vier Stufen rechts vom Grün dienen der Kühlung: Türkis, Blau, Indigo und Violett. Genau so werden die neun Spektralfarben eingesetzt: Die Infragrün-Farben zum Aufwärmen und Anregen, die Ultragrün-Farben zur Kühlung und Dämpfung der Stoffwechselaktivität.

Bei der chromotherapeutischen Behandlung von akuten Entzündungen gilt damit folgende Regel: Sobald erste Anzeichen von Unwohlsein oder eine Temperaturerhöhung auftreten, wird zuerst mit Türkis bestrahlt. Weitere Anwendungen orientieren sich dann an dem Grad der Überhitzung: Je höher die Körpertemperatur ist, desto kühlender sollte die Ultragrün-Farbe gewählt werden.

### Akut oder chronisch?

Für chronische Entzündungen gelten andere Regeln. Diese kann man sich als »ausgebrannte« akute Prozesse vorstellen, in deren Verlauf dem Organismus die Energie ausgegangen ist, um den Heilungsvorgang zu vollenden. Mit anderen Worten: Ein ursprünglich akutes Problem wurde nicht gelöst, sondern nur »auf Eis gelegt«. Es bereitet in diesem Zustand oft kaum Beschwerden, kann aber immer wieder aufflammen. Werden in einer solchen Phase, in der sich die chronische Störung bemerkbar machen will, die Symptome unterdrückt, so meldet sich das Problem eben später wieder – nämlich dann, wenn der Organismus eine Möglichkeit »sieht«, die Angelegenheit zu bereinigen. Dies ist häufig in Ruhephasen der Fall, also an

Wochenenden oder im Urlaub. Erkrankungen, die zu diesen Zeitpunkten auftreten (oder aufflammen!), sind ein sicheres Anzeichen dafür, dass ein chronisches Problem im Organismus schlummert.

Bei allen chronischen Prozessen ist die Bestrahlung mit Gelbgrün die wichtigste Maßnahme, also mit der Farbe, die am *schwächsten* wärmt. Es gibt eine einprägsame Analogie, die erklärt, warum hier keine stärker wärmende Farbe wie zum Beispiel Rot zum Einsatz kommen sollte: Wenn man ein Steak braten will, das eingefroren war, lässt man es langsam auftauen. Das heißt: Man führt ihm zunächst wenig Wärme zu. Würde man es dagegen sofort ins siedende Öl geben, wäre es außen verbrannt, bevor es innen gar ist. Dieser Logik folgt auch die Farbempfehlung, Gelbgrün bei chronischen Störungen zu verwenden. In diesen Fällen befindet sich der Organismus in einer Regulationsstarre, die nicht gewaltsam durchbrochen werden kann. Da Gelbgrün der *Nachbarschaftsregel* folgend die Wirkungen von Grün und Gelb in sich vereint, gibt man dem Körper damit den Impuls zur Regulation (Grün) sowie eine geringe Menge Energie (Gelb), um sich in diese Richtung bewegen zu können. In unserer Pendelanalogie verschieben wir den Ruhepunkt hin zum Grün und ziehen das Federwerk der Uhr mit dem Gelb ein klein wenig auf.

Da es nach den Erfahrungen der Naturheilkunde kaum gelingen kann, eine chronische Störung direkt in Gesundheit zu überführen, kommt es zu Beginn der Behandlung häufig zu einer *Erstverschlimmerung*, also zu einer Verstärkung der Symptomatik, die der akuten Form der Erkrankung ähnelt. Sie ist zwar das sichere Zeichen dafür, therapeutisch auf dem richtigen Weg zu sein, trotzdem kann es Gründe geben, die verstärkten Symptome lindern zu wollen. Mit SpektroChrom kann man in einer solchen Situation kurzfristig mit Türkis gegensteuern, allerdings sollte man im Auge behalten, dass der Weg zur Heilung immer durch das akute Stadium führt. Die Strategie ist also, die chronische Entzündung in kontrollierter Weise in ihre akute Form zu überführen, um sie dann als solche auszuheilen. Die Wahl der Behandlungsfarben orientiert sich an dem jeweiligen Stadium und hat das Ziel, den Organismus in seinen Maßnahmen zu unterstützen und ihn in die Regulation zurückzubringen.

Bisher haben wir nur diejenigen Farben besprochen, die auch im Regenbogenspektrum vorkommen. Die klassischen Regenbogenfarben wurden von Newton definiert, nämlich Rot (R), Orange (O), Gelb (Y), Grün (G), Blau (B), Indigo (I) und Violett (V), abgekürzt: ROYGBIV. Nachdem die Eigenschaften von akuten und chronischen Erkrankungen ausführlich beschrieben wurden, verstehen wir, warum Dinshah den SpektroChrom-Farbkreis um Gelbgrün (L) und Türkis (T) erweitert hat: Sie sind für die Behandlung chronischer und akuter Störungen unverzichtbar. In der Nomenklatur von SpektroChrom werden Gelbgrün und Türkis als *Alterans-Farben* bezeichnet (von lateinisch *alterare* = verändern). Sie kommen immer dann zum Einsatz, wenn dem Gesundheitspendel bei chronischen oder akuten Zuständen ein Impuls gegeben werden soll, um seinen Ruhepunkt in die gesunde Mitte zurückzuverlagern.

## Zirkulatorische Farben

Drei weitere Farben, die in der Chromotherapie eine Sonderstellung einnehmen, kommen nicht im Regenbogenspektrum vor, nämlich Purpur (P), Magenta (M) und Scharlach (S). In der Physik werden Farben, die erst durch die Kombination von antagonistischen Spektralfarben entstehen, als *Extraspektralfarben* bezeichnet. Die Extraspektralfarben im SpektroChrom-Farbsystem werden *zirkulatorische Farben* genannt. Dinshah wählte diese Bezeichnung, um zu verdeutlichen, dass diese drei Farben ihre Wirkungen hauptsächlich im Herz-Kreislauf-System und in allen stark durchbluteten Organen entfalten, also überall dort, wo die Blut*zirkulation* eine zentrale Rolle spielt.

In der Farbe Magenta wirken Rot und Violett, die zu gleichen Teilen darin enthalten sind. Wie wir bereits gesehen haben, stimuliert Rot den Sympathikus und Violett den Parasympathikus. Eine Bestrahlung mit Magenta signalisiert dem Organismus daher ein ausgeglichenes Kräfteverhältnis der beiden Gegenspieler des Vegetativums. Da bei der Farbe Purpur die Farben Rot und Violett im Verhältnis von 1:3 zueinanderstehen, bekommt der Parasympathikus dadurch das stärkere Signal. Bei Scharlach verhält es sich genau umgekehrt, denn hier sind drei Teile Rot und ein Teil Violett (3:1) enthalten, was zu einer stärkeren Stimulation des Sympathikus führt. Wenn man jetzt noch weiß, dass alle Arterien sowohl von sympathischen als auch parasympathischen Nervenfasern versorgt werden, versteht man, was den besonderen therapeutischen Wert der zirkulatorischen Farben ausmacht: Im Herz-Kreislauf-System programmieren sie die beiden vegetativen Gegenspieler und sind daher in überragender Weise geeignet, zum Beispiel den Blutdruck und die Herzfrequenz zu regulieren.

Man könnte sich an dieser Stelle fragen, ob es bei erhöhtem Blutdruck nicht effektiver wäre, nur die Farbe Violett (anstatt Purpur) zu verwenden, um eine Senkung zu erreichen. Bei jedem Menschen gibt es einen individuellen Sollwert für den Blutdruck, der sich aus vielen verschiedenen

Messwerten aus Sensoren in den Gefäßwänden, pH-Werten, Sauerstoffgehalt, Filtrationsrate der Nieren, Pulsfrequenz und so weiter zusammensetzt. Wenn man daher nur Violett verwendet und damit den Parasympathikus stimuliert, registriert der komplexe Regelkreis, dass der Blutdruck sinkt und aktiviert infolgedessen den Sympathikus, um den Sollwert wieder zu erreichen. Die zirkulatorischen Farben verhindern eine derartige Gegenreaktion, indem sie den *Sollwert* verändern. Magenta eignet sich daher auch gut, um herauszufinden, ob der Sollwert zu hoch oder zu niedrig eingestellt ist. Dazu misst man einfach vor und nach einer Bestrahlung den Blutdruck und vergleicht die beiden Ergebnisse: Wenn Magenta zu einer Absenkung der Werte geführt hat, war der Sollwert zu hoch eingestellt und umgekehrt. Purpurbestrahlungen eignen sich direkt zur Senkung von hohem Blutdruck, wobei auch das venöse System gestärkt wird. Entsprechend kommt Scharlach bei bekanntem niedrigem Blutdruck zur Anwendung, dabei wird das arterielle System angeregt. Die Zuordnung von Purpur und Scharlach kann man sich gut merken, da arterielles Blut hellrot-scharlachfarben ist und venöses Blut in seiner dunkleren Farbe purpurn erscheint.

Die zirkulatorischen Farben haben neben ihrem Einfluss auf Herzschlag und Blutdruck auch ausgeprägte Wirkungen auf Nieren, Nebennieren, Fortpflanzungsorgane und Sexualfunktionen.

### Die Achse der Gesundheit

Im SpektroChrom-Farbkreis steht Grün in der Mitte der Spektralfarben und Magenta im Zentrum der Extraspektralfarben. Grün und Magenta bilden daher die zentrale *Achse der Gesundheit* des Farbkreises. Während Grün für die gesunde Mitte der körperlichen und geistigen Funktionen steht, repräsentiert Magenta die harmonische Balance im Herz-Kreislauf-System und bei allen emotionalen Funktionen. Dinshah erkannte hier neben der Leber-Milz-Polarität, die wir schon betrachtet haben, zwei weitere Pole in Form von Gehirn (Grün) und Genitalregion (Magenta).

Die Sexualorgane sind die Stellen des Körpers, an denen unsere Emotionen am deutlichsten sichtbar werden. Bei sexueller Erregung treten dort auch die zirkulatorischen Farben in Erscheinung. Da für Dinshah die Sexualität die höchste Stufe der Emotionalität darstellte, bezeichnete er Magenta als die *pure emotional wave*, die reine emotionale Farbqualität. Aber nicht nur sexuelle Erregung, sondern auch alle anderen emotionalen Zustände können sich direkt im Herz-Kreislauf-System bemerkbar machen: Wenn jemand vor Wut oder Zorn »auf hundertachtzig« ist, bezieht sich das nicht auf eine Geschwindigkeit, sondern auf den Puls oder den Wert des systolischen Blutdrucks.

Die Achse der Gesundheit zwischen Grün und Magenta besteht aus zwei sich ergänzenden Prinzipien, die jedoch nur zusammen existieren können, genau wie Nord- und Südpol bei einem Magneten: Zerteilt man einen Magnetstab, erhält man nicht etwa einen Südteil und einen Nordteil, sondern zwei kürzere Stäbe mit jeweils beiden Polen.

## Gegenfarben in der SpektroChrom-Farbwelt

Da der SpektroChrom-Kreis aus zwölf Farben besteht, können wir sechs Paare bilden. Das erste Paar haben wir als *Achse der Gesundheit* bereits kennengelernt und gesehen, dass die beiden Pole keinen Gegensatz, sondern zwei Teile eines Ganzen darstellen. Die verbliebenen fünf Paare des Farbkreises repräsentieren Gegensätze: Rot und Blau, Orange und Indigo, Gelb und Violett, die *Alterans-Farben* Gelbgrün und Türkis sowie Purpur und Scharlach sind dadurch charakterisiert, dass sie immer gegensätzlich auf die entsprechenden Organsysteme wirken. Wenn also Rot die Funktionen der Leber stimuliert, dann werden diese von Blau gedämpft. Orange regt die Schilddrüsenfunktion an, Indigo hemmt sie. Gelb regt das lymphatische

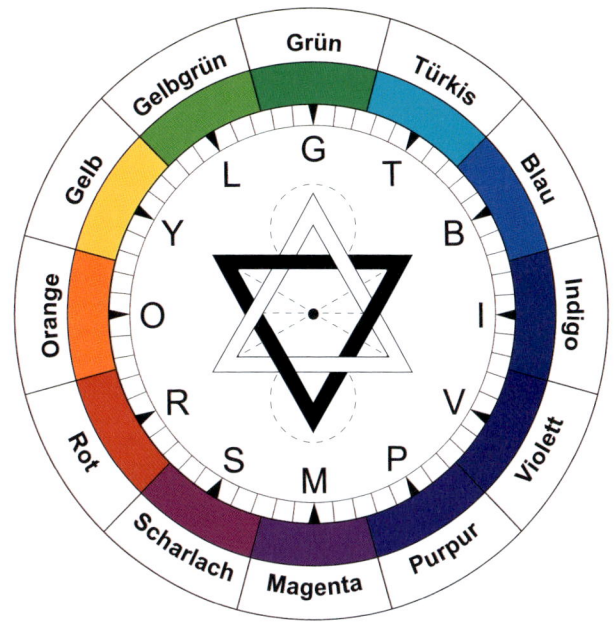

*Die SpektroChrom-Gegenfarben haben komplementäre Wirkungen und sind durch gestrichelte Linien miteinander verbunden.*

System an, Violett hemmt dieses. Purpur senkt den Blutdruck, Scharlach hebt ihn an. Die Gegenfarben sollten jedoch nicht mit den Komplementärfarben in der Physik verwechselt werden – sie sind ein einzigartiges physiologisches Konzept im Rahmen des SpektroChrom-Systems.

Durch das Prinzip der Gegenfarben kann man als Therapeut noch gezielter auf die Veränderungen des Organismus reagieren, die sich im Laufe einer Chromotherapie einstellen können. Außerdem bieten sie ein subtiles Instrument zur Wiederherstellung von Organfunktionen, das analog zu Wechselbädern eingesetzt werden kann, nur dass eben statt kaltem und heißem Wasser ein Gegenfarbenpaar alternierend zum Einsatz kommt.

Das Prinzip der Gegenfarben kommt außerdem immer dann zur Anwendung, wenn man Bestrahlungen über einen längeren Zeitraum durchführen will. Bei chronischen Zuständen ist wie schon beschrieben die Bestrahlung mit Gelbgrün eine wichtige Säule der Therapie. Wenn man allerdings mehrere Tage hintereinander immer mit einer infragrünen Farbe bestrahlt hat, dann sollte zum Beispiel einmal in der Woche die Gegenfarbe angewendet werden. Dadurch wird verhindert, dass es zu einem Gewöhnungsprozess kommt, in dessen Rahmen die Wirkung der eigentlichen Therapiefarbe nachlassen könnte.

## Die Qualität der SpektroChrom-Farben

Die zwölf Farben des SpektroChrom-Systems wurden ursprünglich mit fünf verschiedenen Glasfiltern erzeugt, die von Dinshah immer nur im Set geliefert wurden. Jeder Filter entsprach dabei einer einzelnen Farbe, nämlich Rot, Gelb, Grün, Blau und Violett. Durch Kombination von jeweils zwei Filtergläsern wurden die restlichen sieben Farben erzeugt.

SpektroChrom-Farben sind immer *polychromatisch*, sie decken also einen breiteren Bereich des Spektrums ab. Alle Farben weisen außerdem eine hohe *Sättigung* auf. Die physiologische Wirkung einer Farbe verändert sich mit der Sättigung. Je höher die Sättigung einer Farbe ist, desto geringer ist der Anteil von weißem Licht in deren Spektrum. Gibt man zum Beispiel einem gesättigten Rot weißes Licht hinzu, verwandelt es sich in Rosa. Aus einem gesättigten Dunkelblau wird durch die Zugabe von weißem Licht ein helles Himmelblau. Das weiße Licht wirkt dabei wie ein Verdünner, die ursprüngliche Wirkung verwandelt sich in ihr Gegenteil. Aus diesem Grund werden im SpektroChrom-System für ihre maximale Wirksamkeit immer nur stark gesättigte Farben verwendet, was zwangsläufig dazu führt, dass es zwischen einzelnen Farben große Helligkeitsunterschiede gibt. Dieses Prinzip findet sich bei den Gegenfarben wieder, denn hier ist die hellste Farbe (Gelb) mit der dunkelsten Farbe (Violett) gepaart, die zweithellste (Orange) mit der zweitdunkelsten (Indigo) und so weiter.

Da die ursprünglichen Glasfilter, die von Dinshah verwendet wurden, nicht mehr erhältlich sind, gibt die Dinshah Health Society Empfehlungen heraus, welche Filter stattdessen verwendet werden können. Es wird auf gängiges Folienmaterial für die Bühnen- und Theaterbeleuchtung zurückgegriffen, das weltweit gut verfügbar ist. Allerdings muss man in

Kauf nehmen, dass kein Hersteller Filterfolien im Programm hat, die genau den Anforderungen für SpektroChrom-Farben entsprechen. Es müssen daher zumeist mehrere solcher Standardfilter kombiniert werden, damit eine SpektroChrom-Farbe entsteht.

## Erzeugung der SpektroChrom-Farben

Um mit den Folienkombinationen farbiges Licht zu erzeugen, benötigt man eine Lichtquelle beziehungsweise einen Projektor. Dieser besteht im Wesentlichen aus einem Gehäuse, einer Glühlampe und einer Haltevorrichtung für die Farbfilter. Da Licht, sobald es mit Netzstrom erzeugt wird, im doppelten Takt (100 Hz) der Netzfrequenz pulsiert, empfiehlt sich die Verwendung einer gleichstrombetriebenen Niedervolt-Halogenlampe. Weiße Leuchtdioden (LEDs) eignen sich genauso wenig zur Herstellung von SpektroChrom-Farben wie Energiesparlampen, da beide Arten von Lichtquellen kein vollständiges Spektrum erzeugen und man mit Farbfiltern immer nur vorhandene Wellenlängen entfernen, aber keine fehlenden Spektralbereiche ergänzen kann. Die Farbfilter sind außerdem genau auf die Spektralverteilung von Glühlampen abgestimmt. Auch mit farbigen Leuchtdioden ist es praktisch nicht möglich, eine Farbqualität zu erzielen, die den SpektroChrom-Farben in Bezug auf die spektrale Zusammensetzung und Sättigung entspricht. Der Grund liegt darin, dass LEDs je nach Farbe entweder zu breitbandige oder zu schmalbandige Spektren bereitstellen. Zudem weist Farblicht, das mit Glühlampen und Filtern erzeugt wird, einen hohen Anteil an Nah-Infrarot (NIR) und Wärmestrahlung auf. Dieser Spektralbereich ist zwar unsichtbar, hat aber ausgeprägte biologische Wirkungen, die man sich zum Beispiel auch bei der *Photobiomodulation* zunutze macht (siehe Seite 155). Da LEDs jedoch für visuelle Anwendungen hergestellt und für höchste Energieeffizienz optimiert sind, fehlt ihnen der Nahinfrarot- und Wärmeanteil praktisch völlig.

Noch ein weiterer Grund spricht gegen die Verwendung von LEDs zur Erzeugung von therapeutischem Farblicht: Fast alle handelsüblichen Geräte arbeiten mit additiver Farbmischung auf der Basis der drei Grundfarben Rot, Grün und Blau (RGB). Diese werden durch Dimmung der einzelnen Farbkanäle so gemischt, dass für das Auge der Eindruck weiterer Lichtfarben entsteht. Die Kombination von Rot und Grün erscheint dem Auge zwar als gelbes Licht, für alle anderen Zellen im Körper bleibt es jedoch eine Kombination von Rot und Grün. Alle Zwischenfarben, die über das Prinzip der additiven Farbmischung hergestellt werden, sind daher optische Täuschungen. Für eine wirksame Chromotherapie werden jedoch die jeweiligen Wellenlängen benötigt, die eine eigenständige Spektralfarbe charakterisieren. Da die Dimmung der Farbkanäle bei RGB-Systemen meistens über das Verfahren der Pulsweitenmodulation erreicht wird, weisen solche Geräte außerdem ein starkes Flimmern auf, das die Wirkung zusätzlich beeinträchtigen kann.

Die Kombination von Glühlampe und Farbfiltern ist daher immer noch die Methode der Wahl, auch wenn dabei die Farben nicht per Knopfdruck geändert werden können.

### Die Anwendung von SpektroChrom

Als Ort für Bestrahlungen eignet sich am besten ein kleiner Raum, beispielsweise das Badezimmer. Er sollte auf eine angenehme Temperatur aufheizbar sein, damit man sich ohne zu frieren für 30 bis 60 Minuten unbekleidet darin aufhalten kann. Die Bestrahlung kann im Liegen oder im Sitzen durchgeführt werden. Ursprünglich sieht die Methode eine einstündige Bestrahlung am Tag und eine einstündige Anwendung in der Nacht vor. Zwei Stunden täglich sind jedoch eine lange Zeit, sodass sich diese Anwendungsdauer oft nur realisieren lässt, wenn jemand bettlägerig krank ist: Wer also sowieso das Bett hüten muss, kann sich dabei auch bestrahlen. In allen anderen Fällen sind auch kürzere Anwendungszeiten möglich, mindestens jedoch 20 Minuten täglich. Allzu viele Abstriche sollten bei der Anwendungsdauer aber nicht gemacht werden, denn die tägliche Behandlungszeit von zweimal einer Stunde kann auch als chronohygienische Maßnahme angesehen werden, bei der sich ein merklicher Einschnitt im Tagesablauf vollzieht. Diese Bestrahlungen erzeugen eine neue Periodik, in deren Takt sich der Organismus der Harmonisierung und Normalisierung widmen kann. Gerade bei chronischen Störungen ist es wichtig, vorhandene Rhythmen aufzubrechen, in denen (oder durch die) eine Erkrankung entstanden ist.

Nach Dinshah werden zwei Formen der Anwendung unterschieden: Bei einer *systemischen Behandlung* werden große Hautoberflächen bestrahlt, bei der *Zonenbehandlung* hingegen nur umschriebene Bezirke, die meistens einzelnen Organen zugeordnet sind. Bei allen Anwendungen muss das Farblicht direkt auf die nackte Haut strahlen, denn selbst der dünnste Stoff dazwischen würde die Eigenschaften des Farblichts zu sehr verändern und dadurch unwirksam machen. Während der Anwendung wird der Raum verdunkelt. Abgesehen vom Farblichtprojektor müssen alle Lichtquellen ausgeschaltet werden, da jede Art von Fremdlicht die Wirkung stark beeinträchtigen würde. Die Abdunkelung des Raums ist von größerer Bedeutung als die Intensität der Farblichtquelle. Sowohl der Körper als auch die Netzhaut des Auges können schon einzelne Photonen verarbeiten und nutzen. Wenn die Augen während der Anwendung geöffnet sind, wird die Wirkung verstärkt. Es wirkt unterstützend, wenn man sich auf die Bestrahlung konzentriert und nicht ablenkt, zum Beispiel durch Lesen oder Fernsehen.

Gerade bei der Behandlung chronischer Krankheiten sind manche Farben über längere Zeit hinweg täglich anzuwenden, besonders Gelbgrün. Da sich der Organismus an stets wiederkehrende Reize schnell gewöhnt, bestrahlt man einmal wöchentlich mit einer Gegenfarbe. Nach jeder Anwendung sollte eine Nachruhe von zehn Minuten eingeplant werden.

## SpektroChrom in der Praxis

Wenn man sich an den Vorgaben von Dinshah orientiert, eignet sich die SpektroChrom-Methode in der therapeutischen Praxis hauptsächlich zur schnellen Intervention bei akuten Erkrankungen. Um bei chronischen Krankheitsbildern gute Erfolge zu erzielen, sind über einen längeren Zeitraum zwei Anwendungen täglich einzuplanen, was eigentlich nur im Rahmen einer Heimanwendung möglich ist. Dies entspricht dann auch der Vorstellung von Dinshah, demzufolge ein SpektroChrom-Projektor zur Grundausstattung eines jeden Haushalts gehören sollte: *Spectro-Chrome – In Every Home* lautet das Motto im Vorwort zu seinem Lehrbuch für Heimanwender.

Obwohl die klassische SpektroChrom-Methode in erster Linie über die Bestrahlung der Haut eingesetzt wird, entfalten die Farben auch eine Wirkung über die Augen. Bei vielen Krankheitsbildern verspricht die Bestrahlung des gesamten Körpers oder größerer Zonen der Hautoberfläche nach wie vor die beste Wirkung. In den letzten Jahren haben jedoch funktionelle, psychosomatische und psychische Störungen eine immer größere Bedeutung erlangt: Sie sind heute die dritthäufigste Diagnosegruppe bei Krankschreibungen und Arbeitsunfähigkeit. In solchen Fällen kann man meist noch keine organischen Befunde erheben, trotzdem sind die Betroffenen durch ihre Erkrankung stark beeinträchtigt. Da es für schulmedizinisch orientierte Therapeuten oftmals schwierig ist, ein solches funktionelles Problem zu fassen, öffnet sich hier ein interessantes Feld für die Chromotherapie, deren Stärke ja die Normalisierung von Regelkreisen und die Wiederherstellung gestörter Funktionsabläufe nicht nur auf körperlicher, sondern auch auf psychisch-emotionaler Ebene ist.

## SpektroChrom-Farbbrillen

Bereits Goethe, der sich hauptsächlich mit dem visuellen Signalweg beschäftigt hatte, schrieb in seiner *Farbenlehre* über die Farbwirkungen:

> »Um diese einzelnen bedeutenden Wirkungen vollkommen zu empfinden, muss man das Auge ganz mit einer Farbe umgeben, zum Beispiel in einem einfarbigen Zimmer sich befinden, durch ein farbiges Glas sehen. Man identifiziert sich alsdann mit der Farbe; sie stimmt Auge und Geist mit sich unisono. Farben erfreuen die Augen und das Gemüt. Sie wirken auf Körper, Seele und Geist«.[64]

Goethes Beschreibung liest sich wie eine Gebrauchsanweisung zum Benutzen von Farbbrillen. Eine farbige Brille umgibt das Auge ganz und erfüllt damit in idealer Weise die Voraussetzungen, um die Farbwirkung vollkommen zu empfinden.

Meine überaus positiven Erfahrungen mit der Wirkung von Farben haben mich deshalb vor geraumer Zeit dazu veranlasst, ein Set von Farbbrillen zu entwickeln, deren Filter nach dem SpektroChrom-System zusammengestellt sind. Diese machen es erheblich einfacher, die Chromotherapie in die Abläufe des Alltags einzubinden. Da die Farbbrillen überall und ohne großen Aufwand verwendet werden können, eignen sie sich problemlos für die tägliche Anwendung. Sie sind nicht nur eine optimale Ergänzung zur systemischen SpektroChrom-Bestrahlung, sondern eignen sich in vielen Fällen sogar für eine eigenständige Therapie. Man muss dann den Aufwand einer Ganzkörperbestrahlung nicht auf sich nehmen.

Natürlich gibt es Fälle, die mit der klassischen SpektroChrom-Methode behandelt werden müssen, zum Beispiel Verletzungen der Haut, Gelenkschmerzen oder lokale Entzündungsvorgänge. Viele funktionelle Störungen, die sich noch nicht somatisch manifestiert haben, lassen sich hingegen sehr gut mit den Spektro-Chrom-Farbbrillen behandeln. Bei Erregungszuständen, chronischer Müdigkeit,

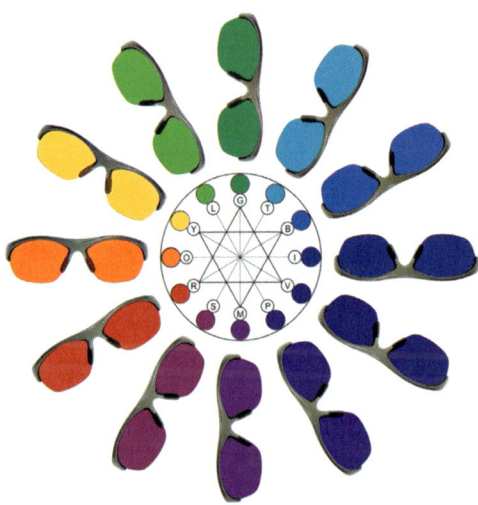

*Für die einfache Farbtherapie über die Augen gibt es für jede SpektroChrom-Farbe eine entsprechende Brille.*

Winterdepression, Stimmungsschwankungen, Schlafstörungen und allen Beeinträchtigungen der Gesundheit, die mit einer Störung der vegetativen Anpassung einhergehen, sind die SpektroChrom-Farbbrillen eine ideale Möglichkeit, das harmonische Zusammenspiel von Sympathikus und Parasympathikus wiederherzustellen. Für mich sind sie obendrein ein wertvolles Werkzeug für die alltägliche Prävention, denn ich kann damit jederzeit eine kurze Ruhepause einlegen und nach der obigen Gebrauchsanweisung von Goethe eine Farbmeditation durchführen. Schon nach wenigen Minuten der inneren Zwiesprache mit meiner Lieblingsfarbe erscheint mir die Welt wieder in einem ganz neuen Licht …

## So wirken die SpektroChrom-Farben

In der folgenden Auflistung sind alle zwölf SpektroChrom-Farben mit ihren spezifischen Wirkungen aufgeführt. Dabei habe ich einige der medizinischen Wirkungen weggelassen, denn sie beziehen sich auf Krankheiten, deren Behandlung dem Spezialisten vorbehalten bleiben sollte. Stattdessen sind zusätzlich Begriffe genannt, die es leichter machen, die richtige Farbe zu wählen, wenn keine organische Störung vorliegt: Man sucht sich einfach die Farbe aus, von der man sich am meisten angezogen fühlt oder deren Beschreibung am besten zur aktuellen Situation oder angestrebten Wirkung passt.

Diese Liste dient in erster Linie der Farbauswahl bei der Anwendung der SpektroChrom-Brillen. Die vollständige Darstellung aller Farbwirkungen im Kontext der klassischen SpektroChrom-Methode finden Sie entweder in dem Buch »Es werde Licht« von Darius Dinshah oder auf der Website www.spektrochrom.de, wo alle spezifischen Bestrahlungspläne für 331 verschiedene diagnostizierte Krankheiten aufgeführt sind. In dem SpektroChrom-Farbbrillen-Handbuch finden Sie noch viele weitere Hinweise dazu, wie die Farben wirken und eingesetzt werden können.[65]

**Rot:** Antrieb und Energie
Wirkt anregend auf rote Blutkörperchen, Blutplättchen, Leber und sensorisches Nervensystem.
**Orange:** Vitalität und Lebenslust
Wirkt anregend auf Lunge, Knochen, Schilddrüse, Schleimhäute und Brustdrüsen.
**Gelb:** Heiterkeit und Nervenstärke
Wirkt anregend auf Lymphsystem, Bauchspeicheldrüse, Darmtrakt und Motorik.
**Gelbgrün:** Frische und Wandel
Wirkt anregend auf Gehirn, Knochen und Thymusdrüse. Chronisches Alterans.
**Grün:** Ausgleich und Balance

Harmonisiert Körper, Gehirn und Hirnanhangdrüse.
**Türkis:** Achtsamkeit und Konzentration
Beruhigt die Gehirntätigkeit, lindert Heuschnupfen und stärkt die Hautfunktionen. Akutes Alterans.
**Blau:** Entspannung und Erholung
Wirkt fiebersenkend und entzündungshemmend.
**Indigo:** Klarheit und Intuition
Wirkt sekretionshemmend und schmerzlindernd; beruhigt die Atmung.
**Violett:** Weisheit und Spiritualität
Wirkt anregend auf weiße Blutkörperchen, Immunsystem und Milz. Wirkt sedierend.
**Purpur:** Ruhe und Trost
Wirkt schlaffördernd, stärkt die Venen und senkt den Blutdruck.
**Magenta:** Gelassenheit und Harmonie
Harmonisiert Herz, Nieren, Kreislauf und wirkt ausgleichend auf die Emotionen.
**Scharlach:** Sanfte Kraft und Neuanfang
Wirkt arterienstärkend, erhöht den Blutdruck und unterstützt die Rekonvaleszenz.

Haben Sie anhand der Liste die passende Farbe ausgewählt, setzen Sie die entsprechende SpektroChrom-Brille für fünf bis zehn Minuten auf und genießen Sie die Farbe. Es ist empfehlenswert, sich wie bei einer Meditation nicht von Umweltreizen ablenken zu lassen, sondern die Aufmerksamkeit auf die innere Wahrnehmung auszurichten: Verändert sich Ihre Empfindungsqualität oder Gefühlslage? Machen sich bestimmte Körperzonen bemerkbar oder treten Erinnerungen ins Bewusstsein? Können Sie die Farbwirkung in verschiedene Körperzonen oder Organe lenken? Behalten Sie eine ruhige Atmung bei und lassen Sie den Farbeindruck nach dem Absetzen der Brille noch einige Minuten in Ruhe nachwirken. Zwischen der Anwendung von zwei verschiedenen Farben sollte immer ein zeitlicher Abstand von ein bis zwei Stunden eingehalten werden, damit sich die Wirkungen nicht gegenseitig beeinflussen.

## Farben für die Diagnose

Ein weiteres Handwerkszeug, auf das ich in meiner Praxis auf keinen Fall mehr verzichten möchte, ist die Farbdiagnostik. Dabei werden die Farben nicht therapeutisch verwendet, sondern dienen als non-verbaler Stimulus für das limbische System, um eine Funktionsdiagnostik der psychisch-emotionalen Grundstrukturen eines Menschen durchzuführen. Sie wurde 1947 von dem Schweizer Psychologieprofessor Dr. Max Lüscher entwickelt und ist eine zuverlässige Messmethode für den psychovegetativen Zustand einer Person. Innerhalb weniger Minuten zeigt die Farbdiagnostik nach Lüscher emotionale Stressbelastungen und unbewusste Ängste auf und schafft damit die Voraussetzung für eine Therapie, die sich nicht an Symptomen, sondern an den Ursachen orientiert.

## Die Farbdiagnostik nach Max Lüscher

Die Lüscher-Diagnostik beruht auf zwei Grundsätzen:

1. Die Farbwahrnehmung ist ein *objektiver* Vorgang, der durch die Neuroanatomie von Netzhaut und Gehirn festgelegt ist.
2. Die Bewertung einer Farbe ist *subjektiv* und spiegelt die Erfahrungen wider, die eine untersuchte Person mit dem Lebensbereich gemacht hat, den die Farbe repräsentiert.

Im Abschnitt über die Farbwahrnehmung (ab Seite 189) haben Sie gesehen, dass deren Mechanismen unabhängig von Herkunft und Kultur für alle normalsichtigen Menschen gleich sind. Der erste Grundsatz ist damit bestätigt, denn nur unter dieser Voraussetzung kann eine Farbdiagnostik als objektive Messmethode funktionieren. Wie verhält es sich aber mit dem zweiten Punkt, insbesondere mit dem Lebensbereich, den eine Farbe repräsentieren soll? Lüscher geht dabei von den vier psychologischen Grundfarben aus, das sind Rot, Gelb, Grün und Blau. Diese vier Farbqualitäten haben ihren Ursprung in der Netzhaut, wo sie durch die neuronale Verschaltung aus den Rezeptorsignalen der drei Zapfensorten »errechnet« werden. Wir erinnern uns: Die Photorezeptoren für die Farbwahrnehmung sind für Rot, Grün und Blau-Violett empfindlich und werden auf den ersten Stationen der Signalverarbeitung in zwei Gegenfarbenkanäle und einen Helligkeitskanal (*Luminanzkanal*) umgewandelt (Seite 190). Der eine Gegenfarbenkanal besteht aus dem Farbenpaar Rot und Grün, der zweite aus Gelb und Blau. Diese vier Grundfarben bilden die Matrix der Farbdiagnostik und stehen für die vier Lebensbereiche oder auch *Selbstgefühle*, aus denen sich unser psychisch-emotionales Erleben zusammensetzt.

## Physiologische und psychische Farben

Bei der Entwicklung des Farbentests ging Max Lüscher nicht primär von den Farben aus, sondern von der grundsätzlichen Art und Weise, wie ein Mensch mit seiner Umwelt in Beziehung steht. Wendet man diese vier Prinzipien zum Beispiel auf die zugehörigen physiologischen Grundzustände an, dann sind dies die Gegensatzpaare *Stimulation – Sedation* sowie *Kontraktion – Dilatation*.

Nimmt man den Zustand der Stimulation oder Erregung, so entspricht die Farbe Rot diesem Prinzip in vollem Umfang. Wir kennen diese Entsprechung bereits von der Wirkung, die Rot auf die Funktionen des Sympathikus ausübt, der ja ebenfalls für Stimulation und Erregung steht. Die psychische Entsprechung von Rot ist die Aktivität und Initiative. Das antagonistische physiologische Prinzip von Stimulation ist die Sedation und Beruhigung, sie hat die psychologische Entsprechung in der Zufriedenheit. Die Farbe, die perfekt zu diesen Eigenschaften passt, ist Blau.

Das zweite Gegensatzpaar Kontraktion – Dilatation findet seine stimmige Entsprechung in den Farben Grün und Gelb. Die physiologischen Eigenschaften von Grün liegen in der Kontraktion und Spannung, die mit der psychischen Funktion der Festigkeit verbunden sind. Das Gelb hingegen steht physiologisch für Dilatation und Lösung, was auf psychischer Ebene der Bereitschaft zur Veränderung entspricht.

Während die Zuordnung von Rot und Blau zu Sympathikus und Parasympathikus ohne weitere Erklärungen einleuchtet, möchte ich zu den beiden anderen Farbentsprechungen noch einige Worte der Erläuterung hinzufügen. In der Chromotherapie steht das Grün für die Mitte zwischen den beiden extremen physiologischen Funktionen der Enden des Regenbogenspektrums. Es befindet sich also durchaus in einem *Spannungs*feld zweier polarer Kräfte. Die Kontraktion, also das Zusammenziehen, kann hier auch als die Konzentration auf die inneren Regulationsvorgänge verstanden werden, deren Hauptaufgabe die Stabilisierung der Körperfunktionen in einer sich ständig verändernden Umwelt ist. Die Festigkeit des Grüns kann daher auch als ein beständiges Streben des Individuums nach Homöostase oder Gleichgewicht verstanden werden, als eine Selbstbehauptung durch regulative Selbststeuerung. Im Kontrast dazu steht das Gelb, dessen physiologische Wirkung die Dilatation und Lösung ist. Auch diese Zuordnung ist stimmig, denn Gelb repräsentiert das freundlichste und leichteste, aber auch unverbindlichste Prinzip unter den vier Grundfarben. Dazu gehört auf psychologischer Ebene, loslassen zu können, was gleichzeitig ein Ausdruck innerer Freiheit ist.

### Vier Farben, vier Selbstgefühle

Max Lüscher wählte aus Tausenden von Farbtönen als Testfarben diejenigen aus, die bei der Betrachtung die ihnen entsprechenden Selbstgefühle so intensiv und deutlich wie möglich wachrufen. Das Lüscher-Rot ist daher ein aktivierendes, stimulierendes Orangerot, das Lüscher-Blau hingegen ein ruhiges, dunkles und tiefes Blau; Lüscher-Grün ist ein strenges, festes Blaugrün und das Lüscher-Gelb ist hell, offen und leicht. Diese vier Lüscher-Farben sind in der Weise angeordnet, dass die Beziehung, in der sie zueinanderstehen, klar ersichtlich wird. Sie bilden dadurch eine Matrix der menschlichen Psyche, die ich gern mit einer Landkarte vergleiche. Das Testergebnis hingegen entspricht der Kompassnadel oder dem GPS-Signal, das mir anzeigt, wo genau sich die getestete Person in dieser »Landschaft der Psyche« befindet.

Da die Farben in einem Quadrat angeordnet sind, unterteilen sie dieses in vier Quadranten. Jeder Quadrant entspricht dabei einem Selbstgefühl, das zu unserer emotionalen Grundausstattung gehört. Blau steht für die *Zugehörigkeit*, Grün für die *Selbstachtung*, Rot für das *Selbstvertrauen* und Gelb für die *innere Freiheit*. Das Zentrum dieses Quadrats ist die Zone, in der sich idealerweise das ICH eines Menschen befindet, der mit sich und seiner Umwelt in Harmonie ist. Für jede Situation, die uns zu einer Handlung veranlasst, gibt es einen Quadranten, der optimal geeignet ist, um zu reagieren. Die Abbildung auf dieser Seite verdeutlicht dies durch Symbole, die den Selbstgefühlen entsprechen. Manchmal ist es adäquat, sich hinzugeben, wie es das Baby tut, wenn es sich an die Schulter seiner

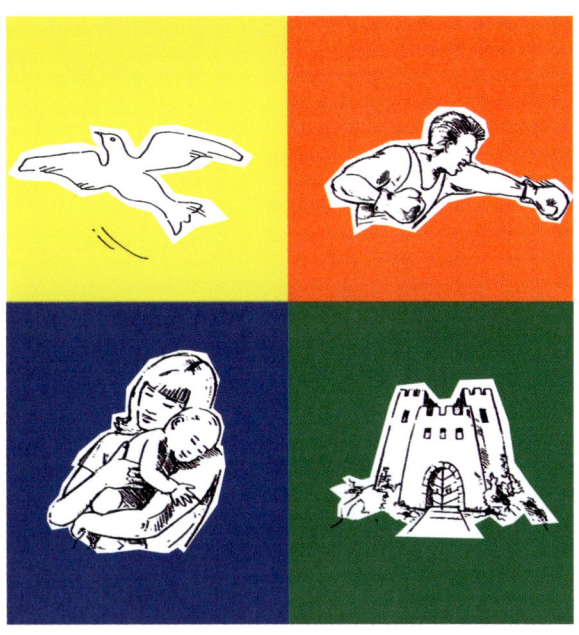

*Die psychologischen Grundfarben sind im System von Max Lüscher den vier Selbstgefühlen zugeordnet, aus denen sich das psychisch-emotionale Erleben zusammensetzt.*

Mutter schmiegt (Blau = Zugehörigkeit). In anderen Situationen kann es dagegen sinnvoll sein, sich auf seine Prinzipien zu besinnen und sie wie durch eine Festung vor Angriffen zu schützen (Grün = Selbstachtung). Immer wieder wird es auch nötig sein, seine Ansprüche aktiv geltend zu machen, indem man sich einer Auseinandersetzung stellt (Rot = Selbstvertrauen). Bei anderen Gelegenheiten wiederum ist es wichtig, sich nicht auf das Erreichen eines Ziels zu versteifen, sondern die Fähigkeit zu haben, auch dann glücklich zu sein, wenn man eine Sache loslässt und sich einer anderen Situation zuwendet (Gelb = innere Freiheit). Wir sind dann in innerer Harmonie, wenn wir nach jeder Interaktion, die in einem der vier Quadranten stattgefunden hat, wieder in die Mitte zurückkehren können. Nur aus dieser zentralen Ausgangsposition sind wir bei der nächsten Gelegenheit wieder universell handlungsfähig und können optimal angepasst reagieren.

Das Ziel ist es – um in der Sprache von Max Lüscher zu bleiben –, ein *Vier-Farben-Mensch* zu werden, der die Prinzipien aller vier Grundfarben gemeistert hat. In seinem Buch »Der 4-Farben-Mensch« beschreibt Max Lüscher auf kurzweilige und anschauliche Weise, wie Sie die vier Selbstgefühle in sich selbst und bei anderen erkennen und miteinander in Harmonie bringen können.[66]

### Vier Farben, sechs Lebensstile

Jeweils zwei dieser Farben bilden entweder eine der vier Kanten der quadratischen Matrix oder eine der beiden Diagonalen. Dabei sind die Farben so angeordnet, dass sich die jeweiligen antagonistischen Prinzipien diametral gegenüberstehen, sich also nur mit einer Spitze berühren. Aus den vier Farben können sechs verschiedene Paare gebildet werden, die jeweils einem bestimmten Lebensstil entsprechen. Lüscher ordnete jedem dieser sechs Farbenpaare eine eigene Kategorie zu. Die Kategorie beschreibt dabei die Strategie, mit der das Erreichen eines harmonischen Zustandes angestrebt wird. Immer zwei dieser Kategorien repräsentieren gegensätzliche Möglichkeiten (oder Lebensstile), das angestrebte Ziel zu erreichen: Die linke Kante der Matrix (Blau–Gelb) wird entsprechend der Kategorie, die sie repräsentiert, *rezeptiv* genannt; die rechte Kante (Grün–Rot) ist *direktiv*; die untere Kante (Blau–Grün) ist *konstant*; die obere (Gelb–Rot) *variabel*. Die Diagonale aus Blau und Rot trägt die Bezeichnung *integrativ*, die Grün-Gelb-Diagonale ist dagegen *separativ*.

Auch hier gilt wieder, dass jede Situation nach einer adäquaten kategorialen Herangehensweise verlangt. Wer in einem Vortrag sitzt, verhält sich am besten *rezeptiv* und nimmt das Gesagte in sich auf, anstatt den Referenten durch ständige (direktive!) Zwischenfragen aus seiner *direktiven* Rolle drängen zu wollen. Wer seinem Partner treu sein möchte, hat sich für einen *konstanten* Lebensstil entschieden, in dem ein *variables* »Bäumchen-wechsel-dich«-Verhalten keinen Platz hat. Eine Sportart wie Fußball erfordert *integrativen* Teamgeist, durch den die Mannschaft erfolgreich ist, indem die einzelnen Spieler zu einem Ganzen verschmelzen. Der Torwart hingegen kann nur dann seine Aufgabe erfüllen, wenn er sich *separativ* verhält und sein Tor vor jedem Ball abschirmt, unabhängig davon, wer ihn gespielt hat. Wenn man übt zu erkennen, nach welchen Kategorien sich die Menschen verhalten, mit denen man zu tun hat, wird das Leben leichter. Mir hilft es dabei, die Mechanismen zwischenmenschlicher Interaktionen besser zu verstehen und unnötige Konflikte zu vermeiden, da ich freier entscheiden kann, was mir wichtig ist und mit welchen Mitteln ich meine Ziele verfolge.

## Farbcodes erklären die Persönlichkeit

Die vier Grundfarben sind in der Lüscher-Farbdiagnostik so etwas wie Buchstaben, aus denen man Worte bilden kann, indem man sie miteinander kombiniert. Die *Kategorien* sind »Worte aus zwei Buchstaben«. Bittet man eine Person, die vier Farben zu priorisieren, indem man sie auswählen lässt, welche Farbe ihr am besten, zweitbesten, drittbesten und am wenigsten gefällt, ergibt sich daraus ein »Wort«, dessen Abfolge der vier »Buchstaben« genau beschreibt, wie sich auch die komplexeren psychisch-emotionalen Zustände dieser Person zusammensetzen. Dabei sind 24 verschiedene Abfolgen möglich, die jeweils einem anderen Grundmuster entsprechen.

Der vollständige Lüscher-Test besteht jedoch nicht nur aus diesem einen Test, sondern setzt sich aus acht verschiedenen Einzeltests zusammen, die jeweils eine andere Facette der Persönlichkeit beschreiben. Vier dieser Untertests fragen die Bereiche der Selbstgefühle ab, wobei jeweils die ersten beiden Farben die Kategorie bestimmen, nach der die getestete Person in dem betreffenden Lebensbereich handelt. Das Ergebnis der Farbdiagnostik unterscheidet dadurch nicht nur zwischen dem aktuellen Zustand und der psychisch-somatischen Konstitution, sondern gibt auch Auskunft über die Ichsteuerung, das Leistungsverhalten, die Erwartungshaltung und die Beziehung zu Partnern und nahestehenden Menschen. Wenn sich in den Einzeltests bestimmte Grundmuster wiederholen, sind dies zusätzliche Indikatoren für Stressbelastungen, Ängste, Blockierungen sowie unbewusste Vermeidungs- und Kompensationsstrategien.

## Landkarte und Kompass

Bei alledem kennt die Farbdiagnostik kein *gesund* oder *krank*, sondern gibt stattdessen eine sehr genaue Beschreibung des inneren Zustandes der getesteten Person zum Zeitpunkt der Durchführung. Sie diagnostiziert damit keine Erkrankung – das Testergebnis muss genauso behandelt werden wie das Resultat jeder anderen medizinischen Untersuchung. Ein Laborwert, der nicht im Normbereich liegt, muss zum Beispiel auch erst mit einer Symptomatik in Zusammenhang gebracht werden. Erst dann können aussagekräftige Schlüsse gezogen werden. Bezogen auf die Farbdiagnostik bedeutet dies, dass ein auffälliges Testergebnis immer im Kontext der Situation beurteilt werden muss, in der sich der betreffende Mensch aktuell befindet. So ist es unmittelbar nach einer Trennung vom Lebenspartner nur natürlich, wenn das Testergebnis Stressbelastungen und andere Auffälligkeiten attestiert. Bleiben diese Anzeichen jedoch über längere Zeit bestehen, sind sie ein Hinweis darauf, dass eine Chronifizierung stattgefunden haben könnte, die das Potenzial hat, bestimmte Erkrankungen zu begünstigen.

Die Lüscher-Diagnostik ist für mich ein hervorragendes Frühwarnsystem für psychosomatische Belastungen und erweitert meine therapeutischen Handlungsmöglichkeiten erheblich. So ist das Testergebnis ein idealer Wegweiser für das Anamnesegespräch, denn ich kann meine Fragen viel gezielter stellen und es meinem Gegenüber dadurch erleichtern, auch belastende Inhalte auszusprechen. Außerdem kann ich die Form meiner Kommunikation besser an die Erwartungen und Möglichkeiten der jeweiligen Person anpassen und dadurch die Qualität des therapeutischen Gesprächs optimieren. Die Kommunikation ist ein Schlüsselaspekt in der Beziehung zwischen Patient und Therapeut. Therapeutische Kommunikation kann trösten, begleiten, Symptome lindern und sogar Selbstheilungskräfte anregen. Um es mit den Worten des Kardiologen Bernard Lown zu sagen: »Worte sind das mächtigste Werkzeug, über das ein Arzt verfügt. Worte können allerdings – wie ein zweischneidiges Schwert – sowohl tief verletzen als auch heilen.«[67] Damit Kommunikation heilsam, also salutogenetisch, wirken kann, muss sie *empathisch* sein. Empathie ist die Fähigkeit, Emotionen, Motive und Persönlichkeitsmerkmale einer anderen Person zu erkennen und zu verstehen. Hierfür sind Selbstwahrnehmung und Selbsterkenntnis wesentliche Grundvoraussetzungen, denn je besser man die eigenen Gefühle und Motivationen versteht, desto zuverlässiger kann man auch das Verhalten und die Emotionen anderer Menschen deuten. Das Wissen um die Bedeutung der Farben hilft mir damit nicht nur, einen besseren Zugang zu meinem Gegenüber zu bekommen, sondern auch zu mir selbst.

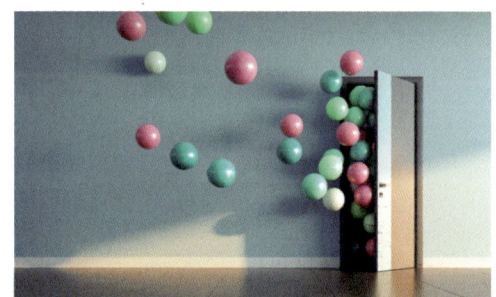

## Bevor Sie gehen ...

Unsere gemeinsame Reise in die Welt des Lichts neigt sich hier nun ihrem Ende zu. An dieser Stelle möchte ich mich bei Ihnen dafür bedanken, dass Sie mich bis hierher begleitet haben! Ich hoffe, dass der Weg, über den ich Sie geführt habe, nicht allzu steinig war und dass Sie ein paar erhellende »Reiseandenken« mitnehmen konnten. Meine Absicht war es, Ihnen einen Einblick in die verschiedenen Bereiche unseres Lebens zu geben, in denen sich die *Kraft des Lichts* entfaltet. Ich wünsche mir, dass es mir gelungen ist, Ihnen hilfreiche Tipps und Ratschläge für den besseren Umgang mit dieser Urkraft des Lebens zu geben und die Hintergründe für meine Empfehlungen nachvollziehbar zu machen.

Ich kann mir vorstellen – und hoffe sogar –, dass Sie noch viele Fragen zu den Themen Licht, Beleuchtung und Farben haben. Damit möchte ich Sie nicht alleine lassen. Ich habe deshalb eine Website gestaltet, auf der Sie weiterführende Informationen, Produkthinweise und Empfehlungen finden können. Auf dieser Plattform freue ich mich auch auf Ihre Fragen rund ums Thema: Die Kraft des Lichts!

www.diekraftdeslichts.info

## Sonnentagebuch

Dieses Tagebuch können Sie über mehrere Wochen, Monate oder auch über ein ganzes Jahr führen. Wichtig dabei ist, dass Sie immer dann eine Eintragung machen, wenn Sie in die Sonne oder ins Solarium gehen. So erhalten Sie ein möglichst vollständiges Bild Ihrer persönlichen »Lichtdosis« und können Ihre individuelle Vitamin-D-Produktion ermitteln. Am besten ist es, wenn Sie Ihren Vitamin-D-Wert prüfen lassen, bevor Sie mit der ersten Anwendung beginnen. Am aussagekräftigsten ist die erste Bestimmung, wenn der Winter vorbei ist, also zum Beispiel Anfang Februar. Eine zweite Untersuchung ist sinnvoll, wenn das Sommerhalbjahr vorüber ist, also Ende Oktober. So können Sie im Lauf des Sommers beobachten, ob Sie sich oft genug in der Sonne aufgehalten haben, um in Bezug auf Vitamin D für die dunklen Wintertage gerüstet zu sein.

Das Beispiel auf Seite 235 soll Ihnen das Ausfüllen Ihres persönlichen Sonnentagebuchs erleichtern. Auf Seite 236/237 finden Sie eine Vorlage zum Kopieren. Dieselbe Vorlage können Sie sich auch unter www.diekraftdeslichts.info herunterladen. Wichtige Informationen und weitere Erklärungen zum richtigen Sonnenbaden für Ihren Hauttyp, zu Vitamin D und dem optimalen Wert finden Sie auf den Seiten 87 bis 94.

## Erklärung zu einzelnen Begriffen

**UV-Index:** Dieser ist in Apps oder Onlinewetterdiensten tagesaktuell zu finden.

**Bekleidung:**
- Voll bekleidet bedeutet, Sie tragen Kleidung, die jede Körperpartie bis auf die Hände und den Kopf bedeckt.
- Kurzärmelig mit Short oder Rock bedeutet, dass sowohl Ihre kompletten Arme als auch die Beine weitestgehend nicht bedeckt sind.
- Tragen Sie offene Schuhe, sodass die Füße weitestgehend der Sonne ausgesetzt sind, ist dies ebenfalls von Bedeutung. Beobachten Sie, ob Sie während der lichtreichen Jahreszeit öfter offene oder geschlossene Schuhe tragen. Offene Schuhe sind die bessere Wahl.

**Körperposition:** Wenn Sie Sonnenbaden gehen, ist es ebenfalls von Bedeutung, ob Sie sich die meiste Zeit irgendwo stehend aufhalten, zum Beispiel beim Beachvolleyballspiel, oder liegend die Sonne genießen. Wenn Sie liegen, wird nur eine Körperseite mit Licht beschienen, deshalb wäre eine meist stehende Körperposition zu bevorzugen.

**Vitamin-D-Wert:** Hier tragen Sie das Datum einer Blutentnahme und den ermittelten Laborwert ein.

## Beispiel für einen Tag

| Tag/Datum | UV-Index | Lichtquelle | | Himmel |
|---|---|---|---|---|
| mo, 18.3.19 | 2 | Sonne<br>von: 13.10 Uhr<br>bis: 13.25 Uhr | Solarium<br>Dauer: ___ Min. | klar ☒<br>wolkig ☐<br>(vereinzelt Wolken, kein komplett bedeckter Himmel) |

| Dauer (Minuten) | Bekleidung | | Körperposition | | Vitamin-D-Wert (mit Datum) |
|---|---|---|---|---|---|
| 15 | voll bekleidet<br>kurzärmelig, Shorts/Rock<br>Badekleidung<br>Schuhe: offen<br>geschlossen<br>Kopfbedeckung: ja/<u>nein</u> | ☒<br>☐<br>☐<br>☐<br>☒<br>☐ | stehend<br>liegend | ☒<br>☐ | 28 ng/l<br>(11.2.19) |

## SONNENTAGEBUCH

Kalenderwoche _____
von _____ bis _____

| Tag/Datum | UV-Index | Lichtquelle | Himmel | Dauer (Minuten) | Bekleidung | Körperposition | Vitamin-D-Wert (mit Datum) |
|---|---|---|---|---|---|---|---|
| | | Sonne<br>von: _____ Uhr<br>bis: _____ Uhr<br>Solarium<br>Dauer: _____ Min. | ☐ klar<br>☐ wolkig<br>(vereinzelt Wolken, kein komplett bedeckter Himmel) | | ☐ voll bekleidet<br>☐ kurzärmelig, Shorts/Rock<br>☐ Badekleidung<br>☐ Schuhe: offen<br>☐ geschlossen<br>☐ Kopfbedeckung: ja/nein | ☐ stehend<br>☐ liegend | |
| | | Sonne<br>von: _____ Uhr<br>bis: _____ Uhr<br>Solarium<br>Dauer: _____ Min. | ☐ klar<br>☐ wolkig<br>(vereinzelt Wolken, kein komplett bedeckter Himmel) | | ☐ voll bekleidet<br>☐ kurzärmelig, Shorts/Rock<br>☐ Badekleidung<br>☐ Schuhe: offen<br>☐ geschlossen<br>☐ Kopfbedeckung: ja/nein | ☐ stehend<br>☐ liegend | |
| | | Sonne<br>von: _____ Uhr<br>bis: _____ Uhr<br>Solarium<br>Dauer: _____ Min. | ☐ klar<br>☐ wolkig<br>(vereinzelt Wolken, kein komplett bedeckter Himmel) | | ☐ voll bekleidet<br>☐ kurzärmelig, Shorts/Rock<br>☐ Badekleidung<br>☐ Schuhe: offen<br>☐ geschlossen<br>☐ Kopfbedeckung: ja/nein | ☐ stehend<br>☐ liegend | |

# Sonnentagebuch

**Sonne**
von: _____ Uhr
bis: _____ Uhr

**Solarium**
Dauer: _____ Min.

☐ klar
☐ wolkig (vereinzelt Wolken, kein komplett bedeckter Himmel)

☐ voll bekleidet
☐ kurzärmelig, Shorts/Rock
☐ Badekleidung
☐ Schuhe: offen
☐ geschlossen
☐ Kopfbedeckung: ja/nein

☐ stehend
☐ liegend

---

**Sonne**
von: _____ Uhr
bis: _____ Uhr

**Solarium**
Dauer: _____ Min.

☐ klar
☐ wolkig (vereinzelt Wolken, kein komplett bedeckter Himmel)

☐ voll bekleidet
☐ kurzärmelig, Shorts/Rock
☐ Badekleidung
☐ Schuhe: offen
☐ geschlossen
☐ Kopfbedeckung: ja/nein

☐ stehend
☐ liegend

---

**Sonne**
von: _____ Uhr
bis: _____ Uhr

**Solarium**
Dauer: _____ Min.

☐ klar
☐ wolkig (vereinzelt Wolken, kein komplett bedeckter Himmel)

☐ voll bekleidet
☐ kurzärmelig, Shorts/Rock
☐ Badekleidung
☐ Schuhe: offen
☐ geschlossen
☐ Kopfbedeckung: ja/nein

☐ stehend
☐ liegend

---

**Sonne**
von: _____ Uhr
bis: _____ Uhr

**Solarium**
Dauer: _____ Min.

☐ klar
☐ wolkig (vereinzelt Wolken, kein komplett bedeckter Himmel)

☐ voll bekleidet
☐ kurzärmelig, Shorts/Rock
☐ Badekleidung
☐ Schuhe: offen
☐ geschlossen
☐ Kopfbedeckung: ja/nein

☐ stehend
☐ liegend

## Autorenvita

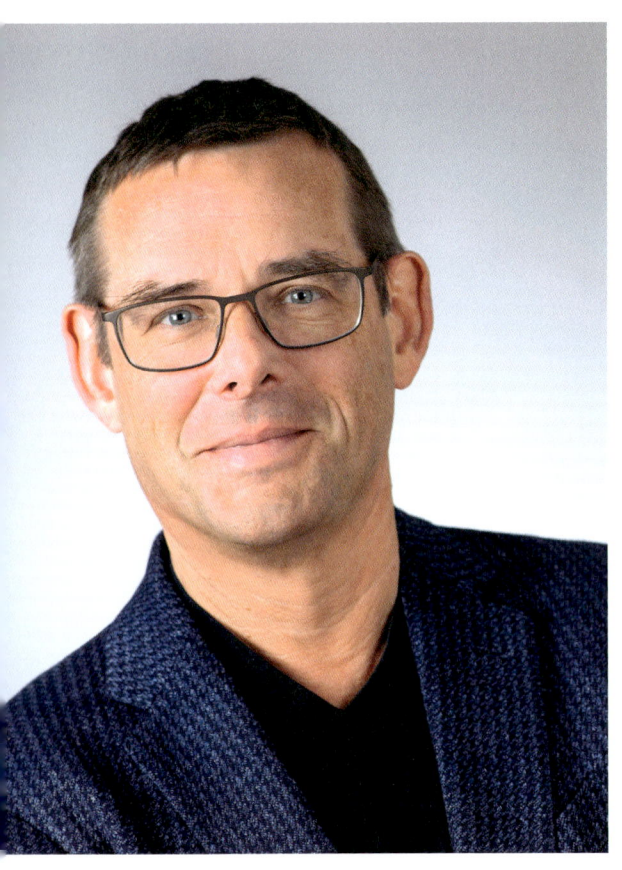

**Dr. med. Alexander Wunsch** ist niedergelassener Arzt, Wissenschaftler und Referent in den Bereichen Lichttherapie, Photobiologie und Biophysik sowie stellvertretender Geschäftsführer der Max Lüscher Stiftung. Er ist der führende Lichtbiologe in Deutschland und erforscht Chancen und Risiken optischer Strahlung auf Mensch und Umwelt, berät Politik, Medienvertreter und Industrie bei lichtbiologischen Fragen und entwickelt Konzepte und Anwendungen für den gesunden Umgang mit natürlichem und künstlichem Licht sowie die Lichttherapie. Seine zahlreichen Publikationen, Vorträge und Interviews im In- und Ausland haben vielen Menschen die herausragende Bedeutung von Licht und Farben für Gesundheit und Wohlbefinden zugänglich gemacht.

## Quellenverzeichnis

1. Morowitz, Harold J.: *Energy Flow in Biology: Biological Organization as Problem in Thermal physics.* Academic Press, New York 1968
2. Lentner, Andreas: *Geschichte der Lichttherapie: von der Heliotherapie der Antike zur modernen Ultraviolett-Phototherapie.* Rheinisch-Westfälische Technische Hochschule, Medizinische Fakultät. Dissertation, Aachen 1992
3. Schillinger, Klaus: *Solare Brenngeräte.* Katalog. Hrsg.: Staatlicher Mathematisch-Physikalischer Salon Dresden, Forschungsstelle, 1992
4. Ebermaier, Johannes Christoph: *Versuch einer Geschichte des Lichtes.* Hofbuchhandlung bei Karl und Comp., Osnabrück 1799. https://reader.digitale-sammlungen.de/de/fs1/object/display/bsb10133676_00001.html (Stand 09.03.2019)
5. Horn, Ernst: *Über die Wirkungen des Lichts auf den lebenden menschlichen Körper, mit Ausnahme des Sehens.* Göbbels und Unzer, Königsberg 1799
6. Bernhard, Oskar: *Sonnenlichtbehandlung in der Chirurgie.* Enke Verlag, Stuttgart 1923
7. Dr. Rollier, August: *Die Heliotherapie.* Übers. von Karl Triebold. Urban & Schwarzenberg, München/Berlin 1951
8. Jesionek, Albert: *Lichtbiologie.*: Vieweg & Sohn, Braunschweig 1910
9. Jesionek, Albert: *Lichtbiologie und Lichtpathologie.* J. F. Bergmann, Wiesbaden 1912
10. Grober, Julius, W. Amelung: *Klinisches Lehrbuch der physikalischen Therapie.* Bearb. von W. Amelung [et al.]. Fischer, Jena 1970, S. 389
11. Bühring, Malte, Ernst G. Jung (Hrsg.): *UV-Biologie und Heliotherapie.* Hippokrates Verlag, Stuttgart 1992
12. Pedersen, Sidsel Arnspang et al: *Hydrochlorothiazide use and risk of nonmelanoma skin cancer: A nationwide case-control study from Denmark.* Journal of the American Academy of Dermatology, Volume 78, Issue 4, April 2018, S. 673–681. e9 https://doi.org/10.1016/j.jaad.2017.11.042 (Stand: 11.03.2019)
13. Schlumpf, Margret et al: *Exposure patterns of UV filters, fragrances, parabens, phthalates, organochlor pesticides, PBDEs, and PCBs in human milk: correlation of UV filters with use of cosmetics.* Chemosphere, 81(10), 2010, S. 1171–1183
14. Handa, Osamu et al: *Methylparaben potentiates UV-induced damage of skin keratinocytes.* Toxicology, 227(1–2), 2006, S. 62–72
15. Ishiwatari, Shioji et al: *Effects of methyl paraben on skin keratinocytes.* Journal of Applied Toxicology, 27(1), 2007, S. 1–9
16. Michaëlsson, Karl et al: *Plasma vitamin D and mortality in older men: a community-based prospective cohort study.* The American Journal of Clinical Nutrition, 92(4), 2010, S. 841–848

17 Kellogg, John Harvey: *Light Therapeutics: A Practical Manual of Phototherapy for the Student and the Practitioner.* The Good Health Publishing Co., Battle Creek 1910

18 Ingold, Niklaus: *Lichtduschen: Geschichte einer Gesundheitstechnik, 1890–1975.* Chronos Verlag, Zürich 2015, S. 280

19 Mehling, Annette, Corinne Reymermier: *Chronobiology of the Skin: Cutaneous Clocks and Biorhythms.* Measuring the Skin. Springer International Publishing, 2016, S. 1–8

20 Trüeb, Ralph M., Desmond Tobin. (Hrsg.): *Aging hair.* Springer-Verlag, Berlin/Heidelberg 2010

21 Nakajima, Ken-ichi. et al: *KCNJ15/ Kir4.2 couples with polyamines to sense weak extracellular electric fields in galvanotaxis.* 2015. Nature Communications 6:8532. doi: 10.1038/ncomms9532 (Stand: 13.03.2019)

22 Tsutsumi, Moe et al: *Expressions of rod and cone photoreceptor-like proteins in human epidermis.* Experimental dermatology, 18(6), 2009, S. 567–570

23 De Assis, Leonardo V. M. et al: *Melanopsin and rhodopsin mediate UVA-induced immediate pigment darkening: Unravelling the photosensitive system of the skin.* European Journal of Cell Biology, 97(3), 2018, S. 150–162

24 *Ondrusova, Katarina et al: Subcutaneous white adipocytes express a light sensitive signaling pathway mediated via a melanopsin/TRPC channel axis.* Scientific Reports, 7(1), 2017, 16332

25 http://www.bfs.de/DE/themen/opt/uv/ wirkung/akut/empfehlung.html (Stand 20.03.2019)

26 Burgard, Barbara et al. 2018. »Solarium Use and Risk for Malignant Melanoma: Metaanalysis and Evidence-based Medicine Systematic Review. *Anticancer Research*, 38(2), S. 1187–1199

27 Webb, A. R., Holick, M. F. 1988. »The Role of Sunlight in the Cutaneous Production of Vitamin D3.« *Annual Review of Nutrition*, 8(1), S. 375–399.

28 Kneipp, Sebastian: *Meine Wasser-Kur.* 70. Auflage. Verlag der Kösel'schen Buchhandlung, Kempten 1902

29 Schivelbusch, Wolfgang: *Lichtblicke: Zur Geschichte der künstlichen Helligkeit im 19. Jahrhundert.* Hanser, München/ Wien 1983

30 Fürst, Artur: *Das elektrische Licht: V on den Anfängen bis zur Gegenwart.* A. Langen, München 1926

31 Clayton, Roderick K.: *Photobiologie. Band 2: Die biologischen Funktionen des Lichts.* Verlag Chemie, Weinheim 1977

32 Hollwich, Fritz: *Augenheilkunde: Ein kurzgefasstes Lehrbuch mit Schlüssel zum Gegenstandskatalog.* Thieme, Stuttgart 1982

33 Schreiber, H. (Hrsg.): Dritter internationaler Kongress für Lichtforschung, Kongressbericht. Berlin 1936

34 Schober, Herbert: *Licht und Beleuchtung.* In: Lehmann, Gunter (Hrsg.). *Handbuch*

der gesamten Arbeitsmedizin, Band I. Urban & Schwarzenberg, Berlin, München, Wien 1961, S. 446

35 Hollwich, Fritz: *The Influence of Ocular Light Perception on Metabolism in Man and in Animal.* Springer-Verlag, New York 2012

36 Hattar, Samer et. al.: *Melanopsin-containing retinal ganglion cells: architecture, projections, and intrinsic photosensitivity.* Science, 295(5557), 2002, S. 1065–1070

37 Kakizaki, Masako et al.: *Sleep Duration and the Risk of Breast Cancer: The Ohsaki Cohort Study.* British Journal of Cancer, 99(9), 2008, S. 1502

38 Kakizaki, Masako et al.: *Sleep Duration and the Risk of Prostate Cancer: The Ohsaki Cohort Study.* British Journal of Cancer, 99(1), 2008, S. 176

39 Kloog, Itai et al.: *Light at Night Co-distributes with Incident Breast but not Lung Cancer in the Female Population of Israel.* Chronobiology International, 25(1), 2008, S. 65–81

40 Behar-Cohen, Francine et al.: *Light-emitting diodes (LED) for domestic lighting: Any risks for the eye?.* Progress in Retinal and Eye Research, 30(4), 2011, S. 239–257

41 Karu, Tiina: *Primary and Secondary Mechanisms of Action of Visible to near-IR Radiation on Cells.* Journal of Photochemistry and photobiology B: Biology, 49(1),1999, S. 1–17

42 Schernhammer, Eva S. et al.: *Rotating Night Shifts and Risk of Breast Cancer in Women Participating in the Nurses' Health Study.* Journal of the National Cancer Institute, 93(20), 2001, S. 1563–1568

43 Schernhammer, Eva S. et al. *Night-Shift Work and Risk of Colorectal Cancer in the Nurses' Health Study.* Journal of the National Cancer Institute, 95(11), 2003, S. 825–828

44 Schernhammer, Eva S. et al.: *Night Work and Risk of Breast Cancer.* Epidemiology, 17(1), 2006, S. 108–111

45 Stevens, Richard G., Yong Zhu: *Electric light, particularly at night, disrupts human circadian rhythmicity: Is that a problem?* Philosophical Transactions of the Royal Society B: Biological Sciences, 370(1667), 20140120, 2015

46 Aleman, Andrea C., Min Wang, Frank Schaeffel: *Reading and Myopia: Contrast Polarity Matters.* Scientific Reports, 8(1), Article number 10840, 2018

47 Glickman, Gena L. et al.: *Inferior Retinal Light Exposure Is More Effective than Superior Retinal Exposure in Suppressing Melatonin in Humans.* Journal of Biological Rhythms, 18(1), 2003, S. 71–79

48 SCHEER: *Opinion on Potential risks to human health of Light Emitting Diodes (LEDs).* https://ec.europa.eu/health/sites/health/files/scientific_committees/scheer/docs/scheer_o_011.pdf (Stand 15.03.2019)

49 European Commission: *So far, no health risks dim LED light's bright future.* https://ec.europa.eu/health/sites/health/

files/scientific_committees/docs/citizens_leds_en.pdf (Stand 15.03.2019)
50 Hunter, Jennifer J. et al.: *The susceptibility of the retina to photochemical damage from visible light.* Progress in Retinal and Eye Research, 31(1), 2012, S. 28–42
51 European Comission: *Results of the public consultation on SCHEER's preliminary opinion on »Potential risks to human health of light emitting diodes (LEDs)«.* https://ec.europa.eu/health/sites/health/files/scientific_committees/scheer/docs/followup_cons_leds_en.pdf (Stand 15.03.2019)
52 Dinshah, Darius: *Es werde Licht. Praktischer Leitfaden für Dinshah's 12-Farben-Chromotherapie.* Dinshah Health Society, Malaga/New Jersey 2015
53 Ghadiali, Dinshah: *Spectro-Chrome Metry Encyclopedia.* 5. Auflage. Dinshah Health Society, Malaga/New Jersey 2003
54 Changizi, Mark A. et al.: *Bare skin, blood and the evolution of primate colour vision.* Biology Letters, 2(2), 2006, S. 217–221
55 Stephen, Ian D. et al.: *Skin Blood Perfusion and Oxygenation Colour Affect Perceived Human Health.* PLoS One, 4(4), e5083, 2009
56 Temple, Robert: *The Crystal Sun: Rediscovering a Lost Technology of the Ancient World.* Arrow Books, London 2000
57 Pleasonton, Augustus James: *The Influence of the Blue Ray of the Sunlight and of the Blue Color of the Sky.* Claxton, Remsen & Haffelfinger Publishers, Philadelphia 1876
58 Finsen, Niels Ryberg: *Ueber die Bedeutung der chemischen Strahlen des Lichtes für Medicin und Biologie: Drei Abhandlungen.* Verlag F. C. W. Vogel, Leipzig 1899
59 Pancoast, Seth: *Blue and Red Light, or, Light and Its Rays as Medicine.* J. M. Stoddart & Co., Philadelphia 1877
60 https://archive.org/details/kabbalatruescien00panc/page/n7 (Stand 29.03.2019)
61 Babbitt, Edwin Dwight: *The Principles of Light and Color: Including Among Other Things.* Babbitt & Co., New York 1878
62 https://archive.org/details/PrinciplesOfLightAndColor/page/n1 (Stand 29.03.2019)
63 https://www.nytimes.com/1896/03/11/archives/says-x-rays-are-not-new-views-of-dinshar-pestonjee-ghadially-the-in.html (Stand 29.03.2019)
64 Goethe, Johann Wolfgang von: *Goethe Farbenlehre.* Ungekürzte Ausgabe. Einleitungen und Erläuterungen von Rudolf Steiner. 5 Bände, 6. Auflage. Verlag Freies Geistesleben, Stuttgart 1997
65 Wunsch, Alexander: *SpektroChrom-Farbbrillen Handbuch.* Verlag ZukunftSehen, Weilheim 2016
66 Lüscher, Max: *Der 4-Farben-Mensch: Wege zum inneren Gleichgewicht.* Ullstein, Berlin 2005
67 Lown, Bernhard: *Die verlorene Kunst des Heilens: Anleitung zum Umdenken.*: Suhrkamp, Frankfurt 2004, S. 63

## Bildnachweis

Seite 8: Shutterstock/Denis Mironov
Seite 14: Shutterstock/Chinnapong
Seite 18: N. A. Sharp, NOAO/NSO/Kitt Peak FTS/AURA/NSF
Seite 19: Wikimedia Commons (https://creativecommons.org/licenses/by/4.0), Degreen
Seite 21: Wikimedia Commons (https://creativecommons.org/licenses/by/4.0), Raquelaa54
Seite 22: NASA
Seite 23, 124: riva Verlag
Seite 26: Shutterstock/Smileus
Seite 28: Wikimedia Commons (https://creativecommons.org/licenses/by/4.0), Matemateca, Rodrigo Tetsuo Argenton
Seite 31: Wikimedia Commons (https://creativecommons.org/licenses/by/4.0), Gibon
Seite 33: Shutterstock/Soleil Nordic
Seite 36: Shutterstock/FWStudio
Seite 38: mit freundlicher Genehmigung von St. Johanser Naturmittelvertrieb GmbH, Kirchheim bei München
Seite 39: verändert nach Dr. Alexander Wunsch, St. Johanser (Hautgrafik), Shutterstock/archivector (Sonne)
Seite 46: bpk-Bildagentur/Staatliche Kunstsammlungen Dresden/Jürgen Karpinski
Seite 54: aus dem Katalog *Elektrische Lichtbäder und Lichtheilapparate*, Sanimed AG Heidelberg, um 1920
Seite 55, 58: Niels Ryberg Finsen: *Über die Anwendung von conzentrierten chemischen Lichtstrahlen in der Medizin.* Leipzig 1899
Seite 59: Dr. Auguste Rollier: *Gesünder durch Sonne.* Falken Verlag, Berlin-Lichterfelde, 1930
Seite 62: Shutterstock/stihii
Seite 65 f.: Dr. Hans Malten: *Die Licht-Therapie.* J. F. Bergmann, München 1926
Seite 67: Herbert Meyer, Ernst Otto Seitz: *Ultraviolette Strahlen.* Walter de Gruyter, Berlin 1948
Seite 79: verändert nach Dr. Alexander Wunsch, St. Johanser Naturmittelvertrieb GmbH (Hautgrafik), Shutterstock/archivector (Sonne)
Seite 81: Paul de Kruif: *Kämpfer für das Leben.* Ullstein, Berlin 1939. S. 320
Seite 84: Shutterstock/LeManna
Seite 95: John Harvey Kellogg: *Light Therapeutics.* Good Health Publishing Co., Battle Creek 1910
Seite 97: Shutterstock/Masson
Seite 101: mit freundlicher Genehmigung von Ergoline
Seite 103: Shutterstock/Orla
Seite 106: Shutterstock/Syda Productions
Seite 108: Shutterstock/Det-anan
Seite 111: Shutterstock/Olga benoiton
Seite 115 o., 115 u.: Wilhelm Heinrich Uhland: *Das elektrische Licht und die elektrische Beleuchtung.* Verlag Veit und Comp, Leipzig 1884
Seite 117 li.: Shutterstock/Denis Larkin
Seite 117 re.: Shutterstock/terekhov igor
Seite 120: Shutterstock/Andrei Kuzmik

Seite 122 f., 125, 148, 162, 167, 176 re., 178, 188, 190, 199, 211, 214, 219: Dr. Alexander Wunsch

Seite 127: Shutterstock/Peter Hermes Furian, verändert nach Dr. Alexander Wunsch

Seite 131 li.: Shutterstock/Natalya Yan

Seite 131 re.: Dr. Auguste Rollier: *Gesünder durch Sonne*. Falken Verlag, Berlin-Lichterfelde, 1930

Seite 134: riva Verlag, verändert nach Dr. Alexander Wunsch

Seite 139: verändert nach Dr. Alexander Wunsch, Shutterstock/archivector (Sonne), Shutterstock/dimpank (Mond)

Seite 145: Shutterstock/Designua

Seite 153: Dr. Alexander Wunsch, Shutterstock/Denis Larkin (o.), Shutterstock/archivector (Mi.), Shutterstock/Andrei Kuzmik (u.)

Seite 155: Shutterstock/3d-man

Seite 158: mit freundlicher Genehmigung von L-Plan Lichtplanung, Berlin

Seite 160: Shutterstock/Evgeny Karandaev, Kriangx1234, verändert nach Dr. Alexander Wunsch

Seite 164: Shutterstock/s-ts (li. o.), Shutterstock/Denis Larkin (li. u.), Shutterstock/terekhov igor (re. o.), Shutterstock/Andrei Kuzmik (re. u.), riva Verlag/verändert nach Dr. Alexander Wunsch

Seite 170: Shutterstock/SJ Travel Photo and Video

Seite 174: Shutterstock/Designua (Auge), Shutterstock/archivector (Sonne), Shutterstock/Denis Larkin (Glühbirne)

Seite 176 li.: Shutterstock/dugdax

Seite 180: Shutterstock/Jane McIlroy

Seite 185: Shutterstock/kana Design Image

Seite 191: Shutterstock/Suratwadee Rattanajarupak

Seite 193: Shutterstock/hecke61

Seite 195: Shutterstock/barmalini (li. o.), Shutterstock/fluke samed (re. o.), Shutterstock/irin-k (li. u.), Shutterstock/Avigator Fortuner (re. u.)

Seite 197: Wikimedia Commons (https://creativecommons.org/licenses/by-sa/3.0), Dr.-Ing. S. Wetzel alias PrismaNN oder Analemma

Seite 200: Shutterstock/Djaile

Seite 203: Niels Ryberg Finsen: *Ueber die Bedeutung der chemischen Strahlen des Lichtes für Medicin und Biologie: Drei Abhandlungen.* Verlag F. C. W. Vogel, Leipzig 1899

Seite 204: Seth Pancoast: *Blue and Red Light, or, Light and Its Rays as Medicine.* J. M. Stoddart & Co., Philadelphia 1877

Seite 206: mit freundlicher Genehmigung der Dinshah Health Society: www.dinshahhealth.org

Seite 224: mit freundlicher Genehmigung von INNOVATIVE EYEWEAR International GmbH, Weilheim i. OBay.

Seite 229: Max Lüscher Stiftung

Seite 232: Shutterstock/ouh_desire

Seite 236: FotoAgenten Heidelberg/Angelika Löffler

# Register

## A

Absorptionsspektrum 22
Adipositas 12, 71
Akne 63, 71
Allergien 12, 72
Alterans-Farben 217, 219
Alzheimer-Demenz 72
Anorexie 71
Anpassung, hormonelle 143
Appetitlosigkeit 63
Arbeitsplatz 118 f., 159, 175
Arbeitsplatzbeleuchtung 9, 113
Asthma bronchiale 43
Atom 16, 23 ff., 168, 184
Auge 7, 13, 17 ff., 35, 48, 59, 63 f., 73, 83, 88 f., 105, 107, 116 f., 120 f., 127 ff., 130, 133, 135, 138, 142 ff., 145 ff., 149 ff., 152 ff., 156, 160 f., 165 ff., 171 f., 174 ff., 177, 181 f., 186, 188, 192 ff., 196, 216, 221, 223 f.

## B

Babys 82, 149
Badezimmer 159, 175, 222
Basalmembran 38 f., 86
Bewegungsmangel 12
Bildschirm 142, 151, 159 ff., 162 f., 200
Bildschirmarbeit 158, 160 ff., 163
Bildschirmpausen 161
Bindegewebsfasern 39
Blau 50, 73 f., 88, 107, 120, 124, 128, 130, 134 ff., 138 ff., 141 ff., 144, 146 f., 150 f., 153 f., 156, 158 ff., 162, 165, 168, 173 ff., 177, 190 f., 194, 198 ff., 202 ff., 205, 210, 215 f., 219 ff., 226 ff., 229 f.
Blaulichtbelastungen 151
Blaulichtfilter 162
Blaulichtgefährdung 147
Blaulicht-Schutzbrillen 159, 161 ff., 198
Blutgerinnung 211
Bluthochdruck 74

## C

Chromosphäre 19, 22
Chromotherapie 20, 50, 201 f., 204, 206 f., 209, 217, 219, 222 ff., 228
Chronobiologie 9, 135, 138

## D

Dark Mode 163, 165
Depressionen 43, 74
Diabetes 72
Disstress 136, 142, 144
Dopamin 41
Dunkelheit 8, 11 f., 54, 104, 139, 142 f., 152
Dunkelkrankheit 48, 54, 91

## E

Ebene, psychisch-emotionale 195, 223
Edelgaskonfiguration 24
Elektron 23 ff., 95, 100, 129, 159, 166, 184
Elemente, chemische 16, 18, 21 f., 24 f., 205
Energieabdruck, negativer 22
Energiegehalt 17 f., 39
Energiesparlampe 13, 118 ff., 125, 221
Entgiftung 95, 211

Epidermis 38, 86, 89, 97, 102
Erdatmosphäre 17, 19 ff.
Eukaryoten 33 f.
Eumelanin 89 ff.
Eustress 136, 142

## F

Farbdiagnostik 226 f., 231 f.
Farben, kurzwellige 135
  – langwellige 213
  – zirkulatorische 217 f.
Farbfilter 143, 177, 186 ff., 221 f.
Farbmischung, additive 199 f., 210, 221
  – subtraktive 200
Farbsinnesstörungen 161, 191
Farbtemperatur 122 ff., 125 ff., 128, 130, 159 ff., 168, 178
Farbwahrnehmung 189, 191, 194, 227
Farbwiedergabe 118, 124 ff., 130, 158, 163, 172, 175, 178
Farbwiedergabeindex 126, 130, 163, 178
Fehlernährung 12
Fotolampe 123
Fraunhoferlinien 18 ff., 21
Freiheit 22, 140, 228 ff.
Frequenz 17 f., 23, 29, 133, 165, 167 f., 171, 182 ff., 185, 192, 212, 216, 218, 220

## G

Gaslicht 113 f., 116
Gefühle 192, 227 ff., 230 ff.
Gelb 50, 89, 91, 120 f., 124, 127, 145, 158 f., 168, 186, 190 f., 198 ff., 205, 210, 215, 219 ff., 225, 227 ff., 230

Gelbgrün 216 f., 219 f., 223, 225
Gemütsstörungen 43
Gicht 43, 46
Glühlampe 7, 13, 95, 114, 116 ff., 119 ff., 121 ff., 125 f., 128, 154, 156, 158 ff., 164 f., 168 ff., 171, 175, 177 ff., 221 f.
Glühlampenverbot 9, 118 f., 121
Grün 50, 64, 88, 120, 124 f., 129, 136, 146, 163, 176, 186, 190 f., 195, 198 ff., 210 f., 213 ff., 216 ff., 219 ff., 223, 225, 227 ff., 230
Grundfarben, psychologische 191, 195, 227, 229

## H

Halogenlampen 169 f., 177 f.
Hautbild 63
Hautfarbe 81, 88 f., 91, 93, 99, 124 f.
Hautkrankheiten 12, 43, 71
Hautkrebs 47, 60, 73 f., 83, 91, 154
  – schwarzer 96
  – weißer 96
Hautschichten 43, 48, 54 f., 79 f., 85
Hauttyp 48, 72, 80 f., 87 ff., 90 f., 93 f.
  – dunkler 88
  – schwarzer 89
Heliotherapie 9, 20, 42 ff., 47 f., 49, 57 f., 60 ff., 63, 65, 67, 69, 71 f., 74, 77 f., 80, 82 ff., 85 ff., 90, 92, 95, 103
Helium 16, 22, 24
Helligkeitskanal 227
Herz-Kreislauf-Erkrankungen 11, 72, 128
Herz-Kreislauf-Funktionen 137
HEV-Licht 73, 147 ff., 151, 160 f.
Hirnanhangdrüse 106, 133, 136 ff., 226

Hochvolt-Halogenlampen 178
Höhenkur 57, 59
Hormone 35, 40, 83, 104, 106, 129 f., 133, 136 ff., 142 ff.
Hypertonie 72
Hypotonie 72

## I

Immunsystem 40, 72 f., 133, 137, 142, 211, 226
Indigo 127, 147, 151, 187, 205, 207, 210, 214 ff., 219 f., 226
Infektanfälligkeit 72, 91
Infragrün-Farben 213, 215
Infrarotbereich 17
Infrarotlicht 18

## K

Kachexie 71
Kaltlicht-LED 125
Kapillarsystem 40
Keratinozyten 38 f., 86, 89, 106 f.
Kerze 111 f., 114, 116, 121, 125 f.
Kerzenlicht 126, 143, 158
Kinder 6, 51, 64, 66 ff., 81, 85, 149 ff., 165, 170, 175, 177, 207
Klima, UV-reiches 48
Kohlendioxid 30 ff., 119
Komplementärfarben 198 f., 219
Kopfbedeckung 78, 82, 84
Kopfschmerzen 63, 114, 161, 171
Körper, Schwarzer 19, 21
Körperfarben 192, 197
Körpertemperatur 35, 122, 133, 213, 215

Krebs 7, 11, 47, 73, 90, 142, 144, 157
Kunstlicht 6 ff., 10 ff., 21, 73 f., 95, 104, 109 ff., 114, 117, 121, 128, 132, 134 f., 140, 142 ff., 147 f., 150 ff., 154, 156 ff., 159, 168, 171 ff., 175, 177, 204
– kaltes 135, 143, 145, 154
– warmes 110, 117 f., 121, 123, 125 f., 128, 154, 168 f., 177 f.
Kurzsichtigkeit 163, 165

## L

Lärmbelastung 12
Lebensstile 11, 230
Leber 192, 211, 218 f., 225
LED 13, 119 ff., 125 f., 141 f., 149 ff., 152 f., 159, 164, 166, 171 f., 177 f., 221
Lederhaut 38 ff., 89, 102, 145
LED-Licht 102, 141, 154, 158, 166, 174, 178 f.
LEDs, flimmerfreie
LED-Technologie 10, 140
Leuchtdioden 119 f., 221
Leuchtgas 113 f.
Leuchtstofflampen 118, 121, 125, 128 f., 131 ff., 140, 147, 164, 166
Licht- und Farbmodulationen 194
Licht, blaues 50, 73 f., 88, 107, 120, 124, 128, 134 ff., 138, 141 ff., 144, 146 f., 150 f., 153 f., 158 ff., 161 ff., 168, 173 ff., 177, 190, 194, 198, 202 ff., 226
– elektrisches 12, 56, 64, 95, 98, 114, 116 f., 156, 168 f., 206
– infrarotes 18, 95, 102, 147, 156, 168
– ultraviolettes 51, 78, 102, 136, 150, 156 f., 168

Lichtdiät 41
Lichtempfindlichkeit 73f., 83, 87f., 130, 149, 152
Lichtentzündung 52ff.
Lichtfarben 50, 126f., 150f., 174f., 177, 197, 221
Lichtfilter 40, 162
Lichtflimmern 160, 165ff., 170f.
Lichthunger 98, 100, 113
Lichthygiene 41, 43, 77, 157
Lichtklima 177
Lichtkur 51
Lichtmangel 9, 48, 54, 71, 92
Lichtqualität 6, 118, 175f., 179
Lichtschädigung 8
Lichtschwiele 39, 48, 79f., 86, 90, 97
Lichtspektrum 13, 120, 128, 138, 165, 176
Lichtstress 162, 172
Lichttechnik 111f., 116ff., 131, 135, 152, 154, 156, 166, 172f.
Lichttherapie 10, 40f., 44, 48, 51, 56f., 64f., 67ff., 95, 104, 154, 202, 208
Lichtumgebung, gesunde 172
Lichtverhältnisse 135, 173
Liegekur 59, 63
Luminanzkanal 190, 227
Lungentuberkulose 48, 59

## M

Magenta 198ff., 210, 217ff., 226
Makuladegeneration 151f., 156
Melanin 35, 89ff., 146
Melatonin 104, 133, 135, 138, 142ff., 157ff., 174f.
Melatoninausschüttung 136, 142, 157f., 177

Milz 211, 218, 226
Mischtyp 88, 90
Mitochondrien 31ff., 155
Müdigkeitserscheinungen 161
Multiple Sklerose 72
Muskeln 39, 144, 160

## N

Nahinfrarot 95, 102, 120, 154, 156, 158f., 176, 221
Nahinfrarotmangel 157
Nervensystem, vegetatives 40, 72, 129, 132f., 135ff., 138f., 142, 144, 174f., 192, 194, 204, 211, 213, 217, 225
Netzhaut 73, 107, 132ff., 141, 143ff., 146ff., 149ff., 152f., 162f., 174, 178, 189ff., 193f., 227, 223
Neurodermitis 63, 71
Neurotransmitter 41
Niedervolt-Halogenlampen 177f.

## O

Oberhaut 38f., 106
Öllampen 111f.
Orange 120f., 168, 171, 205, 210, 215f., 219f., 225, 228
Osteomalazie 72
Osteoporose 72

## P

Parasympathikus 211, 213, 217f., 225, 228
Petroleumlampen 113f., 116, 204
Pflanzen 111f., 176f., 194, 202f.

Photobiologie 7, 98
Photorezeptoren 146 ff., 152 f., 189, 226
Photosphäre 23
Photosynthese 30 ff.
Pigmentbildung 39
Pigmentierung 39, 48, 54, 80, 89, 189
Proton 23
Purpur 196, 210, 217 ff., 226

## Q

Quantenenergie 17, 147
Quantensprung 23 f.
Quecksilber 117 f., 120, 127

## R

Rachitis 48, 63, 67 f., 71, 91
Raum- und Lichtklima 177
Raumklima 43, 131, 152, 177, 195
Regenbogenspektrum 17 ff., 181, 186, 194, 196 f., 210, 213, 216 f., 228
Regeneration 102, 105, 107, 136, 138, 142 ff., 149, 152, 155, 157, 176, 178, 212 f.
Resonanzprinzip 184 f.
Rhythmen, biologische 133, 213
Rhythmus, chronobiologischer 6, 12, 133, 139, 151, 156
ROS (reactive oxygen) 90, 144, 153
Rot 17, 40, 50, 53, 61, 72 f., 88 f., 91, 95, 98, 102, 120 f., 124, 127, 138 f., 142 f., 146, 154 ff., 162, 168, 178, 190 f., 198 ff., 203 f., 210 f., 213 ff., 216 ff., 219 ff., 223, 225, 227 ff., 230

## S

Sauerstoff 28, 30 ff., 51, 83, 85, 89 f., 112 ff., 116, 144, 147, 152 ff., 192, 211, 218
Sauerstoffkatastrophe, Große 31 f.
Sauerstoffradikale 83, 85, 89 f., 144, 147, 152 ff.
Scharlach 210, 217 ff., 226
Schlaf 32, 63, 71, 81, 104, 133, 138, 142, 144, 156 ff., 161, 175, 177, 183, 213, 225 f. Schlafdauer 144, 157
Schlafstörungen 63, 161, 225
Schlaf-Wach-Rhythmus 213
Schlafzimmer 158 f.
Schneelandschaft 194
Schuppenflechte 63, 71
Schutzbrille 73, 145, 158 f., 161 ff., 198
Schweißdrüsen 39
Sehpigment 152 f.
Selbstachtung 229
Selbstvertrauen 229
Senioren 149, 150 f., 177
Sicherheit, photobiologische 148
Smartphone 12, 78, 82, 159, 161, 166
Solarium 78, 86 f., 98, 100 f., 234, 236 f.
Sonnenbad 35, 41, 49, 51, 61, 70, 78, 81, 83, 85 f., 90, 98
Sonnenbäder 43 f., 79
Sonnenbrand 17, 35, 43, 73, 77, 79 ff., 83 ff., 88 f., 96, 99, 101, 137 f., 145, 148, 169, 176
Sonnenempfindlichkeit 48
Sonnengewöhnungsschema 61 f., 80
Sonnenlicht 6 f., 9 f., 17 ff., 22, 27 ff., 33, 35 ff., 69 ff., 74, 77 ff., 84 f., 87 ff., 102 f., 106 ff., 114, 121 ff., 125 f., 128, 130 ff.,

135 ff., 142, 144, 152 ff., 156, 168, 174, 176, 204 f., 207
Sonnenlichtexposition 63
Sonnenlichtmangel 54, 71, 92
Sonnenschutz 6, 9, 34, 69 f., 74, 77 f., 82 ff., 96, 101, 148
Sonnenschutz, mineralischer 85
Sonnenschutzkleidung 84 f.
Sonnenschutzmittel 9, 69, 70, 74, 77, 83, 85, 148
Sonnenspektrum 19 ff., 103, 122 f., 156
Sonnenstich 48
Sonnenstrahlen 58, 62, 78, 81, 195
Sonnentagebuch 78, 82, 87, 234, 236 f.
Sonnenuntergang 143, 158, 162, 174, 194
Spektralanalyse 21
Spektralapparat 19 f.
Spektralbereich 40, 98, 140, 154, 158, 221
Spektralfarben 18, 215, 217 f.
Spektralmischung 120
Spektralverlauf 19, 21, 125 f.
Spektralverteilung 19, 100, 121 f., 125, 128, 130 ff., 156, 159, 176, 202, 221
SpektroChrom 186 ff., 206 f., 209 ff., 214, 216 ff.
SpektroChrom-Farbbrillen 224 f.
SpektroChrom-Farbkreis 210 ff.
SpektroChrom-Methode 186 f., 206 f., 209 f., 223 ff.
Spektroskope 19 f.
Star, Grauer 145
Sterblichkeit, erhöhte 48
Stoffwechsel 25, 28, 30, 32 ff., 40, 44, 51, 71 f., 87, 104, 132 f., 137, 160, 192, 194, 210 f., 214 f.
Stoffwechsel, anaerober 30

Stoffwechselerkrankungen 72, 192
Stoffwechselfunktionen 40, 194
Störungen, psychische 11 f., 48, 223
Strahlungsenergie 16
Stress 12, 106, 129, 132 f., 136 ff., 142, 149, 160 ff., 171 f., 183, 213, 226, 231 f.
Stresshormone 106, 129, 136 ff., 142
Stressreaktion 133, 136 f., 138, 142, 161
– vegetative 136, 138
Stroboskopeffekt 166 f.
Stroboskoplicht 165
Sympathikus 211, 213, 217 f., 225, 228

## T

Tageslicht 11, 125 f., 129, 152, 157 ff., 167, 172, 177
Temperatur 19, 28 f., 35, 37 ff., 43, 45, 49, 62 f., 100, 121 ff., 130, 133, 159 ff., 168 f., 175, 178, 184, 213, 215, 222
Tuberkulose 48, 51 ff., 57 ff., 63 f., 71, 91
Türkis 124, 187, 196, 200, 210, 214 ff., 226
Typ, keltischer 88 f.
– mediterraner 88
– nordischer 88 f.

## U

Uhr, innere 32, 34, 70, 104 f., 132 ff., 138 f., 163, 194
Ultragrün-Farben 213 ff.
Ultraviolett 17, 32, 51, 78, 102, 136, 150, 156 f., 168
Ultraviolettbereich 17
Ultraviolettlicht, kurzwelliges 68, 78
Umweltfaktoren 11

Umweltgifte 12
Unterernährung 43
Unterhaut 38 f., 107
UVA 17, 39, 96, 99, 122
UVA-Licht 79, 98
UVA-Strahlung 79, 83, 99
UVB 17, 39, 78 f., 83, 86, 97 f., 122
UVB-Gehalt 78
UVB-Strahlung 78, 83, 98
UVC 17, 21, 28, 32, 39
UVC-Licht 21, 28
UVC-Strahlung 28
UV-Index 78, 87, 234
UV-Licht 17, 28, 30, 40, 64, 66 ff., 73, 79, 83, 89 f., 137, 142, 145, 147, 169
UV-Schutzverordnung 99
UV-Strahlen 53, 98
UV-Strahlung 35, 38 f., 65, 69, 83 ff., 86, 89, 102, 136, 169

## V

Vegetativum 40, 129, 132 ff., 217
Violett 17, 32, 51, 61, 78, 102, 124, 136, 146 f., 150 f., 156 f., 168, 190 f., 198, 210 f., 213 ff., 226 f.

Vitamin D 17, 40 f., 61, 67 f., 71 f., 78 f., 82, 84, 86 f., 91 ff., 100, 103 f., 157, 234 ff.
Vitamin-D-Bildung 17, 61, 78 f., 82, 84, 86, 96 f., 100, 103
Vitamin-D-Insuffizienz 93
Vitamin-D-Mangel 72, 91 ff., 95, 97, 103, 157
Vitamin-D-Spiegel 87, 91 f.
Vitamin-D-Versorgung 67, 71, 93
Vorgänge, biochemische 7, 19

## W

Wasserstoff 16, 22 ff., 90
Wellenlänge 17, 19, 21 ff., 40, 102, 107, 122 f., 142 f., 149, 154, 156, 170, 176, 196, 198, 200, 221 f.
– kurze 17
Winterdepression 72, 104 f., 225

## Z

Zellkern 34
Zellteilung 34, 39, 148
Zirbeldrüse 133, 136, 138, 143
Zivilisationskrankheiten 9, 11 f., 144, 183

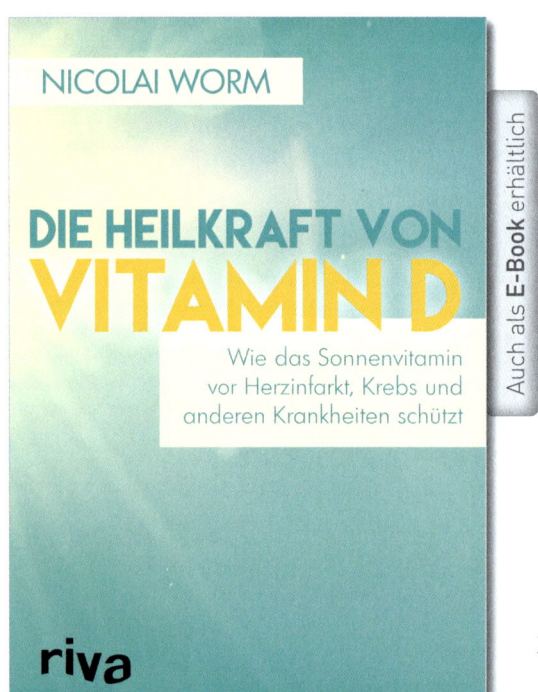

208 Seiten
14,99 € (D) | 15,50 € (A)
ISBN 978-3-86883-888-6

Dr. Nicolai Worm
**Die Heilkraft von Vitamin D**
Wie das Sonnenvitamin vor Herzinfarkt, Krebs und anderen Krankheiten schützt

Wir haben die Sonne aus unserem Leben verbannt. Büroarbeit, neonbeleuchtete Fitnesscenter, lange Autofahrten und Sonnencremes mit hohem Lichtschutzfaktor geben den Vitamin-D-bildenden Strahlen auf der Haut keine Chance. Freiwillig nehmen wir so eine massive Vitamin-D-Unterversorgung in Kauf – mit schwerwiegenden Folgen. Dabei ist wissenschaftlich längst bewiesen: Vitamin D schützt Herz und Gefäße, verhindert und bekämpft die Krebsentstehung, hilft, uns gegen Diabetes, Infektions- und Autoimmunerkrankungen, Hirn- und Muskelschwund zu schützen. Warum leben wir dann im freiwilligen Mangel daran? Gesundheitspolitiker und Meinungsbildner in Sachen Ernährungswissenschaft haben diese gravierende Mangelversorgung in der Bevölkerung lange verschlafen. Dabei gibt es präventivmedizinische und therapeutisch wirksame Empfehlungen zur Vitamin-D-Versorgung. Nicolai Worm fasst den Stand der Erkenntnisse zusammen und zeigt, wie man sich vor Vitamin-D-Mangel und seinen dramatischen Folgen schützen kann.

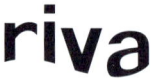

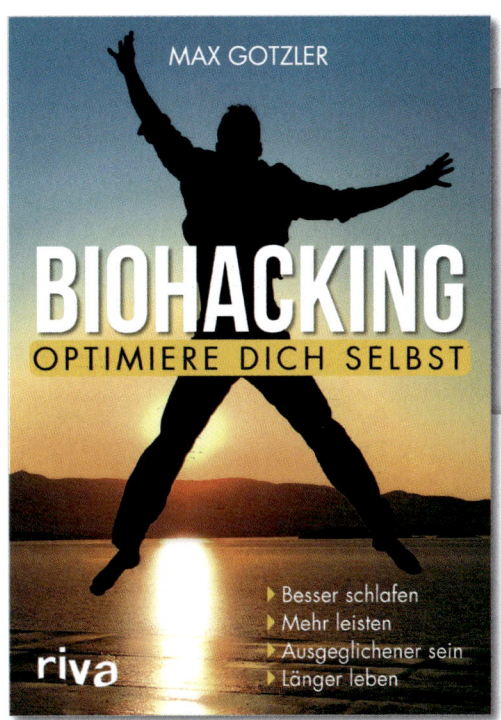

192 Seiten
19,99 € (D) | 20,60 € (A)
ISBN 978-3-7423-0102-4

Hörbuch
14,99 € (D) | (A)
ISBN 978-3-7453-0543-2

Max Gotzler
**Biohacking – Optimiere dich selbst**
Besser schlafen.
Mehr leisten.
Ausgeglichener sein.
Länger leben.

Ein schneller Lebenswandel, Reizüberflutung, permanente Erreichbarkeit und hohe Mobilität bestimmen unseren Alltag. Wie können wir diesen dynamischen Anforderungen angemessen begegnen? Biohacker Max Gotzler hat einen Fahrplan entwickelt, um Körper und Geist auf die Belastungen unserer Zeit einzustellen und das eigene Lebensumfeld entsprechend zu gestalten. Er stellt die effektivsten Biohacks zur Bewältigung von typischen Problemen wie chronischem Stress, Stimmungstiefs oder Energiemangel vor und führt dabei durch sechs (Lebens-)Bereiche: Ernährung, Bewegung, Erholung, Balance, Fokus und Umfeld. In jedem dieser Bereiche werden Methoden erklärt und einfache Anleitungen zur Umsetzung gegeben. Biohacks sind zum Beispiel intermittierendes Fasten, die Nutzung von (Rot-)Licht für besseren Schlaf, Neurofeedback, eine besondere Atemtechnik zur Energiegewinnung, die Anwendung von Kälte und hochintensives Intervalltraining. Mit diesen Biohacks kann jeder sein Leben optimal einrichten.

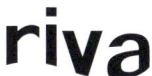

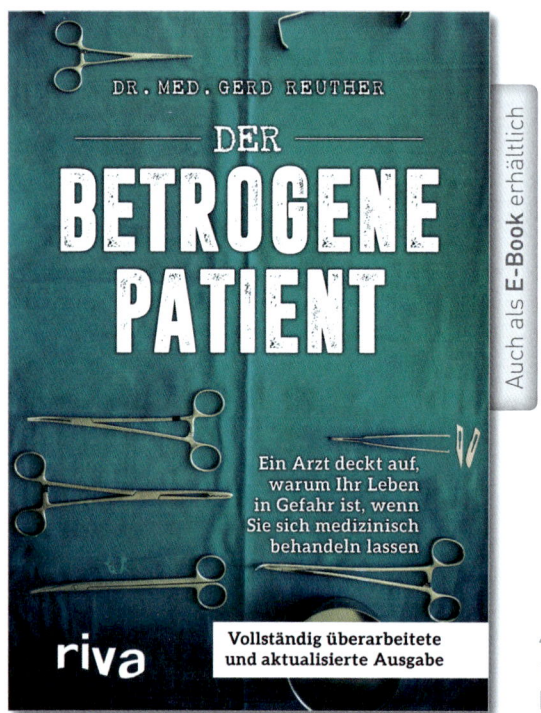

416 Seiten
19,99 € (D) | 20,60 € (A)
ISBN 978-3-7423-1034-7

Gerd Reuther
**Der betrogene Patient**
Ein Arzt deckt auf, warum Ihr Leben in Gefahr ist, wenn Sie sich medizinisch behandeln lassen

Nie waren die Heilungsversprechen größer als heute und doch ist die ärztliche Behandlung zu unserer häufigsten Todesursache geworden. Wer den Therapieempfehlungen der Mediziner rückhaltlos vertraut, schadet sich häufiger, als er sich nützt. Schonungslos ehrlich seziert Dr. med. Gerd Reuther nach 30 Jahren als Arzt seinen Berufsstand. Er deckt auf, dass die Medizin häufig nicht auf das langfristige Wohlergehen der Kranken abzielt, sondern in erster Linie die Kasse der Kliniken und Praxen füllen soll. Er zeigt aber auch auf, wie eine neue, bessere Medizin aussehen könnte. Sie müsste mit einer anderen Vergütung medizinischer Dienstleistungen beginnen, Geld dürfte nicht mehr über Leben und Tod bestimmen. Mit der Expertise eines Mediziners geschrieben, verliert das Buch trotzdem nie den Patienten aus dem Blick und wird zu einer Überlebensstrategie für Kranke, die ihr Leid nicht durch Medizin vergrößern wollen.

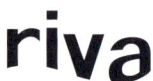

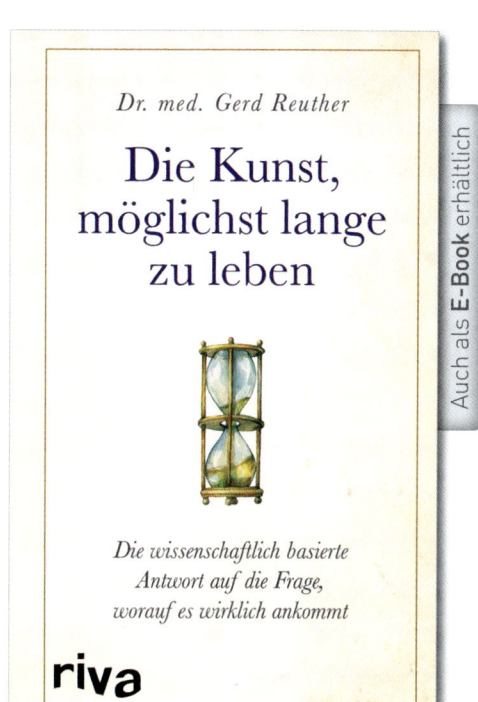

160 Seiten
14,99 € (D) | 15,50 € (A)
ISBN 978-3-7423-0633-3

Gerd Reuther
**Die Kunst, möglichst lange zu leben**
Die wissenschaftlich basierte Antwort auf die Frage, worauf es wirklich ankommt

Ein langes Leben bei bester Gesundheit steht auf der Wunschliste der meisten Menschen ganz oben. Doch brauchen wir dazu Anti-Aging-Hormone, Chiasamen oder Cholesterinsenker? Sind immer aufwendigere Behandlungen nötig, um Krankheiten zu heilen und gesund alt zu werden? Es will gut überlegt sein, das Schicksal herauszufordern, denn nicht alles, was neu und innovativ ist oder von Arzt oder Apotheker empfohlen wird, tut einem wirklich gut. Die Statistik zeigt ganz nüchtern: Medizin verursacht mehr Schäden als Erfolgsgeschichten. Der Arzt und Bestsellerautor Gerd Reuther hat Hunderte von Studien ausgewertet und verrät die wichtigsten Grundsätze für ein langes Leben. Er wagt einen historischen Rückblick und zeigt auf: Was der renommierte Arzt Christoph Wilhelm Hufeland vor über 200 Jahren empfahl, hat größtenteils noch Bestand, während die heutigen Ratschläge das Leben oft eher verkürzen.

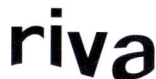

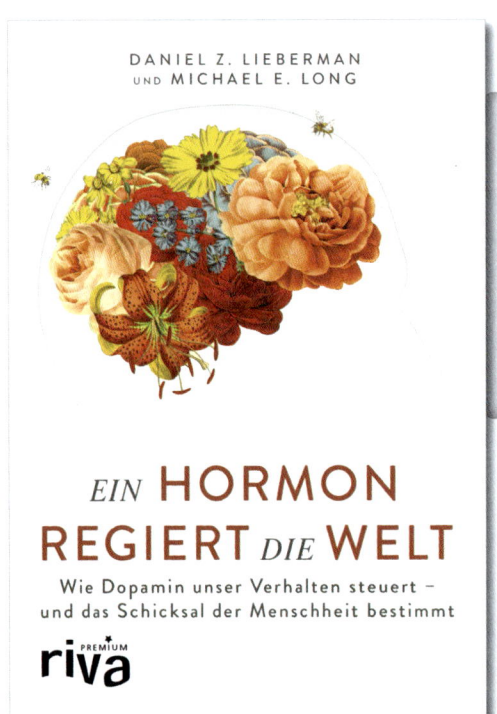

256 Seiten
19,99 € (D) | 20,60 € (A)
ISBN 978-3-7423-0713-2

Daniel Z. Lieberman, Michael E. Long
**Ein Hormon regiert die Welt**
Wie Dopamin unser Verhalten steuert – und das Schicksal der Menschheit bestimmt

Warum wollen wir wie besessen bestimmte Dinge haben, sind aber gelangweilt, wenn wir sie bekommen? Warum verwandelt sich die Leidenschaft von Verliebten so schnell in Desinteresse? Die Antwort liegt in einem Hormon in unserem Gehirn: Dopamin. Es ist die Quelle unseres Verlangens und lässt uns für einen kurzen Nervenkitzel alles riskieren. Dabei ist es die Aussicht auf etwas Neues, die uns antreibt, nicht die Erfüllung. Dopamin ist der Grund, warum wir forschen und entdecken, aber auch der Ursprung von Verschwendung, Risiko und Sucht. Lieberman und Long entschlüsseln auf völlig neue Weise das menschliche Verhalten, das von Dopamin gesteuert wird, und erklären, warum das Hormon, das uns seit Urzeiten antreibt, das Schicksal der Menschheit bestimmt.

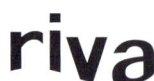